W0309406

Dr. Thomas Kroiss

Zurück zur Gesundheit

GEWIDMET:

Meiner lieben Frau Claudia, die mich immer unterstützt hat!

Frau Dr. Barbara Gräftner, mit besonderem Dank für das tolle Interview: **VIDEO** auf Youtube.
(Bitte auf Youtube „Dr. Thomas Kroiss" eingeben)
(Um es zu sehen, kann es sein, dass man bis zu Minute 9:40 vorschieben muss. Es gibt einen raschen Überblick, worum es in diesem Buch geht.)

Brigitte Hagedorn, speziell für die wunderbaren Podcasts (zu finden unter: „Dr. Kroiss **PODCAST**", „Die Kunst des Heilens") und das E-Book.

Einfacher: Auf www.gesundwerden.at gibt es alle Links

Mag. Claus Peter Cremer,
Helmut Karl, Erich Frey und Christa Zugmayer
für die jahrelange Hilfe und

Peter Rozsenich für das Cover und die viele Arbeit zur Fertigstellung des Buches!!

Und natürlich allen meinen Patienten, durch die ich gelernt habe und durch die ich über die Jahre die Systematik der Heilkunde entdecken und niederschreiben konnte.

DR. THOMAS KROISS

ZURÜCK
ZUR
GESUNDHEIT

SELBSTHEILUNG LEICHT GEMACHT – EIN WEGWEISER

Dr. Thomas Kroiss, geb. 1948, Arzt für Allgemeinmedizin, absolvierte zahlreiche Studien diverser Fächer der ganzheitlichen Heilkunde, der Homöopathie, Akupunktur, Ernährungslehre, Neuraltherapie etc. in Deutschland und USA. Seit 1979 arbeitete er in seiner Praxis in Wien, 1992 spezialisierte er sich auf ganzheitliche Krebstherapien. 1997 wurde Dr. Kroiss mit der Europa-Ehrenmedaille für seine Verdienste um die Ganzheitsmedizin und für seine Krebsbehandlung ausgezeichnet. Er war Präsident der Österreichischen Gesellschaft für Ganzheitliche Medizin und ist Autor zahlreicher Bücher.

Weitere Infos, sowie zu den Links für
PODCASTS und **VIDEO** auf
www.gesundwerden.at

Vom selben Autor:
Ganzheitsmedizin–Alternativ-Medizin–Naturheilkunde – Was ist das? (Ein Skriptum für Studenten), 1987
Heilerfolge bei Herz- und Kreislaufproblemen 1990
Heilerfolge bei Hautkrankheiten 1990
Das grundlegende Buch zur Naturheilkunde 1997
Heilung statt Pillen 1999
Heilungschancen bei Krebs 2004
Brustkrebs-Heilungschancen und Alternativen 2011

Die Kunst des Heilens

Die Kunst des Heilens ist beinahe ganz verloren gegangen. Daher wird es Zeit, es aufzuschreiben.

Dies ist kein esoterisches Buch. Es hat nichts mit Handauflegen oder Geistheilung zu tun. – Nein, es hat mit der Wiederherstellung der Gesundheit zu tun; mit dem Know-how, wie man es anstellt.

Diese Niederschrift behandelt eine verloren gegangene Kunst, nämlich wie man jemanden gesund macht. Oder auch (für Patienten): „Wie mache ich mich selber gesund?".

Abgesehen davon, was Ärzte in ihrer Ausbildung gelernt haben, sollten sie zusätzlich über das Knowhow verfügen, Patienten mit chronischen Krankheiten zur Gesundheit zurückzuführen! Aber das lernen sie leider nicht; auch ich habe es nicht gelernt, als ich in Wien studiert und die weitere Ausbildung dort in diversen Krankenanstalten gemacht habe.
Ich möchte hier zum besseren Verständnis für ärztliche Kollegen ein kurzes Kapitel einfügen, welches zur Veranschaulichung dienen soll, wovon ich spreche. Ich schildere meine persönliche Entwicklung vom ordentlich ausgebildeten „Schulmediziner" zum heilkundlichen Arzt. Es ist der springende Punkt, dass nicht mehr gelehrt wird, Menschen zur Gesundheit zurückzuführen – was chronische Krankheiten anbelangt.

Vielmehr wird diese Bestrebung in Richtung Gesundheit in der Ausbildung streng vermieden. „Restitutio ad integrum[1]", einer der ehemals wertvollsten Begriffe in der Heilkunde, gilt nicht mehr für chronische Krankheiten, und das ist eine herbe Verfehlung!
Die Ausbildung an der Universität und die anschließende Erziehung

---

1 Restitutio ad Integrum" ist eine grundlegende Forderung in der Medizin gewesen und bedeutet: „Wiederherstellung in den unversehrten Zustand". Dies sollte stets angestrebt werden.

zur medizinischen Routine in einem Krankenhaus formen eine „Realität“, also ein festes Denkgebäude im Kopf einer Person, das danach nur sehr schwer aufzubrechen ist. So ist es natürlich auch mir ergangen. Aber ich hatte ganz zu Anfang eine Vision: Ich sah mich da sitzen und Menschen mit chronischem Rheuma zur Gesundheit verhelfen. Dieses Knowhow wollte ich lernen und ausüben.

Als es aber gegen Ende meiner Ausbildung ging, kam in mir ein ungutes Gefühl hoch, und ich realisierte langsam, dass ich überhaupt nicht das gelernt hatte, was ich lernen hätte wollen. Das ergab ein großes Problem.
Und ich hatte noch ein anderes Problem: Ich konnte nur sehr schwer auswendig lernen. Wenn man durch ein Studium über ein Fachgebiet geht, wo vielfach die logischen Zusammenhänge fehlen, so muss man auswendig lernen. Das fand ich widerlich. Ich hatte eigentlich ein Ingenieur-artiges Denken: Die Dinge mussten eine logische Abfolge haben, so dass ich es verstehen und dann „vergessen“ konnte, weil ich es ja verstanden hatte und ich es nun aus diesem Grunde für immer weiß. So etwas gab es in weiten Teilen der Medizin nicht, sondern man lernte etwa ein Krankheitsbild und dann die entsprechenden Medikamente, die man zur Anwendung bringen sollte. Diese hatten aber keinen logischen Zusammenhang mit den Ursachen der Erkrankung, und daher führten sie auch nie zu einer Heilung. Das war für mich inakzeptabel.
Ich verbrachte zum Beispiel etwa fünfzehn Monate auf einer Rheuma-Station und sah die selben Patienten etwa alle drei Monate wiederkommen, damit sie ihre Infusionen bekamen. Sie wurden dann immer „verbessert entlassen“. Dann kamen Sie allerdings nach drei Monaten in einem schlechteren Zustand wieder, als sie beim vorherigen Mal aufgenommen worden waren. In dieser Zeit lernte ich auch weitere Kollegen kennen, die sich in der Ausbildung befanden. Sie lernten auf diese Weise, wie man Rheuma behandelt; ich aber lernte, wie man Rheuma nicht behandelt, das war mir zu meinem Leidwesen sehr bald klar.

Also war ich zunächst traurig und überlegte, wie jetzt meine Zukunft aussehen sollte. Wenn ich in die Praxis gehen würde, würde ich die meisten Leute nur mit chemischen Medikamenten versorgen oder zum Facharzt weiterschicken. Soll das meine Aufgabe in der Gesellschaft sein? Nein! - Ich überlegte auch, einen ganz anderen Beruf zu ergreifen.

Genau zu dieser Zeit hatte ich das große Glück, in meiner Freizeit einen „Studierkurs" zu machen. Dort lernte ich, wie man eigentlich studiert! Man könnte sagen, dass dies ein wenig zu spät gewesen wäre, aber das war es nicht. Dieser Kurs war so geartet, dass man sehr grundlegendes Verstehen gewinnt, wie das Denken funktioniert und wie man daher etwas erlernen kann. Und was für ein Glück: Ich lernte, dass man verstehen muss, anstatt auswendig zu lernen!

Dies waren eine große Erleichterung und der erste wirkliche Schritt in die Freiheit für mich. Ich begann automatisch vieles zu hinterfragen, was ich bisher gelernt hatte und musste entdecken, dass vieles aus Meinungen von Autoritäten bestand, ohne bewiesenen Wahrheitsgehalt. Das Schönste war jedoch, dass ich mich nach all der Qual des bisherigen Studierens nunmehr frei fühlte, lernen zu können, was ich wollte.

Der zweite glückliche Umstand zu jener Zeit war es, dass ich einen Freund hatte. Sein Vater war „Arzt für Naturheilverfahren" in Deutschland und er hatte auch einen befreundeten Kollegen, Dr. Jochen Prinz, zu dem ich als erstes fahren durfte, um einmal etwas Anderes kennen zu lernen. Dies tat ich dann auch.
Zunächst war dort alles ein spanisches Dorf für mich. Es war wie aus einer anderen Welt. Aber die Erfolge, die ich binnen kurzer Zeit an Patienten beobachten konnte, waren verblüffend! Es gab einen Patienten mit Morbus Bechterew[2], der sich nur sehr schwer bewegen konnte. Als ich etwa zehn Tage danach eines Morgens in

---

2 Morbus Bechterew: Eine genetisch vorbedingte Erkrankung der Wirbelsäule. Die Wirbelsäulen-Gelenke entzünden sich und versteifen langsam. Man sieht diese Menschen dann rund nach vorne gebeugt am Stock gehen.

die Praxis kam, grüßte mich jemand. Ich fragte Frau Prinz, wer das sei, denn ich kannte ihn nicht. – Aber es war jener Morbus-Bechterew-Patient, der sich nun anstandslos und elegant bewegte, und der sich umdrehen konnte, als wäre nie etwas gewesen. So etwas war „medizinisch unmöglich"!

Hurra, ich war wieder in der Spur. Meine ursprüngliche Vision von mir als heilendem Arzt war wieder in Sichtweite. Mein Wissensdurst für die Heilkunde war wieder erwacht. Allerdings kam ich nicht hinter das Geheimnis, obwohl ich schon zwei Wochen zugesehen hatte. Also fragte ich des Öfteren: „Wie macht man das?" Ich bekam keine befriedigende Antwort, daher fragte ich von Zeit zu Zeit wieder und wieder: „Wie macht man das?" Dr. Prinz antwortete jedes Mal mit „Wie würdest es denn Du machen?". Mit der Zeit brachte mich das auf die Palme, und da ich keine für mich passende Antwort bekam, wurde ich eines Tages etwas unwirsch, worauf auch er unwirsch wurde und mir ein Buch zu lesen gab.

Es war das Buch von Dr. Reckeweg. Am Abend saß ich und las in dem Buch. Ganz plötzlich hatte ich eine unglaubliche Erkenntnis und durchschaute die Einfachheit in dieser Naturheilkunde. Ich sank zurück in die Lehne des Stuhls, und in meinem Kopf begann es zu rattern. Später, als ich meinen ersten Computer bekam, erinnerte mich das Rattern im Computer an die damalige Zeit, denn genauso hat es in mir beim Umorganisieren in meinem Kopf gerattert. Alles ordnete sich neu ein. Meine Gedanken wanderten von einer Krankheit zur anderen oder von einer Sachlage zur anderen, und jedes Mal begann es wieder zu rattern, was immer mit einer großen Erleichterung einherging. Ich genoss diese paar Tage sehr! Was geschah da mit mir? - Das bisher Eingetrichterte, das ich ohne System im Kopf behalten musste, ordnete sich in ein geordnetes Ganzes!

Dieses Umschichten meines medizinischen Wissens dauerte ein paar Tage. Dann umarmte ich Dr. Prinz, bedankte mich tausendfach, kehre heim und eröffnete meine Praxis.

Ich hatte den Mumm, alles anzugehen, alle Leiden entgegen zu nehmen und einen Heilungsweg zu erfinden. Er hatte doch Recht gehabt, indem er immer fragte: „Wie würdest es denn Du machen?“. Denn er wußte genau, was mit mir nicht gestimmt hatte: Ich hatte alle diese „Das macht man so!“ im Kopf gehabt. Ich hatte nichts Anderes gelernt als viele, viele “Das Macht Man So!“, und genau das war es, was für mich das Komplizierte gewesen war: Ich sollte auswendig lernen und dann ohne grundlegendes Verstehen in Aktion treten. So war ich zum Arzt erzogen worden, quasi als Marionette ohne eigenständiges Denken, wie ich es empfand. Es gab „tausenderlei“ unterschiedliche Krankheiten, die ohne Zusammenhang waren, und wo auch die Therapien keinen logischen Zusammenhang mit Ursachen hatten, denn die Ursachen wurden nicht einmal gesucht.

Und nun hatte ich ein Gedankenmodell gefunden, in welchem sich die Krankheiten in einem logischen Zusammenhang aufgliederten, so dass sich auch die Therapien als logische Konsequenz daraus ergaben[3].

Also jagte ich ab der ersten Minute meiner Praxis dem Verstehen hinterher. Auswendiglernen (das Gegenteil von Verstehen) hatte ich schon früher fallen gelassen, aber erst bei Dr. Prinz war ich auf die Schiene gestellt worden, mittels Verstehen Probleme zu lösen. Er hatte mich von den bisher gelernten – eigentlich unlogischen – Verfahren befreit und mich dazu gebracht, Probleme zu hinterfragen und durch logisches Denken zu Lösungen zu gelangen. ICH war jetzt der Boss in meinem Denken und in meinem Handeln geworden, nicht mehr die eingetrichterten und zumeist unlogischen Vorgehensweisen, denen ich mich durch Studium und Ausbildung unterzuordnen gehabt hätte! Es war mir, als hätte ich einen Helm abgenommen (in welchem all das eingetrichterte Wissen aufbewahrt ist, welches über mein medizinisches Handeln bestimmen sollte), und nun liegt dieser Helm mit dem Wissen da auf meinem Schreibtisch, und wenn ich einmal der Meinung bin, dass ich etwas daraus brauchen kann, dann schaue ich dort nach. Aber sonst war mein Kopf jetzt frei! Können Sie nachvollziehen, was

---

3 Dieses Buch und dieses Wissen wird in späterer Folge nur gestreift, und zwar im Kapitel „Ablagerungskrankheiten“, als erstes Kapitel im dritten Abschnitt meiner Niederschrift.

das für eine Wandlung für mich war? Ich glaube nicht, dass irgendeinem anderen Arzt so ein Glück zuteil geworden ist wie mir!

Neben dem Nicht-Auswendig-Lernen-Können hatte eine andere Eigenschaft in mir geschlummert, die mich dazu befähigen sollte, all das auszutüfteln und aufzuschreiben, was Sie hoffentlich in der Folge lesen werden; ich hatte es schon erwähnt: Ich hatte ein ingenieurhaftes Denken und somit den Drang, ein möglichst einfaches und möglichst allgemeingültiges und durchdachtes Gedankengebäude zu haben, von dem aus ich operieren kann. Die Dinge mussten für mich einfach und logisch sein.
So arbeitete ich fortan an meinen Patienten mit all den unterschiedlichen Erkrankungen und machte Fortschritte. Ich sammelte immer mehr Erfahrungen darüber, was erfolgreich war und was nicht. Ganz automatisch, weil es in mir drin war, entwickelte sich langsam und schrittweise ein fast immer verwendbares Gedankengebäude, wie man zur Heilung von Krankheiten vorgehen muss.

Liebe Kollegen, Freunde und Patienten! Dieses geordnete Ganze, mit logischem Zusammenhang und möglichst umfassend, hinterlasse ich Euch zur geneigten Kenntnisnahme. Verwenden Sie es oder verwenden Sie es nicht, ganz nach Belieben. Ärzte können es verwenden und schauen, ob es funktioniert. Es wird nicht immer funktionieren, aber es dient gut als Basis. Es muss vervollständigt werden, vielleicht auch korrigiert. Und Patienten können es verwenden, um gesund zu werden. Auch zum Gesundwerden gehört Verstehen und logisches, folgerichtiges Handeln. Manchmal wird man einen Arzt benötigen, aber dann weiß man, wen man suchen muss und was man von ihm verlangen soll.

Ich schaue hoffnungsvoll in Ihre Zukunft, wenn Sie sich die Mühe machen, mein Buch zu verstehen.

Ich wünsche Ihnen alles Gute!

Inhaltsverzeichnis

Danach leere Seiten: Platz für Notizen

Was Sie in diesem Buch erwartet

Ein paar Dinge zur Ordnung:
Dieses Buch versteht sich als eine Niederschrift, weil ich denke, dass jeder, der in seinem Leben etwas Neues oder Brauchbares erschaffen hat, dies der Nachwelt zur Verfügung stellen sollte. Meine Hinterlassenschaft ist es, ein geordnetes, logisches System des ärztlichen Heilens erstellt zu haben. Jeder Arzt, jeder angehende Arzt und jeder interessierte Laie kann es verstehen und zur Anwendung bringen. Letzterer kann sich sogar selbst zur Gesundheit zurückführen.
Ich war vornehmlich auf dem Sektor der chronischen[4] Erkrankungen tätig. Daher gilt das System nur für chronische Krankheiten, denn bei akuten Erkrankungen, Unfällen oder Verletzungen braucht man kaum auf Ursachen Rücksicht zu nehmen, um sie zu heilen. Bei chronischen Erkrankungen ist es völlig anders. Das Know-how, um chronische Krankheiten zu heilen, ist verloren gegangen und wird zugunsten einer chemisch orientierten Medizin sogar aktiv zum Verschwinden gebracht. Heute behandelt man chronische Krankheiten so, als wären es jeden Tag neu aufgetretene akute... So macht man sie mit Medikamenten aushaltbar, heilt sie aber nicht.
Obwohl diese Niederschrift ursprünglich für Ärzte gedacht war, habe ich bewusst für die Allgemeinheit einfache, verständliche Wörter und Formulierungen gewählt. Ich denke, dass Ärzte in naher Zukunft leider zu sehr damit beschäftigt sein werden, ihr medizinisches Wissen, das immer mehr auf Studien und „Mainstream" basiert, zu erlernen und anzuwenden. Dadurch rückt die Heilkunst in weite Ferne. Aus diesem Grund spreche ich mit meinen Ausführungen bewusst jeden Einzelnen an, der sich oder seine Mitmenschen zur Gesundheit zurückführen möchte. Für viele Kranke ist das Know-how dafür in diesem Buch zu finden.
Erst wenn diese Zeit der medizinischen Irreführung vorbei sein wird,

---

4 Chronisch: über die Zeit hinweg andauernd

wenn man entdecken wird, dass es so nicht funktioniert, wenn es den Ärzten zu blöd wird, nur Chemikalien zu verschreiben, dann werden sie sich auf die Suche nach einem wirksamen Knowhow begeben, um Krankheiten heilen zu können. Dann sollen sie dieses Buch finden können.

Einschränkungen

Dass sich dieses Buch vornehmlich mit chronischen Krankheiten beschäftigt – oder wie man sie verhindert -, das habe ich schon erwähnt.
Man kann die Medizin sinnvollerweise in drei grobe Kategorien einteilen:

1) Akute Erkrankungen und Unfälle
2) Chronische Erkrankungen, und
3) Medizin für alte Menschen.

Die obige Einteilung wäre (nebenbei bemerkt) auch für Versicherungen und für Politiker sehr sinnvoll, wenn es um die Finanzierung der medizinischen Bemühungen geht. Nur dieser verdammte Punkt Zwei enthält alles Übel und bringt die viel diskutierte „Unfinanzierbarkeit" des Gesundheitssystems. Denn was man nicht heilen kann, wird zum chronischen Problem und muss daher über die restliche Zeit finanziert werden. Für den Patienten bedeutet das, lebenslang krank zu sein statt geheilt zu werden. Für das „Gesundheitssystem" bedeutet es eine nachhaltige finanzielle Belastung. Punkt 1 und 3 sind versicherungstechnisch berechenbar und daher auch finanzierbar. Man müsste die drei Punkte also auch auf administrativer und politischer Ebene voneinander trennen und bei Punkt 2 den Hebel ansetzen. Über diesen Punkt Zwei handelt dieses Buch in gesundheitlicher Hinsicht.

Als weitere Einschränkung muss bedacht werden, dass chronische Krankheiten natürlich auch psychisch bedingt oder mit-bedingt sein können. In diesem Buch nehme ich fast nur auf das körperliche,

medizinische Know-how Bezug. Ich führe aus, was eine Krankheit ist, was eine chronische Krankheit ist, und wie man Heilung herbeiführen kann.
Aber wenn chronische Krankheiten psychisch mitbedingt sind, findet ein betroffener Patient ebenfalls Hilfestellung in diesem Buch. Durch entsprechendes Verstehen kann er selbst aktiv werden, an sich arbeiten und auf diese Weise zur Gesundheit zurück gelangen. So ist er in der Lage, seinen eigenen Beitrag zur Heilung seiner Erkrankung zu leisten und mit diesem persönlichen Engagement einen großen Teil der ihm unbekannten psychischen Ursachen aufzuheben.

Leider muss ich im Jahre 2022, kurz vor Erscheinen des Buches, noch eine Einschränkung hinzufügen: Es sind kürzlich viele Menschen mit mRNA-Impfstoffen behandelt worden. Theoretisch ist zu erwarten, dass die Anzahl der Auto-immun- und vielleicht auch anderer Erkrankungen in naher Zukunft ansteigen werden. Ob dies mit meinen Vorschlägen gut behandelbar sein wird, ist ehrlicher-weise leider nicht vorauszusagen, denn diese „Impfstoffe" sind ein künstlicher und unberechenbarer Eingriff in die Natur des Organismus. Da kann ich mir nicht sicher sein, ob eine Rückkehr auf natürliche Weise klaglos möglich sein wird.
Die gute Nachricht hingegen: Die zu erwartende Immunschwächung und Infektanfälligkeit dieser Menschen kann mit den von mir empfohlenen Eigenblut-Injektionen und mit der später beschriebenen „Basisregeneration" sicherlich exzellent behandelt werden.

Nomenklatur und Stil

Unter Nomenklatur werden die Fachausdrücke eines Fachgebietes zusammengefasst. Da das Buch nun vorerst hauptsächlich an medizinische Laien gerichtet ist, werde ich meine Texte möglichst einfach und verständlich halten sowie allgemein gebräuchliche Ausdrücke verwenden. Fachleute mögen mir das bitte verzeihen! Jedoch ersuche ich alle Leser, Wörterbücher zu gebrauchen, wenn der Text unklar erscheint oder keinen Sinn ergibt. Wenn man den

Satz nicht versteht und er keinen Sinn macht, dann hat man ein Wort (oder mehrere) nicht korrekt verstanden. Manchmal muss ich medizinische Ausdrücke verwenden, diese kann man rasch und einfach googeln. Wenn man alle Wörter korrekt versteht, versteht man dann auch den Text.
Des Weiteren erlaube ich mir, in altem Stil zu schreiben und auf das Binnen-I zu verzichten. Wenn ich „Patient“, „Therapeut“, „Behandler“ oder „Arzt“ sage, dann meine ich eine Person beiderlei Geschlechtes, so wie es in der deutschen Sprache immer schon war. – Jene, die anders darüber denken, bitte ich, so tolerant zu sein und mir das zu verzeihen, es ist überhaupt nicht böse gemeint; ich gebrauche lediglich das Deutsch, das ich gelernt habe.
Auch werden Sie manchmal Wiederholungen finden. Dies habe ich deswegen nicht vermieden, weil viele Patienten nicht alles lesen wollen und einige Kapitel überspringen werden, was ich natürlich nicht gutheiße, aber ich weiß, dass dies passieren wird... Außerdem helfen Wiederholungen, die Grundlagen besser zu verstehen. Sollte es Ihnen lästig sein, bitte ich Sie, mir auch das nachzusehen!

Wie man dieses Buch lesen sollte

Wenn man sich rasch über eine Krankheit informieren möchte, so kann man natürlich unter den Stichworten im dritten Teil nachschlagen. Aber ohne grundlegendes Wissen, dem Schwerpunkt dieses Buches, wird man damit dennoch nicht weit kommen. Das Buch ist keineswegs als „Rezeptbuch“ vorgesehen, wo man etwas mechanisch nachahmen könnte. Daher werden die Kapitel der ersten beiden Abschnitte unerlässlich sein, wenn man die Zusammenhänge verstehen möchte.
Wenn eine Person aus den Gesundheitsberufen dieses Buch studieren und sich mehr Wissen erarbeiten möchte, so sollte man bedenken, dass es wichtige und dass es unwichtige Daten gibt. Wenn man alle Daten als gleich wichtig einordnet, wird man leider scheitern. Bei den zahlreichen Kapiteln in den ersten beiden Abschnitten handelt es sich jeweils um einen WESENTLICHEN Umstand, also quasi um ein Grundprinzip. Aus einem Grundprinzip

kann man viele Dinge ableiten; erst dadurch wird es wertvoll. Man wird diese Tragweite oft erst erkennen können, indem man seine eigenen Beobachtungen macht, bzw. das Grundprinzip mit seinen eigenen Erfahrungen ausreichend in Beziehung setzt. Es wird daher manchmal besser sein, nach einem solchen Prinzip innezuhalten und in der Praxis zu erforschen, ob es sich wirklich um einen Grundsatz handelt. Erst dann kann man erkennen, dass es sich um ein grundlegendes Prinzip, um einen wesentlichen Punkt handelt. Dies gilt für die beiden ersten Abschnitte.

Im dritten Abschnitt schreibe ich stichwortartig über viele Krankheiten. Da ich natürlich in meinem medizinischen Wirken auf einiges mehr auf anderes weniger oder auf manches gar nicht spezialisiert war, beschränke ich mich auf das, wo ich wirklich etwas beizutragen habe. Einige Krankheiten als Stichworte lasse ich einfach aus. Es ist ja eine Niederschrift und kein Experten-Buch mit Anspruch auf Vollständigkeit.

An den verantwortungsbewussten Patienten

„Verantwortungsbewusst" bedeutet, dass Sie bereit sind, Ihr Geschick in Ihre eigenen Hände zu nehmen. Dies zu tun, ist gar nicht hoch genug einzuschätzen! - Jetzt sind Sie der Lösung Ihres Problems bereits einen gewaltigen Schritt näher gekommen! – Was jetzt noch fehlt, ist das nötige Know-how, welches Patienten normalerweise ja nicht haben. - Und das sollten die meisten von Ihnen durch dieses Buch erhalten.

Die gute Nachricht ist folgende: Unser Körper hat eine gewaltige Heilfähigkeit: Wenn man das Richtige tut, kann er sich selbst gesund machen. Alles was man dazu benötigt, ist das Wissen, wie man es anzugehen hat. Man muss die Zusammenhänge verstehen, so dass man die folgerichtigen Schritte durchführen kann. Durch die Lektüre dieses Buches sollten Sie so viele Hinweise und Anhaltspunkte bekommen, dass Sie ihr eigenes Rätsel lösen können.

Und: Jede wirkliche Lösung eines Problems ist einfach!

In Bezug auf chronische Krankheiten kann kein Chemikalium eine Heilung herbeiführen. Das einzige, was ein Arzt tun kann, wäre, Sie anzuleiten, wie Sie selbst darangehen können. Da das aber in der Regel heute so nicht passiert, habe ich dieses Buch geschrieben[5].

Die Heilkunde ist die Kunde davon, WIE MAN HEILT. Dieses Buch ist dieser Kunde des Heilens gewidmet.

###

Nichts in diesem Buch möge als Therapie-Anweisung verstanden werden. Bitte befragen Sie einen kundigen Arzt, was für Sie die richtige Therapie ist!

---

5 Bitte lesen Sie zu diesem Thema auch das Kapitel „Medikamente, Behandlung und Heilmittel“ unter „M“ im dritten Teil des Buches! Ist irgendwie ein Herzstück...

Abschnitt A
Theoretische Grundlagen

Bitte haben Sie keine Sorge: Es folgt zwar ein wenig Theorie, aber es wird nicht kompliziert werden. Diese nun folgenden „theoretischen" Kapitel dienen lediglich meinem Bemühen, in ein ungeordnetes Gebiet Struktur und Logik hinein zu bekommen, so dass man folgerichtig vorgehen kann.

Lassen Sie sich also bitte nicht abschrecken; nach meiner Meinung ist es der interessanteste Abschnitt überhaupt – vielleicht sogar spannend - und ist der Hauptteil meines Vermächtnisses!

Der Organismus arbeitet sehr simpel; man muss seine Arbeitsweise nur kennen. Ursprünglich brauchte man über nichts nachzudenken, solange man sich natürlich ernährt und eine natürliche Lebensweise verfolgt hat. Aber wenn man beginnt, Fehler zu machen, so ist die Folge, dass der Organismus außer Tritt gerät; - ab diesem Punkt muss man beginnen nachzudenken, all die Faktoren auszutüfteln, um an die Lösung heranzukommen.
Ab jetzt bekommt man ein Wissensgebiet. Und wenn es folgerichtig aufgebaut ist und Ergebnisse liefern kann, hat man eine (echte) Wissenschaft.

In der Tiermedizin weiß man mit Sicherheit, dass Tiere in natürlicher Tierhaltung gehegt werden müssen, damit sie gesund bleiben, zumindest was den Zoo betrifft. In der Menschenmedizin glaubt man, dass eine unnatürliche Haltung normal sei und die in der Folge auftretenden Krankheiten mit weiteren unnatürlichen Dingen (Chemikalien) wieder in Ordnung gebracht werden könnten. Das ist richtig widersinnig. So gesehen erinnert dies an seltsame „außer Frage stehende" mittelalterliche Dogmen. – Solange diese aufrecht erhalten bleiben, wird es keine Lösung geben.

Ich hoffe, dass Sie im Laufe des Studiums dieses Buches erkennen werden, wie unglaublich einfach die Heilkunde tatsächlich ist. Ich habe 30 Jahre gebraucht, um von der erlernten Kompliziertheit zur tatsächlichen Einfachheit durchzudringen, und für ausgebildete Ärzte mag dieser Weg umso schwerer sein, wenn sie nur dieses Buch lesen und das womöglich auch nur geschwind-geschwind mit wenig Interesse tun. Das wird nicht genügen. Denn die darin enthaltenen Informationen widersprechen zuhauf dem Erlernten, so dass mancher sehr bald nicht mehr damit übereinstimmen kann. Nur jemand, der schon erkannt hat, dass auf dem Gebiet der Medizin einiges falsch läuft, wird interessiert genug sein, um schließlich davon zu profitieren. Er muss genauer herausfinden, WAS falsch läuft und wie es richtig laufen sollte. Dann kann er seine eigene Heilkunde entwickeln. Er muss ja nicht nachahmen, was ich vorgebe, sondern er möge es als Anregung und als Basis für seine Fortentwicklung entgegennehmen. Er muss seine Vernunft gebrauchen, so dass er seine eingelernten und mittlerweile aufgezwungenen „So-Macht-Man-Es“ durch Verstehen ersetzen kann. Dazu soll ihm dieses Buch verhelfen.

Daher meine ich eigentlich, dass ein Patient das alles oft viel eher begreifen und über die Einfachheit erfreut sein wird, weil er noch nichts Gegenteiliges eingetrichtert bekommen hat, sondern er sogar eher schon die persönliche Erfahrung gemacht hat, dass die heute angebotene Medizin so nicht funktioniert – was seine eigene chronische Erkrankung anbelangt.
Und andere Therapeuten, die meist ja ohnehin bereits keine „Schulmediziner“ sind, können deswegen davon profitieren, dass ich nämlich eine logische Struktur in die Heilkunde gebracht habe.

Lassen Sie sich nicht dadurch beeindrucken, dass die „moderne Medizin“ ihre Vorgehensweise „wissenschaftlich“ oder „evidence based medicine“ nennt; sie tut es, um darüber hinwegzutäuschen, dass sie nicht sehr durchdacht ist, was chronische Krankheiten anbelangt. Ideal wäre natürlich eine „understanding based medicine", die man als angehender Arzt lernen sollte, aber das wäre natürlich kontraproduktiv für diejenigen, welche die Medizin kontrollieren. Man könnte keine medikamentenorientierte Massen-Routine-Medizin mehr betreiben, wenn man beginnen würde, Krankheiten zu hinterfragen und Ursachen zu suchen; also ist es eine Art Lösung, diese Unlogik[6] zur „Wissenschaft" zu erklären (sodass niemand unangenehme Fragen stellt), und man musste das Wort „Diagnose" in seiner Bedeutung komplett verfälschen, um dieses Scheingebäude der „Wissenschaftlichkeit" aufrecht zu erhalten.

Auf all diese spannenden Fragen werde ich jetzt eingehen.

---

6 Unlogik insofern, als man als „evidenzbasiert" zum Beispiel bezeichnet, wenn bei 80 Prozent der Patienten die Kopfschmerzen verschwinden, wenn man ein bestimmtes Chemikalium einnimmt. Das ist dann „evident", dass es funktioniert. Das selbe Prinzip wird bei Rheuma, hohem Blutdruck und anderen chronischen Krankheiten angewandt. Es fehlt der Faktor „folgerichtig", wie wir später noch sehen werden.

Akut oder chronisch?

Abschnitt A, Kapitel Null (A/0)

Ich bezeichne dieses Kapitel als „null", weil es grundlegender als andere ist und weil es ein kurz eingeschobenes Vorkapitel ist, um die Begrenzungen abzustecken und die anderen Kapitel richtig einzuordnen. Wir werden noch später auf den speziellen Charakter einer chronischen Krankheit eingehen, aber ich muss diesen einen Punkt als erstes klarstellen, um Missverständnissen vorzubeugen:

Als ALLER ERSTES müssen wir (vor allem als Ärzte) die grundlegende Entscheidung treffen, ob wir eine akute oder eine chronische Erkrankung vor uns haben. Die Handhabung einer akuten Krankheit unterscheidet sich in entscheidender Weise von der Handhabung einer chronischen Krankheit. Das ist natürlich nicht neu. Aber es dürfte neu sein, es als wichtige – ja elementare - Information herauszustreichen, und noch niemand dürfte diese Unterscheidung so entschieden als die erste Vorbedingung zur Behandlung von Patienten herausgestrichen haben, wie ich es hier tue. Man kann viele wertvolle Informationen studieren und aufsaugen und wissen..., aber wenn man nicht weiß, welche Informationen wichtig sind und welche weniger wichtig oder gar unwichtig sind, wird man in Verwirrung bleiben und als Folge davon unlogisch agieren. Dies geschieht heute, und fast alle Verirrungen und Unfähigkeiten der heutigen Medizin können auf diesen Umstand zurückgeführt werden.

Eine chronische Krankheit muss also anders als eine akute behandelt werden. Die heutige Medizin tut das nicht, sondern sie behandelt eine chronische Krankheit so, als wäre sie eine jeden Tag neu auftretende akute. Daher müssen wir uns jedes Mal die Frage stellen, was für eine Krankheit wir vor uns haben: Eine akute oder eine chronische, und wenn wir eine chronische vor uns haben, müssen wir (Ärzte) uns selbst „STOPP" zurufen und nicht gleich in

den Reflex verfallen, sie automatisch so zu behandeln, wie wir es gelernt haben, nämlich als akute! - Dies natürlich nur, wenn wir sie ausheilen möchten...
Zur Klarstellung: In diesem Buch wird die Behandlung von chronischen Krankheiten besprochen, außer ich weise ausdrücklich auf eine akute Krankheit hin.

Akut bedeutet: „spitz", „scharf". Eine „akute" Erkrankung geht mit „spitzen, scharfen" (und daher leicht erkennbaren) Symptomen einher (Fieber, Schmerz, Entzündung, Schwellung, etc.) und heilt rasch aus, wenn der Organismus gut beisammen ist.
Das Wort „chronisch" leitet sich aus dem griechischen Wort für „Zeit" ab und sagt aus, dass etwas „sich über die Zeit hinweg" hinzieht. Eine chronische Krankheit heilt demnach nicht rasch aus, sondern man leidet längere Zeit.
Um eine akute Erkrankung erfolgreich zu behandeln, braucht man oft die Ursachen nicht zu kennen. Hier liegt der grundlegende Unterschied zur chronischen Erkrankung.

Heben wir uns all die weiteren Erläuterungen und die Lösungen dieser Problematik für später auf (speziell Kapitel A5). Hier sei nur einmal auf den bedeutenden Unterschied zwischen „akut" und „chronisch" hingewiesen. Denn irgendwo muss man anfangen. Wenn ich nämlich mit dem nun folgenden ersten Punkt anfangen würde, stünden nicht wenige Ärzte auf den Barrikaden, weil sie von akuten Krankheiten (ihrer Domäne) ausgehen und mit Recht protestieren würden. Fast jeder medizinische Streit im Fernsehen entsteht dadurch, dass die einen von einer akuten, die anderen von einer chronischen Krankheit reden und diese elementare Unterscheidung nicht gemacht wird.

Daher erlauben Sie mir bitte, ein für alle Mal festzuhalten, dass es von großer Bedeutung für ein exaktes Denken und Vorgehen in der Heilkunde ist, ob wir eine akute oder chronische Krankheit vor uns haben, selbst wenn dies hier für manche als eine äußerst simple

Feststellung erscheint. Es ist so wichtig, dass man vor jeder Diskussion in der Medizin, in jedem Streitfall, bei der Erstellung von jedem Therapieplan erst einmal etablieren muss, ob es sich um eine chronische oder eine akute Krankheit handelt!
Und halten wir auch noch einmal fest, dass dieses Buch vornehmlich den chronischen Krankheiten gewidmet ist.

In der Heilkunde: Welches Denken müssen wir zugrunde legen?

Abschnitt A, Kapitel 1 (A/1)

Der erste Schritt, Ordnung in ein Gebiet zu bringen, ist der folgende: Wir fragen uns, was muss in punkto Gesundheit unser Denk-Grundsatz sein? Dies ist eine Frage der Logik. In jedem Fachgebiet sollte man sich zunächst überlegen, wie gedacht werden soll, bzw. was die passende Grundlage sein soll.
Logik (Wahrig, Deutsches Wörterbuch): „Lehre von den Formen und Grundsätzen des richtigen Denkens", „Denklehre".
Für unsere Zwecke betrachten wir zwei unterschiedliche „Logiken" und fragen uns, welche auf dem Gebiet der Heilkunde die richtige wäre:

A) Die zweiwertige Logik
B) Die Unendlichkeitslogik

Die zweiwertige Logik (A) würde bedeuten, dass es zwei Zustände gibt: GESUND und KRANK.

Eine Unendlichkeitslogik (B) würde bedeuten, dass es zwei nicht erreichbare Extreme gibt, nämlich auf der einen Seite VÖLLIG GESUND, auf der anderen Seite VÖLLIG KRANK, und dazwischen gäbe es sozusagen „unendlich viele Abstufungen"; irgendwo dazwischen würde sich dann jeder von uns befinden.

Nun frage ich Sie, welche dieser beiden Varianten halten Sie hier für zutreffend?

A) So?

GESUND	KRANK

B) Oder so?

gesund	halbgesund	halbkrank	krank

„völlig gesund" übergehend zu „völlig krank"

Selbstverständlich sollte die zweite, die „Unendlichkeitslogik" angewandt werden. Sehen wir uns ein Beispiel und die derzeitige Realität an:

Es geschieht nicht selten, dass jemand zum Arzt geht und etwa in folgenden Worten klagt: „Ich weiß nicht, was mit mir los ist, ich fühle mich nicht gut".
Der Arzt macht Untersuchungen und findet nichts. Sagen wir, er hat wirklich keine Untersuchungsmethode übersehen, die derzeit Stand der Wissenschaft ist, aber er kann dennoch nichts finden, dann bekommt der Patient nicht selten zu hören: „Sie sind gesund".
Mit anderen Worten: Weil der Arzt nichts finden konnte, ist der Patient gesund.
Es wird hier eine zweiwertige Logik angewandt, nämlich: Wenn die Person nicht krank ist, so ist sie folglich gesund.

Auch im Wörterbuch (Wahrig, Deutsches Wörterbuch) finden wir unter „gesund": „frei von Krankheit" und unter „krank" finden wir „körperlich, seelisch oder geistig nicht gesund". Auch hier spiegelt sich die zweiwertige Logik wider, welche in unserer Medizin irrtümlicher Weise angewandt wird.

Die obige Person fühlt sich aber nicht gut, das heißt, dass sie nicht wirklich gesund sein kann. Aber der Arzt kann nichts finden, und

wenn er sagen würde: „Ich kann nichts finden", so wäre das in Ordnung; dies würde nur aussagen, dass er oder die Medizin dem Problem derzeit nicht gewachsen ist.
Nimmt er sich jedoch zusätzlich heraus und sagt: „Sie sind gesund", so begeht er sogar noch einen zweiten Denkfehler: Erstens glaubt er (wie schon erwähnt), dass Gesundheit vorhanden ist, weil keine Krankheit da ist, und zweitens glaubt er, dass er sich nicht irren kann.
In weiterer Folge sehen wir daher leider nicht selten, dass er genau wegen des zweiten Punktes (der Selbstüberschätzung und dem Glauben, dass die derzeitige Medizin alles im Griff hat) zu dem Schluss kommt, dass es „psychisch" sein müsse, nur weil in seinen Augen der Patient ja gesund ist (Halbgesundheit kennt er nicht).
Hier sehen wir, dass der eine Fehler den nächsten nach sich zieht. Und weil die heutige Medizin auch für psychische Probleme nicht die richtige Lösung hat, folgt der nächste: Der Patient bekommt nun psychiatrische Drogen (Psychopharmaka) verschrieben. Wenn er sich nicht dagegen wehrt, indem er intuitiv erkennt, dass da etwas nicht stimmt und dass das Unsinn ist, schlittern wir in folgende Spirale:
a) der richtige Grund wurde nicht gefunden,
b) die Ursache wurde daher nicht ausgemerzt und darf somit fortbestehen,
c) weil die Ursache fortbestehen darf, wirkt sie weiter und verschlimmert den Zustand schleichend,
d) die Person bekommt eine falsche Diagnose („psychisch") und
e) eine falsche Therapie. Dadurch wird
f) der Zustand weiter verschleiert, und er bekommt
g) ein weiteres Problem: Er wird abhängig von psychiatrischen Mitteln anstatt Hilfe bekommen zu haben. Wir geraten in einen Zustand, wo die Medizin Patienten produziert, die vorher nicht wirklich welche waren.

Es mag sein, dass dies ein extremes Beispiel darstellt und dass es in vielen Fällen nicht so schlimm abläuft, aber die Gefahr besteht; und in einem medizinisch-pharmazeutischen Milieu der heutigen Zeit, in welchem die Industrie danach trachtet, möglichst viele Medikamente zu verkaufen, anstatt dass Heilung herbeigeführt wird, ist dieses Beispiel gar nicht so an den Haaren herbeigezogen. Es bedarf wohl einer genauen Beobachtung und genauem Hinterfragen, um zu erkennen, dass dies in vielen Fällen bzw. fast immer so abgelaufen ist, wie ich es geschildert habe und wie ich es persönlich leider allzu häufig in meiner Praxis beobachten konnte. Bei genauem Hinsehen wird man diesen Ablauf wesentlich öfter erkennen als man denkt. Jeder, dem Psychopharmaka verschrieben wurden, sollte in dieser Hinsicht erforschen, ob es nicht genau so dazu gekommen ist!

Die Einführung der „Halbgesundheit"

Wenn man auch die obige Abfolge nicht so weit treiben möchte, so kann man auf jeden Fall sehen, dass die heutige Medizin die wirkliche Ursache der Beschwerden nicht erkennen kann, wenn man sich im Bereich zwischen der „absoluten Gesundheit" und der „absoluten Krankheit" befindet, was wir ja alle tun... Wir nennen diesen Zustand einfach Halbgesundheit bzw. Halbkrankheit.
Wenn man die zweiwertige Logik anwendet, gibt es keinen Platz für diese Zwischen-Zustände, man ist nur gesund oder krank. Weil die heutige Medizin keine Halbgesundheit kennt, hat sie natürlich auch keine Methoden, sie zu entdecken oder zu behandeln. Sie existieren offiziell nicht. - Das ist natürlich nicht so! Hier liegt einer der grundsätzlichsten Denkfehler vor, den man in der Medizin machen kann. Kein Mensch ist hundertprozentig gesund, es ist nur die Frage, ob er schon so weit in Richtung Krankheit abgeglitten ist, dass Anzeichen dafür auftreten, die mit Krankheitsnamen benannt werden können.

Viele Ärzte werden einwerfen, dass dies alles nicht so sei, dass man sich sicherlich bewusst sei, dass es herabgesetzte Gesundheit gibt, etc... Zugegeben, dass es einige wissen oder viele es intuitiv so fühlen und vielleicht sogar zeitweise danach handeln. Jedoch besteht die unbestreitbare Tatsache, dass die heutige offizielle

Medizin keine Werkzeuge entwickelt hat, „Halbgesundheit" zu entdecken und zu behandeln. Man muss warten, bis eine offensichtliche Krankheit entstanden ist.
Der springende Punkt ist es jedoch, dass es sich um einen *Grundsatz* handelt: Ein Grundsatz ist etwas, das in einem Wissensgebiet von großer Bedeutung ist und von dem sich vieles ableitet; so etwas sollte in der Einführung zu einem Studium bekannt gemacht werden. Ob man mit einer einwertigen oder mit einer Unendlichkeitslogik arbeitet, IST eine grundlegende Voraussetzung für Ordnung in einer Wissenschaft. Es ist etwas, das sozusagen am Anfang als Grundsatz in einer Wissenschaft gelehrt und allgemein als wichtig anerkannt sein muss. Es muss als Basis für weiteres Denken und Handeln herangezogen werden. Dieser Grundsatz der „Unendlichkeitslogik zwischen zwei Extremen" ist so elementar, dass man sagen kann: Die Nichtbeachtung davon ist der Hauptgrund, warum chronische Krankheiten behandelt werden, als wären es täglich neu auftretende akute Krankheiten, und dass sie somit nicht geheilt werden und auch, warum das „Gesundheits-system" nicht finanzierbar ist. In dem Ausmaß, wie derartige Grundsätze nicht eingeführt sind und nicht als wichtig erachtet werden bzw. als Richtlinie gelten, ist ein Wissensgebiet keine wohlgeordnete Wissenschaft.

Wer noch immer zweifelt, der möge schauen: Es gibt in der Medizin weder Diagnose noch Therapie für herabgesetzte Gesundheit. Diese Betroffenen leiden und bekommen keine Hilfe. Oder sie leiden nicht und werden später „aus heiterem Himmel heraus" krank. Man wartet, bis jemand wirklich krank ist und behandelt erst dann, - und dies zu allem Überfluss den Rest des Lebens, sozusagen „krankheitserhaltend" mit Medikamenten, die das Leiden aushaltbar machen. Was soll das für eine Wissenschaft sein? – Auf jeden Fall keine heilkundliche.
Das Gesundheitssystem hängt von der Fähigkeit der Medizin ab, Kranke gesund zu machen. Die Unfinanzierbarkeit des „Gesundheitssystems" entsteht durch das Versäumnis, Gesunde gesund zu

erhalten, Halbkranke und Kranke gesund zu machen, und beides ist direkt auf das falsche Denksystem in der Medizin zurückzuführen, nämlich die einfältige zweiwertige Logik.

Wie man aus der Halbgesundheit heraus die Gesundheit verbessert, um zur Gesundheit zurückzukehren, ist schrecklich einfach, und wir werden es sehr bald besprechen.

„Heilkunde“

Abschnitt A, Kapitel 2 (A/2)

Wenn man zum Doktor der Medizin ernannt wird, so bekommt man eine Urkunde auf welcher steht: „Doktor der gesamten Heilkunde“. Das ist darauf zurückzuführen, dass in früheren Zeiten Medizin und Heilkunde die gleichen Zielsetzungen hatten, nämlich die Leute zur Gesundheit zurückzuführen. Diagnose (zu deren Definition werden wir noch kommen) und Therapie dienten dazu, die Gesundheit wiederherzustellen.

Die Medizin war ursprünglich so gedacht, wie „Diagnose“ und „Therapie“ heute etwa auf Automobile angewandt werden: Man fährt zur Werkstätte, der Mechaniker findet heraus, was das Auto hat und repariert es. Diese einfache Formel hat die Medizin verlassen. Heute überlegt der Arzt in der Regel nur: Welches Medikament muss ich geben?
Dass die Idee des Gesundmachens einmal vorhanden war, zeigt der medizinische Fachausdruck: „Restitutio ad Integrum“, was so viel heißt wie „Wiederherstellung in den unversehrten Zustand“. Das war tatsächlich einmal das Ziel.

Aber die heutige Medizin hat diesen Weg verlassen, was chronische Krankheiten betrifft. Wie schon angedeutet, spielt hier die pharmazeutische Industrie eine bemerkenswerte Rolle, indem sie mit dem Herausgeben und kostenlosen Versenden von „medizinischen Zeitschriften“ das Steuer über die Medizin übernommen hat: Sie bestimmt weitgehend, was veröffentlicht wird und was nicht, sowie was in der Medizin als richtig bzw. falsch angesehen wird und was der Arzt zu denken hat. Sie bildet die Kommunikationslinie zwischen den Ärzten und ist so in der Lage, jene „Realität“ zu etablieren, die man dann als „wissenschaftlich anerkannt[7]" bezeichnet. In ihrem Interesse liegen weder eine korrekte Diagnose noch eine Wiederherstellung der Gesundheit, vielmehr scheinen ein Hinauszögern und vielleicht sogar das Kreieren von weiteren Erkrankungen aus wirtschaftlichen Gründen beabsichtigt zu sein, wie oben in Kapitel A1 angesprochen (Psychopharmaka).

Man könnte sogar so weit gehen zu behaupten, dass die Medizin in gewisser Hinsicht keine eigenständige Wissenschaft mehr darstellt, jedenfalls was die chronischen Krankheiten betrifft. Sie steht unter fremder Kontrolle. Eine medizinische Wissenschaft würde eine Krankheit durchblicken (Ursachen erkennen), somit die richtigen Schlussfolgerungen daraus ziehen und auf diesem Wege Heilung (Restitutio ad Integrum) erzielen können. – Die Sachlage ist ganz einfach: Genau in dem Ausmaß, in dem sie die Gesundheit nicht wiederherstellen kann, ist sie keine Wissenschaft.
Die Wissenschaft des Bauens von Brücken beweist ihre Klasse dadurch, wie gut sie Brücken bauen kann.

Hier ist die Definition von „Wissenschaft" aus Wahrig, Deutsches Wörterbuch: *„Geordnetes, folgerichtig aufgebautes, zusammenhängendes Gebiet von Erkenntnissen"*. Was chronische Krankheiten anbelangt, kann man fast nirgends etwas Folgerichtiges finden.

Wir sehen also, dass sich die *Medizin* in großen Teilen von einer *Heilkunde* wegbewegt hat. Mein Vorschlag ist es, die Medizin einfach ziehen zu lassen und die Heilkunde zu neuem Leben zu erwecken.
Mit anderen Worten: Hier ist die Medizin, und da ist die „Heilkunde". Meine Ausführungen betreffen einzig und alleine die „Heilkunde" (also die Lehre, wie man etwas heilt), und ich bemühe mich, eine nachvollziehbare Struktur in ein brach liegendes Gebiet hinein zu bringen, an welcher sich künftige Bemühungen orientieren

---

7 Siehe auch unter dem Stichwort „wissenschaftlich anerkannt"

können. Dabei gehe ich logisch vor und bemühe mich soweit ich kann, mich der obigen Definition von „Wissenschaft" so weit wie möglich anzunähern, nämlich einem „geordneten, folgerichtig aufgebauten, zusammenhängenden Gebiet von Erkenntnissen" über die Heilkunde.

Wenn man heute in der Medizin von „Wissenschaft" spricht und diese „Wissenschaftlichkeit" hervorhebt, so rate ich, genau hinzuhören: Man wird entdecken, dass eigentlich von anderen Wissenschaften die Rede ist, zum Beispiel von pharmakologischen Wissenschaften (was wissenschaftliche Untersuchungen von chemischen Medikamenten betrifft) oder von den statistischen Wissenschaften (die rechnerische Auswertung von pharmaorientierten Versuchen) und dergleichen. Eine wirkliche „medizinische" Wissenschaft würde – was die chronischen Krankheiten betrifft – nur ein „geordnetes, folgerichtig aufgebautes Gebiet von Erkenntnissen" bedeuten, welches zur Heilung von Krankheiten führt, sonst nichts!
In der Medizin gibt es Fachgebiete, die der oben angeführten Definition entsprechen, wie etwa die Orthopädie oder die Geburtshilfe. Ansonsten ist die Medizin, was chronische Krankheiten anbelangt, eher keine Wissenschaft, sondern ein Wissensgebiet.

Wir lösen uns jedoch von der Medizin und kümmern uns um die Heilkunde. Das ist unser Thema in diesem Buch.

Der „Grundlegende Gesundheitszustand“

Abschnitt A, Kapitel 3 (A3)

Wie wir schon ausgearbeitet haben, ergibt es sich, dass sich der Gesundheitszustand einer Person zwischen zwei unerreichbaren Extremen befindet, nämlich zwischen „absolut gesund“ und „absolut krank“. Beides ist nicht erreichbar, aber jeder von uns befindet sich irgendwo dazwischen. Man nennt so ein Absinken oder Steigen von etwas eine „Gradienten-Skala“; der Ausdruck kommt aus dem Lateinischen (Grad = Schritt) und bedeutet, dass etwas schrittweise ansteigt bzw. abfällt. Eine solche Skala wäre zum Beispiel auf einem Thermometer zu sehen, wo man nicht nur zwei Dinge sieht (heiß und kalt) sondern ein schrittweises Absinken bzw. Steigen der Temperatur. Das ist eine Gradienten-Skala, und fast alles im Leben befindet sich auf so etwas; ich führe das deswegen so genau aus, weil dieses Prinzip immer wieder kommt und weil ich das Wort „Gradienten-Skala“ möglicherweise öfter verwenden werde, um auf diese Tatsache hinzuweisen.

Halten wir also zunächst zwei Dinge fest, bevor wir weitergehen:

1) Es GIBT diesen gleitenden Gesundheitszustand, der sich auf solch einer Skala bewegt, und
2) Er ist nicht notwendigerweise auf den ersten Blick erkennbar[8].

Wir werden diesen Gesundheitszustand den „grundlegenden Gesundheitszustand“ nennen. Ich möchte dies aus zwei Gründen tun: Zuerst deswegen, weil der Gesundheitszustand nicht sichtbar

8 Um den unsichtbaren grundlegenden Gesundheitszustand herauszufinden, habe ich früher die „Bioelektronik nach VINCENT“ durchgeführt. Dabei wurden Blut, Harn und Speichel auf drei unterschiedliche Parameter getestet und mit einem Computer-Programm berechnet. Dies ergab den „grundlegenden“ Gesundheitszustand“ – zumindest von einem gewissen Blickpunkt aus gesehen. In letzter Zeit wurden immer mehr andere Verfahren auf den Markt gebracht, aber – soweit ich es derzeit überblicke – sind viele dieser „diagnostischen“ Verfahren nur subjektiv und nicht objektiv. In unseren Abhandlungen genügt es aber, zu WISSEN, dass es diesen „grundlegenden Gesundheitszustand“ gibt. Man kann ihn gut abschätzen.

ist und sich daher irgendwo „im Grunde“ oder im Hintergrund befindet, und zweitens weil die Symptome von Halbgesundheit, Halbkrankheit oder Krankheit auf diesem sozusagen drauf gelagert sind: Der „grundlegende Gesundheitszustand“ bildet somit die Basis, wo die Erscheinungsformen (Symptome) darauf sitzen und sichtbar sind. Auch aus diesem Grunde bezeichne ich ihn als „grundlegend“.

Das was also sichtbar ist, sind die Symptome. („Symptom“: Duden: „Anzeichen einer Krankheit“). Ein Anzeichen ist nur ein Anzeichen, jedoch nicht die Sache selbst. Symptome sind also bloße Erscheinungen und nicht die Krankheit selbst. Wenn man die Symptome behandeln würde, würde man nicht die Krankheit behandeln. Daher ist es wichtig, den „grundlegenden Gesundheitszustand“ als etwas zu etablieren, das es tatschlich gibt und das beachtet und behandelt werden muss, auch wenn man ihn überhaupt nicht sehen kann. In den folgenden Kapiteln werden wir das noch ausarbeiten, nämlich woraus eine Krankheit wirklich besteht und was daher behandelt werden sollte.

Aber alles der Reihe nach. In diesem Kapitel etablieren wir erst einmal, DASS es einen grundlegenden Gesundheitszustand gibt und dass er nicht fix ist: Er kann sich verbessern und verschlechtern.

So ein Gesundheitszustand kann natürlich abgleiten; er tut dies alleine mit dem Altern aber natürlich auch durch Fehler oder Nachlässigkeiten in der Lebensführung, durch Umweltgifte, Impfungen oder Medikamente und andere negative Einflüsse oder durch fehlende Lebenskraft der Person.

Wann treten aber dann die Symptome auf? Sehen wir uns das einmal auf einer Grafik an:

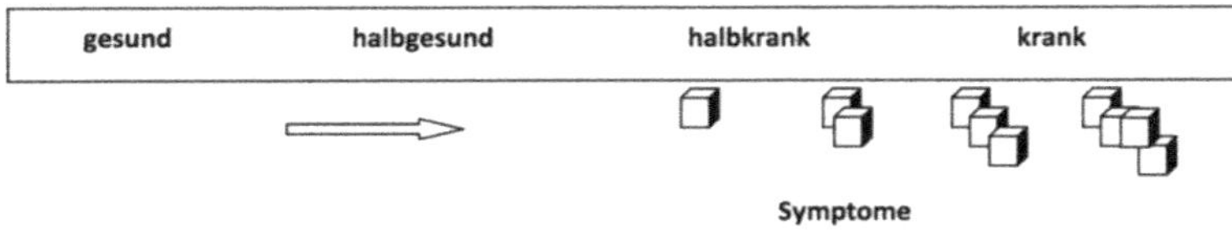

Wir haben wieder diesen fließenden Übergang zwischen Gesundheit und Krankheit, und je weiter man nach rechts in Richtung Krankheit wandert, desto eher treten die Erscheinungen (Symptome) hervor.

Natürlich ist es das Geheimnis, dass man – was die Therapie betrifft - nichts bewegen kann, wenn man die sichtbaren Symptome behandelt, sondern man kann nur etwas bewegen, wenn man die zugrundeliegenden Dinge kennt und behandelt. Tut man das, könnte man einfach den darunterliegenden, verborgenen Gesundheitszustand in Richtung Verbesserung (nach links auf unserer Skizze) verschieben. Selbst wenn man die Ursachen nicht kennt, bräuchte man theoretisch eigentlich nichts anderes zu tun, als den „grundlegenden Gesundheitszustand" zu verbessern - und die Symptome würden nachlassen oder verschwinden. Und tatsächlich ist es so, man verbessert einfach die Gesundheit! Ich kann berichten, dass ich als Arzt gutes Geld damit verdienen konnte, indem ich nichts anderes als das gemacht habe; ich kann also aus der Praxis berichten, dass diese Theorie vollkommen funktionstüchtig ist. Warum ich das Geld erwähne? Jeder Arzt könnte sich aus dem derzeitigen System loslösen, sich alleine dieser Tätigkeit zuwenden und davon leben. Die Schere wird für ihn ohnehin immer enger, weil die „Medikamentenversorgungsmedizin" keinen Spaß macht, weil viel Administration und wenig ärztliche Tätigkeit verlangt wird, und weil deren finanzielle Abgeltung immer schlechter ausfällt. Auf diesem Weg wird – wie auf vielen anderen Gebieten dieser modernen Welt – auch der Arzt zum Erfolgsgehilfen reduziert, der die ganze Arbeit für jemand anderen machen soll.
Das Problem, in welchem sich Ärzte heute (und wahrscheinlich morgen umso mehr) wiederfinden, besteht darin, dass sie zu nichts

anderem ausgebildet wurden, als bei der „Medikamentenversorgungsmedizin" mitzumachen, zumindest was die Allgemein- und die Interne Medizin anbelangt. Ein Arzt könnte sich rechtzeitig loslösen, denn erstens macht Erfolg mehr Spaß, zweitens würde er die Volksgesundheit verbessern und drittens wird es dann schwerer, die heilkundliche Tätigkeit völlig zu verbieten, nämlich wenn es viele Anwender gibt.

Zurück zum Thema: Man kann also mit einigem Gewinn erkennen, dass Krankheit der Ausdruck von herabgesetzter Gesundheit ist.
Der absinkende Gesundheitszustand ist die Ursache, und die Krankheit ist die Folge, was chronische Krankheiten betrifft.
Und als Folgerung daraus braucht man einfach nur die Gesundheit zu verbessern, um Krankheit zu erleichtern oder gar zu eliminieren.
Natürlich liegen noch „spezielle" Ursachen für den abgesunkenen Gesundheitszustand im Hintergrund, wie Impfungen oder versteckte Vergiftungen; in den meisten Fällen sind sie aber sehr einfach und betreffen die Lebensführung. Und so kann man daher mit dem Verbessern des grundlegenden Gesundheitszustandes - etwa durch die sogenannte „Basisregeneration[9]" - ausgeschaltet werden.
Ich bin der Überzeugung, dass man eigentlich alle Krankheiten heilen kann, wenn man lange genug und in adäquater Weise DIE GESUNDHEIT FÖRDERT. Die Gesundheit zu fördern ist der Behandlung von Krankheit WEIT übergeordnet. Sehr häufig sind Medikamente, welche zur Behandlung der Krankheit angewandt werden, selber ein weiterer Grund, warum eine Heilung erschwert wird - zumeist deshalb, weil Chemikalien den Organismus weiter belasten und zumeist die Mitochondrien (die kleinen Energiegewinnungsmaschinchen in den Zellen) weiter schädigen.
Behalten wir also im Gedächtnis, dass es einen „grundlegenden Gesundheitszustand" gibt und dass man DIESEN behandeln muss, um Krankheit zu verbessern.

---

9 Siehe Kapitel B6; die Basisregeneration ist eine Behandlung, die den Allgemeinzustand „von Grund auf" wiederherstellt.

Die Heilfähigkeit

Abschnitt A, Kapitel 4 (A4)

Sehr häufig begegnet man Binsenweisheiten, bei welchen man sich scheut, sie laut zu sagen, weil man für primitiv gehalten werden könnte.

Aber im Gegensatz zu hochgestochenem oder gar hochnäsigem Denken – das allzu leicht einfache und grundlegende Dinge übersieht – beschäftigen wir uns mit dem Naheliegenden; jemand hat einmal gesagt: „Die grundlegenden Wahrheiten sind immer einfach", und soweit ich sehen kann, hatte er Recht.

Dass der menschliche Organismus über eine Heilfähigkeit verfügt, ist so eine Sache, die nie formuliert und nie genauer untersucht wurde und die viel zu wenig Beachtung findet. Ich behaupte, dass in diesem Versäumnis einer der Hauptgründe zu finden ist, warum die heutige Medizin sich so schwer tut, Heilung herbeizuführen.

Sie hat übersehen, dass es der Organismus ohnehin von selber tut, und dass man – wenn er es nicht kann - nur hergehen hätte brauchen und herausfinden, wie er das anstellt bzw. anstellen möchte, und ihn dabei unterstützen.

Dies ist die einfache Formel für einen heilkundlich Tätigen. Er braucht sich keine Gedanken über „die Funktion der Desoxyribonukleindedutaseinhibitoren" machen, wenn er die Gesundheit verbessern möchte.

Nur wenn er den Nobelpreis für Medizin erhalten möchte, so muss er offenbar so etwas Detailhaftes tun, aber das ist auch schon der ganze Zweck. Wenn er aber die Gesundheit verbessern möchte, muss er lernen, auf welche Arten der Organismus sich selbst zu helfen versucht, und dann folglich die Methoden erlernen, wie man

ihn dabei unterstützen kann[10].
Wenn man die Einfachheit der Tatsache übersieht, dass der menschliche Organismus eine Heilfähigkeit eingebaut hat, dann beginnt man ihn zu bevormunden und so zu behandeln, als sei er zu blöd, und man müsse mit fremdartigen, erfundenen Einflüssen das Kommando über ihn übernehmen. Die meiste medizinische Behandlung geht heute von der Voraussetzung aus, dass Heilung nicht möglich sei. Jedoch ist (genau betrachtet) fast jede Erkrankung der Versuch des Organismus, sich selbst zu heilen. Das, was heute als „Krankheit" bezeichnet wird, ***ist*** in der Regel die Reaktion des Organismus auf etwas und ist ein Heilversuch[11]! Jedes Fieber, jede Entzündung sind zum Beispiel Bemühungen des Organismus, Viren und Bakterien zu bekämpfen, um etwas Einfaches als Beispiel zu nennen.

Die Heilfähigkeit und das eigene Bestreben des Organismus, Heilung herbeizuführen, darf auf keinen Fall übersehen werden, denn sonst beginnt man mit Medikamenten GEGEN den Heilversuch zu arbeiten, und das wäre völlig kontraproduktiv, was die Heilung chronischer Krankheiten anbelangt. Man kann dies an den steigenden statistischen Zahlen an chronischen Krankheiten und an deren Unheilbarkeit durch die heutige Medizin leicht erkennen: So funktioniert es nicht!

Dabei ist die Heilfähigkeit ganz offensichtlich vorhanden; sie ist eine simple Tatsache, klingt sicherlich nicht „wissenschaftlich", ist aber gut beobachtbar: Wenn man sich verletzt oder wenn der Chirurg in den Körper hinein schneidet, so heilt dieser wieder zu. Wenn man

---

10 Die Methoden, wie der Organismus an Heilung herangeht, wurde in der ersten Veröffentlichung des Autors beschrieben, der Broschüre „Ganzheitsmedizin – Alternativmedizin – Naturheilkunde, ein Skriptum für Studenten", das auch im Internet erhältlich ist von www.Dr-Kroiss.at). Es wird darin auch zum Teil auf das System von RECKEWEG Bezug genommen. Dies wird auch am Beginn des dritten Abschnittes („Ablagerungskrankheiten") dieses Buches beschrieben.
11 Siehe Kapitel A7

eine Grippe hat (Virus-Infektion), dann wird man wieder gesund. Wenn man etwas Schlechtes gegessen hat, reagiert der Körper, indem er trachtet, es auf allen möglichen Wegen wieder loszuwerden (Durchfall, Erbrechen, Schwitzen). Dies sind einfache Dinge, die durchaus den Schluss zulassen, dass hier eine Art Reparatur-Apparat am Werke ist. Wir verfügen also über ein eingebautes Reparatur-System. Zugegeben: Es funktioniert nicht immer, und vielleicht wäre es auch verbesserungsfähig. Aber es ist ein Anfang und es bildet die Basis für weitere Hilfestellungen! Daher tut man gut, es besser kennen zu lernen und so in die Position zu gelangen, den Organismus in seinen eigenen Heilbemühungen zu unterstützen, um das ursprüngliche Ziel der Heilkunde zu erreichen: Die Wiederherstellung der Gesundheit (Restitutio ad integrum).

Halten wir also fest: Der Organismus KANN gesund werden, er versucht es ohnehin dauernd - jetzt muss man nur mehr das Richtige tun. Für Patienten, die sich durch die Lektüre dieses Buches Besserung oder Heilung versprechen, ist diese Aussage ein Mutmacher. Nicht selten braucht man gar nichts anderes zu tun, als das Gegenteil der Fehler, die man bisher begangen hat, und sofort wird der Organismus es einem danken und Heilung herbeiführen.

Der nächste logische Schritt in unserem Gedankengebäude muss es nun sein, zu verstehen, was eine chronische Krankheit ist und wie es dazu kommt.

Was ist eine chronische Krankheit?

Abschnitt A, Kapitel 5 (A5)

Das Wort „chronisch“ leitet sich aus dem griechischen Wort für „Zeit“ ab und sagt aus, dass etwas „sich über die Zeit hinweg“ hinzieht. Wir haben das schon erwähnt.
Im Gegensatz zu einer „akuten“ Erkrankung (akut: „spitz“, „scharf“), die mit „spitzen, scharfen“ Symptomen einhergeht und rasch ausheilt, zieht sich eine chronische Krankheit über die Zeit hinweg dahin und heilt nicht aus. Warum nicht?
Grundsätzlich kann man sagen, dass der früher beschriebene „grundlegende Gesundheitszustand“ irgendwie gleichzusetzen ist mit den Reparatur-Mechanismen: In dem Maße, wie die Gesundheit bergabgeht, geht auch die Heilfähigkeit (siehe vorangegangenes Kapitel) bergab.

Wie das abläuft, sehen wir besser an einem Beispiel: Eine Person bekommt eine Bronchitis: Sagen wir, falsche Bakterien besiedeln die Atemwege und lösen eine Entzündung aus. Jetzt gibt es zwei Möglichkeiten:

A) Die Heilfähigkeit ist intakt, oder
B) Die Heilfähigkeit ist nicht intakt.

A: Die Heilfähigkeit intakt

Der Organismus reagiert mit voller Abwehrkraft, zeigt heftige und schwere Symptome (spitz, scharf – also eine „akute Bronchitis“, Fieber, Entzündung...) und ist auf diese Weise in der Lage, die Erkrankung rasch zur Heilung zu bringen – heute zumeist mit Hilfe von Antibiotika.

B: Die Heilfähigkeit ist nicht intakt
Ist die Heilfähigkeit nicht intakt, so kann sie diese Abwehrmaß-

nahmen nicht in genügendem Maße ausführen, die Bakterien können sich ausbreiten und die Krankheit bleibt im Körper. Dies mündet dann in einer „chronischen Bronchitis".
Wenn man dem Körper mittels Antibiotika (diese helfen, die Bakterien zu bekämpfen) beisteht, so wird die akute Bronchitis meist sehr rasch vorbei sein; jedoch ist es sehr oft zu beobachten, dass man bei einer chronischen Bronchitis Antibiotika „hineinschütten" kann, so viel man will, sie wird dennoch nicht ausheilen; man sieht es oft bei alten Menschen. In diesem Fall müssen andere Maßnahmen zur Anwendung kommen, zu welchen wir natürlich noch kommen werden (Basisregeneration).

Zwar ist die chronische Krankheit dadurch definiert, dass sie über die Zeit hinweg andauert, aber das trifft nicht das Wesen der Sache. Besser definiert müsste es heißen:
„Eine chronische Krankheit ist eine Erkrankung, welche deswegen lange andauert, weil die Abwehrkraft unzureichend ist". Diese Abwehrkraft muss ZUVOR herabgesetzt worden sein, so dass sie zu schwach ist.
Das betrifft vor allem chronische Entzündungen; auf die Autoimmun-Erkrankungen trifft das natürlich ebenso zu, aber sie sind anders konstruiert, wie wir dort besprechen werden (Abschnitt C, Stichworte).

Dass die chronische Krankheit (speziell ist hier von chronischen Infektionen die Rede) auf ein herabgesetztes Abwehrsystem zurückzuführen ist, mag trivial klingen, aber in dieser Einfachheit liegen sowohl der Schlüssel zur Therapie als sogar auch die Definition einer chronischen Krankheit. Eine Krankheit kann sich nur festsetzen und länger andauern, wenn die Heilkräfte nicht gut genug sind. Dass diese Heilkräfte versagt haben, muss bereits in der Zeit davor passiert sein.
Nach meiner Erfahrung ist dies zugleich eine Aussage über die wahre Verfassung des „grundlegenden Gesundheitszustandes" einer Person: Wenn sie eine herabgesetzte Abwehr hat, so ist ihr

Gesundheitszustand bereits in die Hälfte der Halbkrankheit abgerutscht.
Wenn man also eine chronische Krankheit erfolgreich behandeln möchte, so muss man zuerst die Heilfähigkeit wiederherstellen! – Und natürlich werde ich Ihnen sagen, wie man das tut!

Dass eine Krankheit nicht ausheilen kann, weil die Abwehrkraft darniederliegt, trifft auf die meisten chronischen Krankheiten zu. Die Richtigkeit dieser Theorie beweist sich dadurch, dass man durch das Anheben der Heilfähigkeit (und zugleich durch das Anheben der Gesundheit) viele chronische Entzündungen verbessern oder sie sogar der Ausheilung (durch den Körper selbst) zuführen kann. Mit anderen Worten: Egal, was für eine chronische Krankheit (in diesem Kapitel sind damit hauptsächlich chronische Infektionen gemeint) vorhanden ist: Man bringt die Heilfähigkeit wieder in Ordnung, und der Organismus besorgt den Rest der Ausheilung selber.

Dies klingt sehr einfach, und meistens ist es auch so einfach, wenn auch leider eine Tendenz zu bemerken ist...: Es kommen immer mehr Patienten, bei welchen es nicht mehr ganz so einfach geht. In einer Welt, die sich rasch verschlechtert, was unsere Lebensbedingungen betrifft, werden die Schädigungen unseres Immunsystems zunehmend schwerwiegender, so dass man in der Zukunft das Knowhow zur Wiederherstellung der Heilfähigkeit wird ausbauen müssen: Wegen des Einsatzes von so viel Chemie, Umweltgiften, Schwermetallen, Medikamenten, Antibiotika und Impfungen (!) wird es immer schwieriger, mit simplen und einfachen Maßnahmen die Selbstheilungskräfte wieder vollständig aufzurichten und die Gesundheit wieder herbeizuführen.

Aber das ist nur eine Warnung für die Zukunft, einstweilen kann man sehr gut mit der Einfachheit arbeiten, so wie es Kneipp und viele frühere Naturheilärzte getan haben. Ich habe schon sehr früh ein einfaches Verfahren entwickelt, das ich „Basisregeneration“ nenne. Diese kann in den aller meisten Fällen sofort eine

Verbesserung herbeiführen, in nicht wenigen Fällen heilt sie die Krankheit oder Halbkrankheit sogar einfach dadurch aus, dass man den Organismus in die Lage versetzt, seine angeborenen Fähigkeiten wieder einzusetzen[12]. Dies geschieht ganz und gar OHNE direkte Behandlung der Erkrankung. Mit anderen Worten: Es ist dabei egal, ob es sich um eine chronische Bronchitis, eine chronische Blasenentzündung oder um eine chronische Halsentzündung handelt: Man stellt die Heilfähigkeit wieder her, und der Organismus macht das, was er vorher nicht konnte: Er heilt aus.

Was ist also eine „chronische Krankheit"?
Sie ist zwar – wie ich schon mehrmals erwähnt habe - nach der wörtlichen Definition eine Krankheit, die über „die Zeit hinweg" andauert, aber die bessere Definition wäre:
Eine chronische Krankheit ist eine Krankheit, bei der die Heilfähigkeit des Organismus zuvor geschädigt worden ist.

Oder:
Eine chronische Krankheit ist eine Krankheit, bei der die Heilfähigkeit des Organismus deswegen versagt hat, weil bereits zuvor der grundlegende Gesundheitszustand bergab gegangen ist.

In ihrem Wesen ist eine chronische Krankheit eine Krankheit, die dadurch entsteht, dass der Organismus nicht mehr in der Lage ist, die Anfechtung mit seinen ihm innewohnenden „akuten" Maßnahmen abzuwehren. Er ist zuvor bergab gegangen, geschwächt worden, so dass die Heilfähigkeit untergraben wurde.

Was kompliziertere chronische Krankheiten (wie etwa rheumatische) betrifft, so sei bereits hier erwähnt, dass auch da die Heilfähigkeit untergraben wurde. Aber da wurde ein anderer, weiterer Mechanismus ausgelöst, nämlich jener, dass das Immunsystem selbst erkrankt ist und somit verkorkst reagiert und nun

---

12 Die Basisregeneration des Autors wird später im Buch beschrieben: Kapitel B6

selbst die Krankheit mitverursacht. Darauf werden wir bei der Besprechung der einzelnen Erkrankungen eingehen, auf die dieser Umstand zutrifft (siehe „Auto-Immun-Erkrankungen“ im Abschnitt C).

Akut UND chronisch

Ich möchte hier zwar noch einmal betonen, dass es von großer Bedeutung ist, zu unterschieden, ob man eine chronische oder eine akute Erkrankung vor sich hat. Es gibt aber auch Krankheiten, die sowohl eine akute als auch eine chronischen Phase haben oder die einen akuten und einen chronischen Umstand in sich tragen, wie zum Beispiel die immer wiederkehrenden Entzündungen im Kindesalter, akute Schübe etwa von Multipler Sklerose oder beim Krebs; diese Dinge haben sowohl einen akuten als auch einen chronischen Charakter in sich, welche jeweils unterschiedliche Maßnahmen benötigen. Dort muss man oft beides behandeln, wie wir noch ausarbeiten werden.
Aber nicht nur Therapeuten sondern auch Patienten müssen diesen Umstand beachten: Nicht selten sehe ich zum Beispiel, wie Frauen ihren Brustkrebs mit natürlichen Maßnahmen heilen wollen, weil sie denken, er sei nur eine chronische Erkrankung. Das stimmt zwar im Grunde, aber diese Krankheit hat ihre akute und gefährliche Phase erreicht, welche unbedingt zuerst dementsprechend beachtet und behandelt werden muss! Schon hier möchte ich darauf hinweisen, dass im Falle, dass eine chronische Krankheit mit einer akuten Phase vorliegt, ZUERST die akute Phase behandelt werden muss, und zwar zumeist „schulmedizinisch“, weil das eben die Domäne der „Schulmedizin“ ist. Wir werden noch genauer darauf eingehen.

Versteckte Infektionen

Noch etwas ist wichtig: Aus dem einfachen Grund, dass die heutige Medizin fast nur die akuten Erkrankungen beachtet und behandeln kann, gibt es hier noch diesen Zusatz: Viele Menschen werden in diesem Buch nach Heilung Ausschau halten und den Zugang zu ihrer (meist chronischen) Krankheit in den Kapiteln im alphabetischen dritten Abschnitt suchen. Sie werden unter der „Diagnose" suchen, die man ihnen genannt hat, oder unter den Symptomen, die sie bemerken. Das wird wenig Sinn haben, denn versteckte Infektionen machen alle möglichen Arten von Symptomen, auch psychische. Daher muss ich Sie bereits hier darauf aufmerksam machen, dass eine versteckte chronische Infektion die unterschiedlichsten seltsamen Erscheinungen verursachen kann und viel, viel öfter die Ursache von Krankheiten ist, als man glaubt. Es sind oft Infektionen, an die man als Arzt nicht denkt; oder die Ärzte meinen, dass es nicht an Infektionen liegen könne, weil die moderne Medizin alles im Griff hätte (und meint, dass etwas gar nicht existiert, nur weil es noch nicht bekannt ist), wie es etwa beim „chronischen Müdigkeits-syndrom" (CFS) lange Zeit der Fall war. Oder die chronische Form der Infektion macht völlig andere Symptome als es die akute machen würde, was beispielsweise bei der Borreliose der Fall ist, die es bis vor etwa 10 Jahren als chronische Erkrankung „gar nicht gab". Oder die chronische Infektion ist nach einer akuten Phase nicht mehr zu spüren, wie es zum Beispiel bei Zahnherden oder einer „übertauchten Grippe" der Fall ist; oder der Patient ist schon längst in der Psychiatrie oder unter Psychopharmaka, weil es ja „psychisch sein MUSS", wenn wir (Ärzte) nichts finden können; dort basiert die „psychische Störung" auf einem körperlichen Leiden, was wegen der schweren Psychopharmaka nie mehr herausgefunden werden kann.

Bitte glauben Sie mir, chronische, versteckte Infektionen gibt es viele, die oft erst nach vielen Jahren Symptome verursachen, und es muss gar keine akute Symptomatik vorhanden gewesen sein, als die Infektion ursprünglich stattgefunden hat. Hier kommt die Überlegenheit einer gesundheitsfördernden Behandlung zum tragen, die die Medizin nicht kennt. Die Gesundheit allgemein zu verbessern, ist immer einer Krankheitsbehandlung übergeordnet. Auch die IPT (Insulin Potenzierte Therapie[13]) kann hier ein wertvoller

---

13 Gegen Ende des Buches beschrieben

Baustein sein, Antibiotika oder Virostatika in die Zellen und entlegensten Winkel zu bringen, so dass so etwas ausheilen kann. Oder man muss es mit gänzlich natürlichen Methoden versuchen. Das Beste ist dabei einfach die Basisregeneration (die noch genauer besprochen wird, und auf die Sie hoffentlich schon gespannt sind), diese lange genug angewandt, um dem Körper über die Hürde zu verhelfen, bis er heilen kann. Und wenn er es nicht heilen kann, so doch wenigstens die Krankheit durch das Hochfahren des Immunsystems so sehr zurückdrängen, dass die Symptome minimiert werden und der Organismus den Feind unter Kontrolle halten kann, wie es beispielsweise bei den Infektionen durch Pilze im Darmbereich gemacht werden muss, weil man sie wegen des feuchten Darmmilieus nicht völlig ausmerzen kann.

Dies war nur ein kleiner Ausreißer aus der logischen Abfolge dieses Buches. Siehe auch „Infektionen, versteckte“ und „IPT“ am Ende des Buches.

Die Definition von „Naturheilkunde“ aus dem Kleinen Brockhaus

Abschnitt A, Kapitel 6 (A6)

In der Regel ist es sinnvoll, bei Studien oder Nachforschungen in Wörterbüchern oder Lexika nachzuschlagen. Definitionen helfen immer, etwas besser zu verstehen. Wenn eine Definition nicht dazu beiträgt, etwas besser zu verstehen, so ist es möglich, dass die Definition schlecht oder ungenügend ist.

Oft drücken sie nicht mehr das Wesen der Sache aus. Diese Entwicklung ist leider zu beobachten; es scheint sich die schlampige Denkweise der modernen Welt auch in Wörterbüchern und Lexika niederzuschlagen... Dann ist es besser, man sucht sich ältere Bücher.

So ging es mir, als ich einen Vortrag über Naturheilkunde halten sollte. Also machte ich mich auf die Suche nach Definitionen. Ich fand im „Pschyrembel“, dem gültigen, modernen medizinischen Wörterbuch unter Naturheilkunde: „Bezeichnung für die Behandlung mit diätetisch-physikalischen Mitteln, möglichst ohne Arzneimittel“.

Diese Formulierung gefiel mir gar nicht. Es ist nur eine beschreibende Definition und keine, die mir ein besseres Verstehen brachte. Außerdem hielten die Autoren homöopathische und pflanzliche Medikamente für keine Arzneimittel. Also schloss ich messerscharf, dass diese „Definition“ von Leuten geschrieben worden war, die nichts davon verstanden, zum Beispiel von Ärzten mit moderner Ausbildung, weil sie die Naturheilkunde als irgendetwas Minderes abtun wollten, wie man es heute lernt.

Ich suchte also weiter und stieß in einem *alten* Brockhaus auf folgende Definition:

„Lehre der Krankheitsbehandlung, die auf die Steigerung der dem Menschen innewohnenden Naturheilkräfte (Selbstheilungskräfte) hinzielt. Diese müssen unterstützt, krankheitsfördernde Faktoren ausgeschaltet werden."

Ha! - Diese Definition enthält viele wunderbare Bausteine. Sie hilft mehrfach, das Fachgebiet besser zu verstehen und die Aussagen sind klar. Gehen wir einmal die Bausteine durch, welche in dieser Definition stecken:

1) Erstens: Es gibt Selbstheilungskräfte!
2) Wichtig: Eine Krankheit besteht aus zwei Faktoren: Selbstheilungskräfte und krankheitsfördernde Faktoren.
3) Und: Beide Kräfte wirken entgegengesetzt zueinander!
4) Daher: Selbstheilungskräfte gehören unterstützt.
5) Und: Krankheitsfördernde Faktoren müssen ausgeschaltet werden.
6) Und noch einmal: Auch wenn der krankmachende Faktor nicht bekannt ist, kann man eines tun: Die Selbstheilungskräfte unterstützen.

Das steht alles da drin! - DAS war eine Definition! Damit konnte man etwas anfangen!

Und dann dachte ich bei mir: Das ist doch nicht die Definition irgendeines Randgebietes der Medizin, dies sollte die Definition der Medizin sein! – Gut, dann schaute ich im Geiste auf die heutige Medizin und dachte: „Richtig, für die heutige Medizin ist diese Definition tatsächlich nicht geeignet, denn diese hat nicht viel mit Gesundmachen zu tun."

Also adoptierte ich diese Definition als die Definition von „Heilkunde", also derjenigen Bemühung, dem Organismus zur Heilung zu verhelfen.
Wenn man Heilkunde betreiben möchte, so sollte man sich mit

dieser Definition eingehend auseinandersetzen und sie in alle Richtungen durchkauen. Bitte lesen Sie nicht nur rasch darüber hinweg, sondern überprüfen Sie bitte selbst, ob meine obigen 6 Aussagen tatsächlich stimmen, dass nämlich alle von mir aufgelisteten Bausteine in dieser Definition enthalten sind, so wie ich es behaupte. Und beachten Sie auch, dass jedem einzelnen Punkt seine eigene Wichtigkeit innewohnt!

Es ist selbstverständlich auch egal, ob man in seinen Verfahren natürliche oder nicht natürliche Mittel wählt, ob es chemische oder pflanzliche, ob es diätetische oder Kalt-Warm-Wasser-Anwendungen, ob es „schulmedizinische" Antibiotika oder was auch immer sind. – Wenn man die krankheitsfördernden Faktoren ausschaltet und den Organismus in seinen gesundheitsfördernden Bemühungen unterstützt, so handelt es sich um sinnvolle, *heilkundliche* Maßnahmen. Was Sinn macht und was zur Gesundheit führt, hat Recht.

Leider ist es der Punkt, dass die heutige Medizin unter dem „krankmachenden Einfluss" der Pharma-Industrie steht, welche natürlich nicht an einer gesunden Bevölkerung sondern an langdauernder medikamentöser Behandlung interessiert ist. Unter diesem Einfluss hat die Medizin die „Heilkunde" verlassen.

Wollen wir abschließend festhalten, dass die Definition von „Naturheilkunde" eine hervorragende Grundlange für weiteres Arbeiten darstellt und dass sie eigentlich die Definition der gesamten Heilkunde sein sollte. Wir werden jetzt einige weitere Punkte bearbeiten, die sich aus dieser Definition ergeben.

Was ist eine Krankheit?

Abschnitt A, Kapitel 7 (A7)

Nun, da wir die Definition von Heilkunde kennen, fällt es uns leichter nachzuvollziehen, was eine Krankheit ist. Diesmal machen wir keinen Unterschied zwischen einer akuten und einer chronischen Erkrankung.

Eine Krankheit besteht aus einem schädigenden Einfluss auf der einen und aus der Reaktion des Organismus auf der anderen Seite:

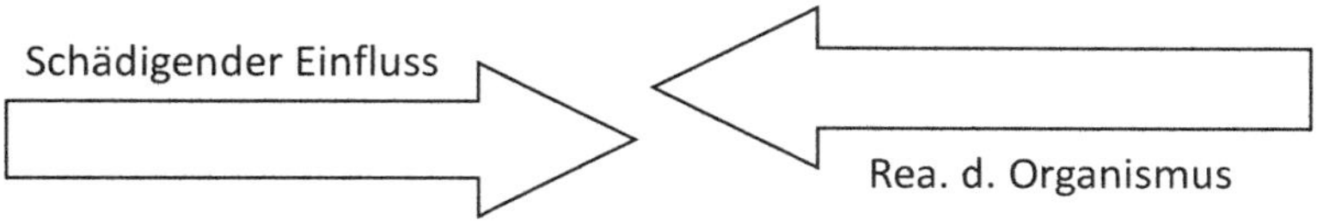

Diese beiden Faktoren stehen einander gegenüber. *Beides zusammen* bildet die Krankheit.

Wenn man nicht weiß, dass eine Krankheit beides, nämlich auch den Heilversuch in sich trägt, kommt man vielleicht auf die fälschliche Idee, die Krankheit direkt – gleichsam als Gesamtpaket von schädigendem Einfluss und Reaktion des Organismus - zu behandeln. So wird es heute leider in der Regel getan, indem man etwa entzündungshemmende Medikamente verabreicht, was nicht zu einer wirklichen Ausheilung führen kann, weil die Entzündung den Heilversuch darstellt, welchen man ja nicht behindern sondern unterstützen soll.

Man muss die beiden Dinge trennen und darf natürlich nur den schädigenden Einfluss bekämpfen, jedoch nicht die Selbstheilungs-Reaktion des Organismus (welche man sogar unterstützen sollte).

Ein paar einfache Beispiele:

Durchfall: Offenbar hat man etwas „Giftiges“ gegessen, das der Organismus loswerden möchte und reagiert deshalb mit Durchfall.

Dabei stehen sich zwei einander entgegen gesetzte Kräfte gegen-

über: Ein krankmachender Einfluss (bekannt oder unbekannt, irgendein Gift) und die Reaktion des Körpers.
Was also tun?
Wer nun etwa denkt, Durchfall sei ein Zustand, der - weil von der Gesundheit abweichend - mit stopfenden Medikamenten behandelt werden müsse, blockiert diese sinnvolle, ableitende Reaktion des Organismus (Durchfall) und erreicht damit nur, dass die störenden Gifte weiterhin im Körper verbleiben, dort Schaden anrichten und langfristig zu einer chronischen Krankheit führen können.

Grippe: Ein Virus ist der krankmachende Einfluss, Fieber die Abwehrreaktion.
Wenn man die Krankheit als Symptom betrachtet und nicht in die zwei einander entgegen gesetzten Faktoren unterteilt, somit einzig die Angelegenheit rasch behoben haben möchte, gibt man „Grippe-Mittel“ (fiebersenkende und entzündungshemmende, wie Aspirin, Mexalen, Novalgin, etc[14].). Hier begeht der Therapeut den gleichen Fehler wie oben beschrieben bzw. noch schlimmer: Wenn man Fieber und Entzündung hemmt, bekämpft man NUR die wertvollen Reaktionen des Organismus. Weil dadurch kein Kampf mehr zu erkennen ist, glaubt man gerne, dass die Grippe nicht mehr da sei. Aber das kann schwerwiegende Folgen haben: Viele Leute berichten, dass sie sich nach einer „übergangenen Grippe“ lange Zeit nicht erholt haben. Aber es war zumeist keine „übergangene Grippe“, denn entweder hat man durch die „harmlosen“ Grippe-Mittel die Heilversuche des Organismus gestoppt, oder die Heilfähigkeit war sowieso bereits untergraben. Auch eine Virusinfektion sollte unbedingt mit gesundheitsfördernden Methoden behandelt werden, damit sie ausheilen kann; wir haben in der Medizin nicht viel, was gegen Viren wirksam ist; Fieber ist jedoch das Beste und sollte nur unter schwerwiegenden Umständen

---

14 Nicht, dass diese Medikamente schlecht wären, sie bergen nur in diesem Fall den beschriebenen Nachteil.

bekämpft werden, auf keinen Fall bei einer banalen Infektion[15]. Mit dem Fieber, zusammen mit Vitamin C und vielleicht auch Desoxycholsäure[16], ist der Organismus in den meisten Fällen in der Lage, die Sache in den Griff zu bekommen, sofern die Selbstheilungskräfte nicht vorher zu sehr beeinträchtigt worden sind. Auch hier gilt es also, die Reaktion des Organismus nicht zu behindern, sondern im Gegenteil zu unterstützen, so dass der Organismus als stolzer Sieger aus der Anfechtung hervorgehen kann. Wenn es dem Organismus nämlich erlaubt wird, einen Feind mit eigenen Mitteln erfolgreich zu bekämpfen, hat er gesiegt! Einem Sieger geht es besser als vorher, daher sollte man dem Organismus das Vergnügen gönnen, sich selbst fähiger und fähiger zu machen.
Eine starke Abwehr ist der beste Garant für Gesundheit!

So wie in diesen einfachen Beispielen dargestellt sollte man jede Krankheit aus diesen zwei Faktoren bestehend betrachten. Manchmal drückt es sich anders aus, wie zum Beispiel bei einer Allergie: Dort ist die Reaktion des Organismus überschießend bzw. unnötig und nicht zu schwach. Hier wird nur einmal die Grundsätzlichkeit der Dinge behandelt und nicht deren Komplexität oder die Ausnahmen.

Eigentlich muss man sogar noch weiter gehen und sagen, dass eine Krankheit überhaupt nur aus der Reaktion des Organismus besteht. Bedenken Sie, dass es ohne diese Reaktion keinen Kampf gäbe und somit keine Erscheinungen. Ein Bakterium oder ein Virus würde einfach nur den Körper betreten und ihn schnell oder langsam umbringen, wenn es keine Reaktion gäbe.

Da überhaupt nur die Reaktion des Organismus eine Krankheit sichtbar macht, könnte man also sogar sagen, dass die Krankheit der

---

15 Man darf selbstverständlich in speziellen Fällen, nämlich wenn das Fieber zu hoch steigt und auszuufern droht, regulierend eingreifen – jedoch nur in dem Maße, dass man dabei nicht gänzlich die gewollte Wirkung der Selbstheilung des Organismus unterdrückt.

16 Referenz (Buch): B. Vlcek, DCA – Die Überlebensformel ist in unserem Körper.

Heilversuch ist. Jedenfalls verursacht der Organismus die Krankheit. In vielen naturmedizinischen Werken wird das so gesehen, und bei vielen Krankheiten hat es durchaus Sinn, es aus diesem Blickpunkt zu betrachten: Die Krankheit IST der Heilversuch!

Abgesehen von diesen theoretischen Betrachtungen muss man selbstverständlich auch praktisch denken und handeln, und man muss – solange man keine andere Lösung parat hat - Krankheiten unterdrücken bzw. diejenigen Maßnahmen anwenden, die man zur Verfügung hat. Immer ist es ein Abwägen zwischen Nutzen und Schaden, wie etwa beim Krebs oder bei Auto-Immun-Erkrankungen[17]. Solange wir nicht wissen, wie eine Erkrankung konstruiert ist, und vor allem eingedenk der Tatsache, dass viele langjährig erprobte und funktionierende Methoden mittlerweile verboten oder anders aus dem Feld geschlagen worden sind, muss man anwenden, was möglich und vorhanden ist, um dem Menschen zu helfen.

Nichts an meinen Ausführungen ist so gemeint, dass man starr an irgendeiner Theorie festhalten muss bzw. keine schulmedizinischen Medikamente verabreichen darf. Die Heilkunde ist eine Kunst. Wissen bedeutet ja, sich auszukennen und mit dem, was man weiß, klug umzugehen. Starre Behandlungsformen sind oft nur Ausdruck von Nichtwissen und von Unsicherheit... Immer muss das Bestmögliche für den Patienten das Ziel sein und die oberste Priorität haben.

In einem der nächsten Kapitel werden wir näher darauf eingehen, wann „Schulmedizin“ angewandt werden soll und wann die Heilkunde. Ein wenig bin ich ja schon darauf eingegangen, indem ich im Vorwort das Gebiet abgesteckt habe, welches ich hier in meinem Buch behandle, nämlich das Gebiet der chronischen Krankheit. Während die „Schulmedizin“ eher für die akuten Zustände geeignet

---

17 Auto-Immun-Erkrankungen sind solche, wo das eigene Immunsystem körpereigenes Gewebe angreift und zu vernichten sucht.

ist, spreche ich über das Gebiet der chronischen Krankheiten und der Verbesserung des Gesundheitszustandes bei Halbgesundheit und Halbkrankheit.

Diagnose

Abschnitt A, Kapitel 8 (A8)

„Diagnose“ ist das Schlüsselwort in der Medizin. Bildung besteht in hohem Ausmaß aus dem exakten Verstehen von Wörtern. Wenn man die Wörter nicht versteht, versteht man das Ganze nicht und muss durch Nachahmen lernen, was aber in sehr weite Irrwege führen kann, weil der Lernende nie kontrollieren kann, ob das Gelernte richtig oder falsch ist. Zudem würde er fixiert werden, weil er auf seinem Gebiet nicht denken, sondern nur in stereotyper Weise handeln kann.
Wenn man beim Studieren ein Wort nicht exakt versteht, führt dies zunächst zu einem Missverstehen des Satzes, sodann des ganzen Gedankens oder des gesamten Kapitels, und wenn es sich gar um ein Schlüsselwort in einem Fachgebiet handelt, sogar um ein Missverstehen eines gesamten Wissensgebietes.
Somit hängt sehr viel vom exakten Verstehen des Wortes „Diagnose“ ab, wenn man die Heilkunde verstehen und in ihr Resultate erzielen möchte.

Wenn man untersucht, was heute unter Diagnose verstanden wird, so kommt man zu folgendem Ergebnis: Es bedeutet so etwas wie „Bezeichnung einer Krankheit“. Wenn ich einen Patienten mit schriftlichen Befunden vor mir habe, so lese ich unter „Diagnosen“: „Koronare Herzkrankheit[18]“, „chronische Polyarthritis[19]“, „Multiple Sklerose[20]“, „Hypertonie[21]“ usw., manchmal Abkürzungen oder sogar Ziffern. Diese Ausdrücke sind nur Beschreibungen und Klassifizierungen, aber nicht wirklich Diagnosen. Bei einer Diagnose-

---

18 Koronare Herzkrankheit: Sagt aus, dass das Herz durch Verkalkung der Herz-Kranz-Gefäße („coronarien“) zu wenig Sauerstoff bekommt und daher leidet.

19 Polyarthritis heißt übersetzt: „Entzündung vieler Gelenke“

20 Multiple Sklerose oder MS ist eine Erkrankung der Nervenscheiden, wahrscheilich auto-immun.

21 Hypertonie : „Hoher (Blut-)druck“

führung in der modernen Medizin wird heute nur verlangt, die Krankheit insofern zu identifizieren als man die geeignete Bezeichnung findet oder sie in eine vorgegebene Rubrik einordnet. – Kein Wunder also, dass man nicht heilen kann, denn man führt keine wirkliche DIAGNOSE durch.

Was bedeutet „Diagnose“ wirklich?
Sehr häufig sagt der Ursprung eines Wortes mehr aus als eine Definition; das werden mir die Lateiner bestätigen. Das vorliegende Wort „Diagnose“ kommt allerdings aus dem Griechischen und bedeutet im eigentlichen Sinne: „durch und durch durchblicken[22]“. „...gnose“ allein hieße ja schon „durchblicken, erkennen“, daher muss das Zusatzwort „dia...“ („durch“) dies zwangsläufig noch verstärken, und somit erlaube ich mir, das Wort „Diagnose“ gemäß dem Wörterbuch mit „durch und durch durchblicken“ oder „gut durchschauen“ zu übersetzen[23].

Eine Diagnose-Führung im wahrsten Sinne des Wortes durchzuführen, würde also bedeuten, dass man das Ganze echt durchschaut. Man ist erst dann damit fertig, wenn man sagt “Ahhh, jetzt kenne ich mich aus!“ – und wenn dieses Auskennen sofort und direkt zur Handhabung des Problems führt. Echte Diagnose ist nämlich ein Konzept, ein Verstehen, jedoch kein Wort, das es zu finden gilt. Wenn ich eine Krankheit durchschaue, dann ist es zuweilen nicht mit wenigen Worten auszudrücken, wie die Krankheit konstruiert ist; ich verstehe sie nur; ich „durchblicke“ sie. Solch ein Verstehen verlangt der Ausdruck „Diagnose“.

Bei einer echten Diagnose unterscheidet sich natürlich die eine „Polyarthritis[24]“ komplett von der anderen „Polyarthritis“. Zwei Krankheiten, die ganz gleich aussehen, können völlig unterschiedlich

22 Duden, Herkunftswörterbuch
23 Duden, Herkunftswörterbuch
24 Entzündung vieler Gelenke

konstruiert sein und unterschiedliche Ursachen haben. Wenn man also das Wort richtig versteht, kann nicht bei der bloßen Beschreibung des Zustandes Halt gemacht werden, sondern man muss weiter dahinter blicken, was dann die eigentliche Diagnoseführung bedeuten würde.
In der Schulmedizin wird die eine Erscheinungsform „Polyarthritis" gleich wie die andere Erscheinungsform „Polyarthritis" eingeordnet und behandelt. Man könnte sagen, dass man dort das Symptom mit der tatsächlich (dahinterliegenden) Krankheit verwechselt und keinen Versuch macht, zu diagnostizieren. Herauszufinden, dass es sich um eine „Polyarthritis" handelt, genügt dort vollauf dem verlangten „wissenschaftlichen Standard". Man hat eine Bezeichnung gefunden, schaut im Therapiebuch nach, und behandelt so, wie dort steht, dass man eben eine Polyarthritis zu behandeln habe. Da in keinem dieser Fälle wirklich hinterfragt und durchblickt wird, was jeweils zur Krankheit geführt hat bzw. wie diese konstruiert ist, kann man sie auch in keinem dieser Fälle heilen. Denn in keinem dieser Fälle handelt es sich bei der Ursache der Polyarthritis um einen Kortisonmangel oder um eine andere Medikamenten-Mangelerkrankung.
Und so ähnlich ist es bei anderen Krankheiten auch, wie zum Beispiel „Hypertonie", was nur „hoher Blutdruck" auf Lateinisch heißt. Nur indem man dem hohen Blutdruck einen fremdländischen Namen gegeben hat, ist man keinen Schritt näher an das Verstehen der Situation heran gekommen. Man hat jedenfalls keine Diagnose-Führung betrieben (nicht hinter die Kulissen geblickt).

Eine echte Diagnose braucht keinen Namen. Eine echte Diagnose ist ein Konzept, eine Idee: „Ahhh, jetzt verstehe ich - so ist es zur Krankheit gekommen!!" Oder: „Ahhh, so ist diese Erkrankung konstruiert!". Es ist ein Erkennen. Bei einer echten Diagnose würde man sogar mitunter große Schwierigkeiten haben, ihr einen Namen zu geben. Man könnte es sich so vorstellen, dass Hippokrates mit seinen Schülern bei Fackellicht im Kreis gesessen ist und auf Griechisch gesagt hat, „Wenn du eine Krankheitserscheinung vor dir

hast, so musst du immer durch und durch durchblicken (…"diagnoskos, diagnoskos…"), und erkennen, was dahinter steckt. Erst dadurch kannst du die Sache in Ordnung bringen!". Dazu gebrauchte er die griechischen Wörter, denn das waren die Wörter seines Dialektes. Er hat keinen Fachausdruck verwendet, sondern es in seiner Mundart gesagt (altgriechisch). Im Laufe der Zeit ist davon nur schaler Abklatsch bzw. ein Schlagwort geblieben, das sich über die Jahrhunderte geschleppt hat und das man nun nicht mehr versteht. So als hätte Hippokrates gesagt: „Wenn Du eine Krankheits-Erscheinung vor Dir hast, so gib dem Ding einen geheimnisvollen Namen und verzichte darauf, die Sache zu durchschauen." In dieser Bedeutung belegt man HEUTE einen Zustand mit dem Wort „Diagnose".
An dieser Stelle möchte ich noch einmal die Definition von „Wissenschaft" aus dem Wörterbuch zitieren:

„Geordnetes, folgerichtig aufgebautes, zusammenhängendes Gebiet von Erkenntnissen".

Das Wort, um welches es mir hier im Besonderen geht, ist das Wort „folgerichtig". Wenn man eine Krankheit wirklich durchschaut, so ergibt sich die Therapie *folgerichtig*! Wenn man hingegen nur eine Bezeichnung oder Klassifikation dafür (er)findet und dann eine Standardtherapie aus der Schublade zieht, so steht die Behandlung mit Sicherheit nicht in einem logischen, folgerichtigen Zusammenhang mit der „Diagnose".
Eine echte Wissenschaft schließt natürlich die Kenntnis um den Aufbau einer Sache mit ein. Ein Bauingenieur kennt alle Einzelheiten, wie und woraus eine Brücke gebaut werden muss. Und wenn diese Brücke im Wind zu stark schwingt, brüchig oder schadhaft wird, so kann er durch Untersuchen herausfinden, woran es liegt (Diagnose) und weiß somit, was zu tun ist, um die Angelegenheit *folgerichtig* in Ordnung zu bringen. Dort (im Ingenieurwesen) wäre es nicht erlaubt, täglich weißen Mörtel drüber zu streichen und die Brücke krank zu lassen.

Das, was heute als Krankheit bezeichnet wird, ist in den meisten Fällen nur die Erscheinungsform und die Folge von irgendeinem Fehler, den man in seiner Lebensführung gemacht hat, oder die Folge von einer ärztlichen Behandlung. Diese Abfolge zu durchschauen und nachzuvollziehen ist die eigentliche Aufgabe eines behandelnden Arztes. Daraus ergibt sich dann folgerichtig, wie der Krankheits-Zustand zu beheben ist. In der Akutmedizin ist es leichter und offensichtlicher, wenn auch hin und wieder schwierig.

So gesehen ist es ein großer Fehler, die Krankheit überhaupt zu benennen. Wenn man dies tut, fühlt man eine gewisse Befriedigung durch die Klassifizierung und wendet damit seine Aufmerksamkeit davon ab, die Spur nach den Ursachen weiter zu verfolgen. Es wäre so, wie wenn die Polizei sagen würde: „Das war Mord", sich mit dieser „Diagnose" zufrieden gibt und alle weiteren Untersuchungen deshalb einstellt.

Das Wesen einer Sache zu kennen, gehört zu einer Wissenschaft, und daher müssen wir in der Heilkunde stets danach trachten, eine Krankheit zu durchblicken und ihre Konstruktion zu erfassen. Nur dann kann man etwas an der Erscheinungsform ändern. Man wird die Heilkunde immer daran messen, wie weit man die Erscheinungsformen zum Besseren ändern kann. Dazu benötigt man eine echte Diagnose.

Das muss man verinnerlichen, und man müsste eigentlich bei jeder „schulmedizinischen Diagnose", die man zu lesen bekommt, innerlich aufschreien, damit man sich in seinen Gedanken nicht wieder in das Fahrwasser einer üblichen falschen, oberflächlichen „Diagnose" und in das nicht-diagnostische Fahrwasser begibt.
Das ist es, was das Wort Diagnose bedeutet: Durch und durch durchschauen. Denn erst das Durchschauen führt zu den Maßnahmen, mit welchen man die Sache folgerichtig in Ordnung bringen kann.

Überall ist es so: Nur wenn man etwas genau erkennt, kann man es auflösen. Je ungenauer man es erkennt, umso weniger kann man daran rütteln. Wenn man es nur in seiner oberflächlichen Erscheinungsform erkennt, wird man es weiterbestehen lassen müssen.

Aus diesen Gründen ist es auch für Patienten sehr wertvoll, möglichst genau über die Krankheit Bescheid zu wissen und in weiterer Folge dieses Wissen auf sich und ihre persönlichen Umstände anzuwenden. Dadurch können sie sehr viel verbessern. Stets ist *mehr Wissen, mehr Verstehen* der richtige Weg. Ein Patient wird sich da vielleicht sogar leichter tun, denn wenn er meine Abhandlungen verinnerlicht hat, kann er auf seinen Lebenslauf zurückblicken und selbst am besten erkennen, wo die Punkte waren, die er falsch gemacht hat, bzw. wo eine medizinische Behandlung einen Schaden gesetzt hat.

Es ist erwähnenswert, dass auch die Patienten mit der falschen Verwendung des Wortes Diagnose in eine ähnliche Falle tappen, wie die Ärzte es tun, indem sie eine gewisse Befriedigung durch das Finden der Krankheitskategorie verspüren: Solange man als Patient herumsucht und nicht weiß, was man hat, fühlt man sich verwirrt und verloren. „Was habe ich nur, was könnte das sein?“ Aber sobald ein Arzt kommt und sagt „Sie haben eine „Verkorksitis minimundis“, sind sie unglaublich erleichtert. Es ändert zwar gar nichts an ihrem Zustand, aber sie haben jetzt etwas, woran sie sich anhalten können. Es ist dasselbe Phänomen, das wir als Ärzte empfinden, denn auch wir leiden natürlich darunter, verwirrt zu sein, wenn wir uns nicht auskennen.
Der Name und die Bezeichnung gibt Ärzten und Patienten das Bisschen an Sicherheit, dass man braucht, um besser schlafen zu können. – Aber zugegeben: Bei aller Kritik an der heutigen Vorgehensweise, was „Diagnose“ betrifft, die Erfahrung der letzten fünfzig bis achtzig Jahre hilft hier doch ein wenig, so dass es wenigstens einen gewissen Wert hat, die Kategorie einer Krankheit

zu kennen, denn damit kann man auch bei chronischen Krankheiten wenigstens ein bisschen helfen, auch wenn es letztlich meist nur lindernd und krankheitserhaltend ist.

Nicht immer kann man die Krankheit gänzlich durchschauen. Also haben wir bei der Diagnose ebenfalls so eine Art Gradienten-Skala[25] von „sehr oberflächlicher Einordnung der Krankheit" bis zu „komplettem Erkennen, was los ist". Je weiter man in das Verstehen der Sache hineingelangt, umso besser. Letztlich ist natürlich ein völliges Durchschauen das ganz große Ziel! Oft wird man nur eine Art „Vermutungsdiagnose" machen müssen und mit seinen vermuteten folgerichtigen Behandlungsmöglichkeiten arbeiten. Wenn diese nicht helfen, weiß man gleich, dass man falsch gelegen ist und eine andere Vermutungsdiagnose erstellen und in eine andere Richtung arbeiten.
Keinesfalls sollte man sich jedoch routinemäßig mit einer simplen „Namensgebung" oder bloß mit einer beschreibenden Definition zufriedengeben, denn das ist mit Sicherheit zu weit weg von jener Position, an welcher man einen folgerichtigen und daher einen effektiven Hebel ansetzen könnte. Wenn man wenigstens den halben Weg der Diagnoseführung geht und zum Beispiel diagnostiziert, dass die Krankheit eine Folge von irgendeiner Vergiftung ist, so kann man wenigstens entgiften, auch wenn man nicht genau weiß, WAS man entgiften soll.

Nach meiner Beobachtung liegt letztlich in dem missverstandenen Wort „Diagnose" der Hauptfaktor dafür, dass die heutige Medizin nicht in der Lage ist, umzudenken. Ein Arzt ist derzeit so unglaublich fest auf die falsche Definition eingeschossen, dass ein Automatismus eintritt: Wenn man einem Arzt gegenüber das Wort „Diagnose" verwendet, dann klickt es sofort auf die übliche Denkweise über, nämlich „was aus dem Katalog der Krankheiten hat der Patient?". Dadurch kommt man natürlich bei chronischen Krankheiten nicht

---

25 Siehe Kapitel A3, wo dieses Wort erklärt wird.

weiter, außer dass sie bestehen bleiben. Das Katalogisieren ist nur bei akuten Erkrankungen brauchbar: Dann handelt es sich eben um Knochenbruch, einen Herzinfarkt, eine Lungenentzündung oder um einen Schlaganfall; man handelt schnell und entschlossen. – Bei einer chronischen Krankheit muss man aber an die individuellen, versteckten Ursachen herankommen, um die Krankheit durch und durch durchschauen zu können. Dafür ist ein einfacher Klick-Klack-Mechanismus im Diagnose-Denken mit Sicherheit unzureichend.

Der Unterschied zwischen einer richtigen und einer scheinbaren Diagnose einer chronischen Krankheit wird im nächsten Kapitel an Hand von Beispielen beleuchtet.

“Ein und dieselbe Krankheit kann gänzlich unterschiedliche Ursachen haben“; „Ein und dieselbe Ursache kann zu gänzlich unterschiedlichen Krankheiten führen“.

Abschnitt A, Kapitel 9 (A9)

Dies sind zwei Regeln, die sich aus allen anderen bisherigen Ausführungen ergeben. Wenn eine chronische Krankheit die unterschiedlichsten Ursachen haben kann, so muss man eben in jedem Einzelfall die Krankheit hinterfragen, um sie zu durchschauen. Hier haben wir also bereits den ersten Teil der obigen Regel kennen gelernt.

Man kann die beiden Lehrsätze auch erst einmal nur so hinnehmen und im Laufe der Abhandlungen beobachten, ob sie stimmen. Wenn man sie so liest, dann könnte man dem Glauben verfallen, dass dies die ganze Sache ungeheuer kompliziert macht, denn wenn jede beliebige Ursache zu jeder beliebigen Krankheit führen kann, wie soll man das jemals in ein System hineinbekommen??!
Sie werden sehen: Es ist viel einfacher, als man denkt. Hier zwei Geschichten zur Illustration:

Ein Mädchen von etwa 12 Jahren war vom Pferd gefallen und danach hatte ihr Daumen nicht aufgehört, weh zu tun. Mehr noch, weitere Fingergelenke seien schrittweise dazu gekommen, und bald auch andere Gelenke. Daraufhin wurde sie zum Facharzt überwiesen; dieser „diagnostizierte“ Polyarthritis, auch aufgrund der Tatsache, dass sich im Blutbild weitere Symptome dieser Erkrankung gezeigt hatten. Weil das Mädchen nicht wusste, was mit ihr los war, führte man es durch die entsprechende Abteilung in einem Krankenhaus, wo ältere Frauen mit verkrüppelten Fingern und Zehen lagen und ihre Infusionen bekamen. Dies verschreckte das Mädchen sehr, und die Mutter war nicht damit einverstanden, das Kind widerspruchslos dieser „Krankheitskarriere" auszusetzen. Irgendwann kamen sie schließlich in meine Ordination. Ich versuchte zu hinterfragen, was vor Beginn der Erkrankung geschehen war, ob es etwa eine Impfung oder eine andere Erkrankung gegeben hätte, aber der Mutter fiel – außer dem Sturz vom Pferd – spontan nichts ein. Ich gab mich damit nicht zufrieden und bat die beiden, weiter über die Zeit davor nachzuforschen.

Beim nächsten Besuch kam die Mutter gleich auf mich zu und erzählte, dass das Mädchen einige Monate davor an einer Darmgrippe erkrankt war und diese mit Antibiotika behandelt worden war. Hier also lag die mögliche Ursache für die „fortschreitende Polyarthritis" des Mädchens. Ich hatte also eine Vermutungsdiagnose, war dem Durchschauen einen Schritt näher gekommen. Also behandelte ich ihren Darm und korrigierte ihre Ernährung.

Nach einer Woche waren die Beschwerden schon deutlich geringer, was mir die Sicherheit gab, dass ich mich auf dem richtigen Diagnosepfad befand. Nach drei Wochen waren die Beschwerden gänzlich weg, und nach acht Monaten waren auch alle Krankheits-Zeichen einer Polyarthritis aus ihrem Blutbild völlig verschwunden. Das Mädchen war gesund.

Wenige Zeit später kam ein Vater mit seinem etwa 12-jährigen Sohn, der dieselbe „Diagnose" vorwies. Ich versuchte auch bei diesem Patienten, mehr über die Zeit davor und über Hintergründe herauszufinden, aber mir gelang es nicht, etwas zu finden, daher musste ich ein paar Sachen versuchen. Damals behandelte ich ihn auch mit einem Magnetfeld-Gerät. Der Bub kümmerte sich nicht viel um seine Krankheit und war ständig mit seinem Computer-Spiel beschäftigt. Da sich sein Zustand nicht veränderte, musste ich ihn befragen und jede Antwort förmlich aus ihm herausquetschen. Ich fragte ihn unter anderem, ob er sich nicht unter dem Magnetfeld wenigstens ein paar Minuten besser fühlte. Aber er sagte: „Nein, wenn das Ding (er meinte das Magnetfeld) über mich drüber fährt, dann geht es mir kurz schlechter, danach ist alles wieder gleich".

Seltsam, schlechter? Sollten Metalle im Spiel sein, die auf das Magnetfeld reagierten? – Also machte ich einen Test auf alle möglichen Schwermetalle und Mineralien und dabei stellte sich zu meinem großen Erstaunen heraus, dass das Blut des Buben zehntausendfach erhöhte Quecksilberwerte aufwies! – Also gab ich ihm Spritzen, die das Quecksilber binden und ausscheiden lassen (DMPS): Nach wenigen Tagen ging es ihm leicht besser, nach einigen Wochen waren die Beschwerden gänzlich verschwunden. Der junge Mann besuchte mich mehrere Jahre später: Er war groß und kräftig geworden und hatte eine Lehre als Schlosser abgeschlossen! Er sagte triumphierend: „Keine Spur von Krankheit", aber ich konnte noch Spuren davon erkennen, nämlich dass er – so wie damals auch schon – seine Ellbogen nicht ganz gerade durchstrecken konnte. Seine Erkrankung hatte nämlich schon etwas länger angedauert, bevor er zu mir gekommen war, so dass sich schon leichte Einschränkungen in der Beweglichkeit eingestellt hatten, an die er sich wohl gewöhnt hatte. Die Spuren waren also geblieben, aber die Krankheit selbst war ausgeheilt.

Sie sehen: Beide Patienten hatten „Polyarthritis" und beide Fälle mussten völlig unterschiedlich behandelt werden. In dem einen Fall war die echte Diagnose: „Falsche Besiedelung der Gedärme nach Antibiotika und ungeeignete Ernährung", im anderen Fall „Quecksilbervergiftung"[26]. Die Therapie ergab sich in logischer Folge („folgerichtig") auf die Diagnose (Anfangs war es nur eine Vermutungsdiagnose gewesen).
Wir ersehen aus diesen beiden Beispielen, was eine heutige „Diagnose" ist und was eine echte Diagnose ist.
Wir ersehen weiters daraus, dass „ein und dieselbe Krankheit" (Polyarthritis) völlig unterschiedliche Ursachen haben kann.

---

26 Es wurde nie klar, woher diese erhöhten Quecksilber-Werte stammten. Seine Eltern und seine Schwester wurden auch darauf untersucht, aber dort war nichts zu finden. Er hatte nicht viele Amalgam-Plomben – wenn auch dies nicht viel aussagt. Sein Vater ließ ihm diese sicherheitshalber entfernen.

Wir ersehen aber auch, dass man an einer Erkrankung (=Erscheinungsform) nur etwas ändern kann, wenn man dahinter blickt, die Konstruktion der Sache durchschaut - mit anderen Worten, eine echte Diagnose durchführt.
Und wir ersehen zuletzt daraus, dass man eine Krankheit dadurch ausheilen kann, indem man die frühere Erkrankung, auf welcher die jetzige beruht, im Nachhinein korrekt behandelt (im Falle des Mädchens). Dies ist ein weiteres Prinzip einer erfolgreichen Heilkunde, wie wir es später in „Axiomen und Regeln“ zusammenfassen werden (am Ende des Buches).

Nun sehen wir uns die Kehrseite an, nämlich den zweiten Lehrsatz in der Überschrift dieses Kapitels **„Ein und dieselbe Ursache kann zu gänzlich unterschiedlichen Krankheiten führen“.**:

Wir haben also beim zweiten Fall gehört, dass eine Quecksilbervergiftung zu einer Polyarthritis führen kann. Aber wir dürfen selbstverständlich nicht daraus schließen, dass jede Quecksilber-Vergiftung automatisch zu Polyarthritis führt.

Vielmehr kann die Quecksilber-Vergiftung Dickdarm-Entzündungen, Hautausschläge und Sehstörungen verursachen, soweit es Erfahrungen mit meinen Patienten betrifft; sicher sind noch sehr viel mehr Erscheinungen möglich. Das Quecksilber behindert den Organismus an irgendeiner Stelle, nämlich an welcher dieser ohnehin eher anfällig ist, daher wird eine Quecksilber-Vergiftung oder –Belastung bei jeder Person unterschiedliche Erscheinungen auslösen.
Um kurz auf das Quecksilber einzugehen: Es gab eine Zeit, in der ich viele Tests bezüglich Quecksilber-Belastung durchführte. Daher bekam ich einen guten Einblick, welche Krankheitsbilder von einer Quecksilberbelastung herrühren können. Durch Quecksilberentgiftungen besserten sich bzw. verschwanden Krankheiten wie Dickdarm-Entzündungen, Mastdarm (Enddarm-)-Entzündungen, Hautausschläge, Sehstörungen, Müdigkeit und unklares, ver-

schwommenes Denken.
Abgesehen von den erwähnten eher eindrücklichen Beispielen sind Krankheiten aber zumeist durch das Zusammenwirken mehrerer Ursachen konstruiert, speziell bei älteren Menschen; selten ist es so klar wie bei den beiden Jugendlichen, und man muss natürlich auch dazu sagen, dass Jugendliche viel schneller genesen und man bei ihnen daher auch viel deutlicher beobachten kann, dass etwas heilt! Aber diese Beispiele ermöglichen es uns, die Zusammenhänge klarer zu sehen.

Eingedenk des zweiten „Lehrsatzes" betrachten wir nun auch den ersten Fall der beiden jugendlichen Polyarthritis-Fälle: Aufgrund ungeeigneter Ernährung und falscher Darmbesiedelung können auch zahllose andere Krankheiten entstehen, von Rheuma (sehr häufig) über Nervenerkrankungen, psychiatrischen Erscheinungen zu Auto-Immun-Krankheiten (bei denen das Abwehrsystem eigenes Körpergewebe angreift). Hier ist zu beachten, dass der erkrankte Darm selbst oft keine augenscheinlichen Symptome zeigt; ein Schulmediziner würde sagen, diese Person habe einen gesunden Darm, aber wir wissen, dass niemand einen gesunden Darm hat, sondern wir gehen davon aus, dass unter der heutigen Belastung von Antibiotika, Haltbarmitteln und schlechter Ernährung (Zucker) die Gedärme bestenfalls halbgesund sind. So kann man sehr leicht übersehen, dass die Krankheit schleichend aus dem Darm kommt[27].
Die beiden obigen Regeln scheinen eine Unzahl von Möglichkeiten zuzulassen. Sie sind zwar aufschlussreich und man sollte sie kennen, aber sie sind bedeutungslos, weil man in jedem Fall ohnehin nur eine richtige Diagnose (durchblicken) durchführen muss, um an der

---

27 Dass Krankheiten in überwiegender Zahl aus dem Darm stammen, ist in jeder traditionellen Heilkunde auf der Welt enthalten. So gesehen ist die heutige Schulmedizin eine ziemlich traditionslose, abgekoppelte neue Sache, die überliefertes Wissen leugnet und meint, jetzt alles besser zu wissen (was chronische Krankheiten anbelangt). Daher sollte man eigentlich mit „traditioneller Medizin" nicht die „Schulmedizin" bezeichnen, was man gerne tut. Chemische Medikamente gibt es noch nicht sehr lange, um sie „traditionell" zu bezeichnen.

Krankheit etwas zu ändern. – Oder man stellt wenigstens eine Vermutungsdiagnose auf, indem man die Patienten befragt, sich seinen Reim daraus macht bzw. den allgemeinen Gesundheitszustand in Richtung Gesundheit bewegt.
Zum Trost: Wenn man aufgrund einer bloßen Vermutungsdiagnose eine Therapie versucht, hat man die Chance, dass sich etwas bewegt; es kann sich verbessern oder verschlechtern. In beiden Fällen hat man sich ein kleines Stück in Richtung besseres Verstehen und Durchschauen (echte Diagnose) bewegt: Wenn es sich verbessert, weiß man, dass man sich auf dem richtigen Weg befindet; wenn es sich verschlechtert, hat man an der Krankheit gerüttelt, und kann aus der Verschlechterung auch einen Schluss ziehen, wie die Krankheit konstruiert ist. Wenn sich nichts bewegt, weiß man wenigstens, dass man in dieser Richtung nicht mehr zu suchen braucht…

Wann „Schulmedizin“, wann Naturheilkunde?

Oder: Eine chronische Krankheit mit akuten Erscheinungen muss meist mit ZWEI UNTERSCHIEDLICHEN Therapieschritten angegangen werden!

Abschnitt A, Kapitel 10 (A10)

Noch eine sehr grundlegende Regel müssen wir uns näher betrachten, nämlich eine, die aus dem Leben kommt. Da Gesundheit, Krankheit, Medizin und Heilkunde zweifellos zum Leben dazu gehören, ist diese allgemeingültige Regel auch in diesen Gebieten anzuwenden. Sie ist sehr grundlegend, elementar und unbekannt.

Diese Regel ist dann zwingend anzuwenden, wenn es einen Bergabweg in irgendeiner Sache gibt, der zu lange angedauert hat und nun in eine Gefahrensituation mündet. Dies ist sehr häufig der Fall, wenn man zum Arzt geht: Man geht zu ihm, weil man deutliche Beschwerden bekommen hat, aber insgeheim sind diese oft auf einen schon länger stattgehabten Bergabverlauf des grundlegenden Gesundheitszustandes zurückzuführen. Es handelt sich dann um eine chronische Krankheit, die ein deutlich merkbares, akutes oder gar gefährliches Stadium erreicht hat.
Beispielsweise wäre das ein akut gewordenes Rheuma, so dass man große Schmerzen hat und nicht mehr schlafen kann; Krebs wäre auch so eine Sache, die langsam entstanden ist und jetzt einen Gefahrenzustand erreicht hat. Auch Multiple Sklerose ist eine chronische Erkrankung, welche akute Zustände (Schübe) aufweisen kann. – Was ist die Formel für solch eine Situation?

Ich denke, dass ich das illustrieren muss. Nehmen wir zuerst ein Beispiel aus dem Leben, sagen wir aus dem Geschäftsleben, und es muss sich um eine „chronische“ Angelegenheit handeln: Eine junge Frau hat ein einst sehr angesehenes und erfolgreiches Geschäft für

Knöpfe und Nähwaren geerbt. Hierorts nennt man das „Kurzwaren". Das Geschäft war anfangs sehr gut gegangen, dann ließ es langsam nach und die Frau kam so recht und schlecht über die Runden (es ging also langsam bergab).
Eines Tages kam eine teure Renovierung der Gebäudes (ich glaube, es war das Dach) auf sie zu, so dass der armen Frau schwindlig wurde, als sie an ihre spärlichen Einkünfte dachte. Sie rechnete kurz und begriff, dass sie das aus dem Ertrag der Firma nie und nimmer bezahlen könnte. Sie stand plötzlich vor einer akuten Situation. Was tun?
Nun, wenn sie nicht weiß, dass man so eine Situation langfristig nur mit ZWEI UNTERSCHIEDLICHEN Handhabungen in Ordnung bringen kann, wird sie scheitern und alles verlieren: Sie muss nämlich

A) die akuten Schulden begleichen und
B) sich DANN den Kopf zerbrechen und Veränderungen durchführen, genug verdienen, damit sie aus der Gesamt-Misere herauskommt und ihr so eine Situation nicht wieder zustoßen kann.

Beispielsweise kann ihr ein Verwandter das Geld vorstrecken, oder sie muss einen Kredit aufnehmen, um das Dach zu decken (Handhabung der akuten Gefahr, Punkt A). Aber sobald das getan ist, darf sie sich nicht zurücklehnen und sich vorgaukeln (lassen), dass alles in Ordnung sei. Sie kann die Schulden nicht abarbeiten, wenn sie auf der bisherigen Basis weitermacht und so etwas Ähnliches kann ihr wieder passieren. Sie muss also erkennen, dass sie so nicht weitermachen kann, sondern sie muss eine wirkungsvolle Veränderung vornehmen, die zurück zu finanzieller „Gesundheit" führt. Das ist alles logisch, nicht wahr?
Ist also erst einmal die „akute Phase" überwunden, beginnt jetzt ihre eigentliche Arbeit: Sie muss nun schleunigst herausfinden, was da falsch gelaufen war und sie muss derartige Veränderungen im Geschäft vornehmen, damit so etwas nie wieder vorkommen kann (B). Sie muss mehr verdienen, um wieder lebensfähig zu werden. Das wäre sozusagen die „chronische" Handhabung. In unserem

Beispiel hat die Frau übersehen, dass die Menschen immer weniger Knöpfe benötigen, dass immer weniger Leute Knöpfe selber annähen, dass niemand mehr Socken stopft, dass man immer mehr Fertigware kauft und dass auf der anderen Seite die Miete, die Telefonkosten und all diese täglichen Ausgaben gestiegen waren, sodass man natürlich so nicht weiterarbeiten kann. Sie wird sich etwas ausdenken müssen, was den neu aufgetretenen Marktbedürfnissen viel eher entspricht. Das tat sie dann auch: Sie stieg auf Änderungsschneiderei um, weil das heute wesentlich mehr verlangt wird, weil es selten angeboten wird und weil sie es kann. Sehr bald war sie vollständig überlaufen und wurde erfolgreich.
Nun, ich denke, dieses Beispiel erscheint ziemlich logisch. Beide Schritte sind notwendig, und beide Schritte sind unterschiedlich und haben unterschiedliche Zielsetzungen. Nur die Anwendung von BEIDEN Maßnahmen führt zum Erfolg.

Die Zielsetzung des ersten Schrittes (die unbedingt notwendige große Ausgabe zu tätigen) hat die Zielsetzung, die ***unmittelbare Gefahr*** abzuwenden. Die Zielsetzung der zweiten Maßnahme ist es, die ***Gesamtsituation*** in Ordnung zu bringen, so dass so etwas Lebensbedrohliches nicht mehr wiederkommt und dass man seine Lebensfähigkeit deutlich ins Plus nach oben bringt. Es ist zu betonen, dass *zuerst* die akute, dann die chronische Handhabe zu erfolgen hat.

Wenn das im Leben wahr ist, so muss es in einem Teilbereich des Lebens, in der Medizin, ebenfalls wahr sein. Das obige Beispiel erscheint uns logisch. Umso verwunderlicher ist es, dass man in einer „Wissenschaft" (die sich natürlich diesbezüglich nur so nennt) noch nicht entdeckt hat, dass man tagtäglich in völliger Selbstüberschätzung einen Fehler begeht, den diese einfache Knopfverkäuferin nicht begehen würde, nämlich nur Punkt A durchzuführen: Sie wird sich nicht Geld ausborgen und dann einfach weiterwurschteln. Man macht diesen Fehler in der Medizin, indem man nur den akuten Teil behandelt, so dass der Patient regelmäßig wiederkommt und man diesen Vorgang immer nur wiederholt. Drehtürmedizin. Die Gründe für diese Gedankenlosigkeit haben wir schon ausführlich behandelt (ausgehend von Kapitel A1 etc.).

Festzuhalten gilt: In der Medizin kommen Patienten mit Durchblutungsstörung, Arthritis, hohem Blutdruck, niedrigem Blutdruck, Multipler Sklerose oder sonst irgendeiner Krankheit zum Arzt oder ins Spital, und man macht nur Handhabung A! Dann lässt man den Patienten nach Hause gehen und sagt ihm: Wenn es wieder schlechter geht, soll er wiederkommen. Man gibt dem Patienten mit der Durchblutungsstörung ein Durchblutungs-Förderungs-Mittel (jeden neuen Tag nur Handhabung A); man gibt dem Patienten mit der Arthritis täglich ein entzündungshemmendes Mittel (jeden neuen Tag nur Handhabung A), man gibt dem hohen Blutdruck ein Blutdruck senkendes Mittel (jeden neuen Tag nur Handhabung A), man gibt dem Mädchen mit dem niedrigen Blutdruck ein Blutdruck steigerndes Mittel (jeden neuen Tag nur Handhabung A) und man gibt der Frau mit der Multiplen Sklerose oder mit Rheuma Kortison, um den Schub zu unterbrechen und lässt sie wieder nach Hause gehen. Man fügt keine Handhabung der Krankheit selbst dazu.

Somit wird einem Patienten klar, dass man die „Schulmedizin" für akute Krankheiten, sowie für den akuten Teil einer chronischen Krankheit gebrauchen kann, nämlich wenn es darum geht, die ***unmittelbare*** Gefahr zu unterbrechen, sofern dies notwendig ist.

Man denkt sich vielleicht: Warum wird das nicht besser gemacht? Die Wissenschaft ist so fortgeschritten, dass man doch auch Lösungen für chronische Krankheiten finden können muss... Was diese wissenschaftlichen Untersuchungen zu den diversen Krankheiten anbelangt, so wird dort nicht geforscht, was dahinter steckt, sondern lediglich welche Medikamente helfen könnten, das Leiden zu lindern. „Zum Glück" hat man den Ärzten die Mühe aus der Hand genommen, sich um die Forschung zu kümmern, das macht jetzt die Pharma-Industrie für uns. Dadurch ist es das Ziel der Forschung geworden, Medikamente zu verkaufen, nicht Gesundheit zu erreichen. Das ist klar.

Wenn wir allerdings heilen wollen, gibt es eine erste und eine zweite Pflicht. Die erste Pflicht erledigt die Schulmedizin zumeist in hervorragender Weise (A). Sie kann lebensgefährliche Situationen retten, sie kann Schmerzen rasch beherrschen, sie kann Tumore entfernen, sie kann Krisen rasch und kompetent meistern – alles im Hinblick auf Punkt A – die Handhabung der akuten Gefährdung! Und die Pharma-Industrie ist in diesem Bereich eine exzellente, große Hilfe.

Es ist also die Faustregel, dass die „Schulmedizin“ mit der Pharma-Industrie für akute Zustände zuständig ist und dass man - im Gegensatz dazu - mit der Heilkunde und folgerichtigem Denken chronische Zustände erfolgreich behandeln kann.

Leider geschieht es wie erwähnt, dass man in den Behandlungen in dieser Phase A stecken bleibt und sie immer wieder wiederholt. Anders betrachtet ist die Pharma-Industrie über das Gebiet hinausgegangen, das ihr zustünde, nämlich nur die AKUTE Handhabung (Punkt A). Sie hat das brachliegende Gebiet der chronischen Krankheiten entdeckt und erobert, und sie schreibt nun vor, dass diese Behandlung A (zum Beispiel entzündungshemmende oder blutdrucksenkende Medikamente) *für immer* einzunehmen seien. Dies geschieht *anstelle* von Handhabung B, und sie hat es für uns zur „Wissenschaft“ erhoben.

Nur wenige Patienten übernehmen hier von sich aus die Initiative, indem sie selbständig nach Lösungen suchen; es sind die auserwählten, die außergewöhnlichen Menschen, die nämlich erkannt haben oder in natürlicher Weise wissen, dass nun eigentlich Handhabung B folgen sollte. Sie suchen dann Ärzte, die ihnen helfen können oder sie machen es alleine, was oft noch besser ist. Nicht dass sie es besser können, sondern weil es noch viel wertvoller ist, wenn sie ihre eigene Initiative, ihre eigene Kreativität, ihren eigenen Erfindungsgeist einbringen. – Denn genau genommen weiß niemand besser, was die Person falsch gemacht hat und was sie ändern muss, als sie selbst. Sie wird nur dann Hilfe brauchen, weil sie sich in Bezug auf das Knowhow am Anfang nicht auskennt, sich vielleicht unsicher fühlt, zu wenig Wissen hat und darin Unterstützung braucht.

So habe ich also Gelegenheit, die Domäne der Schulmedizin und die Domäne der pharmazeutischen Medikamente in positiver Weise hervorzuheben. Nur leider unterliegt auch diese Industrie den Anforderungen des Geschäftslebens, sich stets vergrößern zu wollen/müssen, so dass neue Märkte eröffnet werden müssen. So hat die Pharma-Industrie ihre natürlichen Grenzen überschritten und ist in das Gebiet der chronischen Krankheiten und der Dauerbehandlung von chronischen Krankheiten eingedrungen, in ein Gebiet, das ihr nicht zusteht.

Da aber die Medizin keine Heilkunde mehr ist, hatte sie keine Alternative zu bieten und hat sich diesem Ansturm ergeben, verwendet deren Angebote uneingeschränkt und hat diese Vorgangsweise nun selbst zur „Wissenschaft“ erklärt.

Ich darf noch einmal wiederholend zusammenfassen: Als praktische Anwendung aus dieser Situation ergibt sich für die Patienten die Faustregel, dass die Schulmedizin für akute und gefährliche Zustände zuständig ist, und das in der Reihenfolge zuerst, nämlich um die unmittelbare Gefahr abzuwenden. Die Heilkunde folgt erst danach, um einen länger bestehenden unerwünschten Zustand zur Gesundheit zurückzuführen.
Dies gilt grundsätzlich für alle Krankheiten, außer für Umstände, wo die Heilkunde derzeit noch überfordert ist und keine Gesundheit herbeiführen kann. Dort muss man sich oft noch mit Dauermedikation zufrieden geben; aber dies muss die Medizin in dem stetigen Bewusstsein tun, dass es sich dabei nur um eine temporäre Zwischenlösung – in Ermangelung der richtigen Heilbehandlung - handelt.

Der Patient – Wer ist das?

Abschnitt A, Kapitel 11 (A11)

Selbst mir ist es als Patient passiert, dass ich im Krankenhaus von Ärzten „gemanagt“ werde, ohne gesagt zu bekommen, was wirklich geschieht! So etwas ist sowohl menschlich sehr verwerflich als auch eigentlich illegal. Man mag manchmal einwerfen, dass es nur Kleinigkeiten seien, die man einem nicht sagt, aber dennoch handelt es sich um mangelnde Aufklärung, selbst wenn nur kleinere Details weggelassen werden. Es ist Manipulation!

Ich möchte in diesem Kapitel eine Einteilung vornehmen, die etwas unüblich ist, die ich aber für zweckmäßig erachte; zudem geht sie sehr parallel zu den juristischen Vorgaben, denen wir Ärzte uns gegenübersehen. Die heutige Medizin hat immer mehr Routinemaßnahmen, die sie befolgen „muss“ und kracht gegen die Meinung von Patienten, die dem oft ablehnend gegenüber stehen; dann versuchen die Ärzte Angst zu schüren, die Therapie erzwingen zu wollen oder Befehle zu erteilen, was nicht selten zu einem Bruch führt. Das ist nicht gut. – Was läuft hier falsch?
Es gibt zwei unterschiedliche Dinge: die Person und den Körper. Die Ärzte wollen den Körper behandeln und wenn er schon zugegen ist, wollen sie am liebsten gleich damit anfangen...

Alle bisherigen Abhandlungen haben den Körper und seine „eingebauten“ Mechanismen betroffen. Aber ist das alles, was wir als Ärzte oder Behandler vor uns sehen, wenn wir einen Patienten bekommen? Können wir wirklich gleich darangehen, den Körper zu behandeln? – Würden wir dann nicht etwas Wesentliches übersehen?

Wer kommt zu uns, wenn ein Patient zu uns kommt? – Es kommt eine *Person* zu uns und sie bringt einen Körper mit. Sie ist der Leiter, der Denker der Dirigent des Körpers. Man kann sie nicht sehen oder

tasten, aber sie ist zweifellos vorhanden. Sie hat entschieden, zu Ihnen (dem Therapeuten) zu kommen und sie entscheidet, ob sie Sie sympathisch findet, ob sie Ihre Therapie gut finden oder überhaupt machen wird, usw.
Es erscheint mir wichtig, hier einen Trennstrich zwischen dem Körper und dem Geist („der Person selbst") zu ziehen, wie auch immer man es nennen möchte, selbst wenn man diese Trennung als eine künstliche erachten würde, was man nicht sollte. Vielleicht findet das jemand trivial, aber es ist wert, sich kurz damit zu beschäftigen.
Man könnte dieses Verhältnis zwischen Geist und Körper mit dem Fahrer (Lenker) eines Autos und dem Auto vergleichen. Das Auto wäre der Körper. Es ist der mechanische Teil und wird gelenkt und geleitet – recht oder schlecht. Wenn der Lenker schlecht ausgebildet ist, wird es nicht immer gut gehen. Dazu kommt, dass es dem Lenker auch überlassen bleibt, das Ding zu warten und richtig zu behandeln; dazu müsste man eigentlich in die Lehre gehen „Wie pflege ich meinen Körper, so dass er gesund bleibt". Da man das nicht im Kindergarten oder in der Schule lernt, werden Sie es aus der Lektüre dieses Buches schließen können, selbst wenn ich darüber kein eigenes Kapitel geschrieben habe.

Auf dem Gebiet der Gesundheit sieht sich ein Lenker des Körpers jedoch noch viel mehr Fallen gegenüber als er denkt, denn – zusätzlich zu keiner Ausbildung, wie man einen Körper gesund erhält - erfährt er in dieser modernen medialen Welt (Fernsehen, Zeitungen) genau diejenigen Dinge, welche anderen Leuten dienen, nämlich jenen, die die Botschaften mittels Medien verschicken und meist etwas verkaufen wollen. Hingegen muss er sich die richtigen Daten und Informationen, die für IHN gut sind, *aktiv und selbstständig* und oft *gegen den Widerstand anderer Interessen* suchen!
In dem Thema über das Verhältnis zwischen Geist und Körper haben wir also zwei Themen: 1) „Wie gehe ich mit meinem Körper am sinnvollsten um?" (und es gab bisher keinen Kurs dafür, wie man

einen Körper gesund erhält bzw. gesund macht...), und 2) haben wir die psychosomatischen Krankheiten, also Erkrankungen, wobei die Seele den Körper krank macht, und wo wir Ärzte überfordert sind.

Wie sieht es vom Blickpunkt des Arztes aus? - Wenn der Arzt jemanden behandeln soll, sieht er sich zwar einem Körper gegenüber, aber er ist nicht der Souverän[28] darüber. Was mit einer Person auf gesundheitlicher Ebene passiert, hängt viel zu sehr vom Souverän, also der „Person selbst" ab, als dass der Arzt selbst etwas tun könnte. Nicht nur, ob er seine Medikamente nimmt, sondern ganz andere Dinge: Wie pflegt die Person in ihrem Leben ihre Beziehungen zu anderen Leuten? Wie erfolgreich ist sie im Leben? Hat sie grauenhafte Erlebnisse gehabt, die ihr nachhängen? Hat sie genug Geld, um sich die ärgsten Schwierigkeiten vom Hals zu halten? Hat sie eine intakte Familie, die ihr Rückhalt gibt? Ist die Person selbst ein stabiles Wesen, das weiß, was es will und es durchsetzen kann? Oder ist sie von Meinungen anderer abhängig, leicht beeinflussbar?
Heute kommen noch andere Sachen dazu: Nimmt sie Drogen oder psychiatrische Medikamente, die ihr die Selbstbestimmung nehmen, sie stumpf und weniger flexibel machen, so dass sie ihr Leben nicht bestimmen, umsichtig lenken bzw. verändern kann?

Das sind eigentlich nur wenige aus einem Meer von Fragen. Damit soll zunächst nur einmal zum Ausdruck gebracht werden, dass all die bisherigen Ausführungen über den Körper von begrenztem Wert sind, wenn „von oben her" Störfaktoren auf die körperliche Gesundheit einwirken.
Grundsätzlich kann man sagen: Je vernünftiger eine Person ist und je besser sie drauf ist, umso weniger Störfaktoren kann man erwarten und umso mehr gelten die bisher genannten „körperlichen" Gesetze, die vor diesem Kapitel beschrieben wurden,

---

28 Souverän: unumschränkter Herrscher (Duden)

also die Gesundheitsgesetze des körperlichen Organismus.
Wenn eine Person in geistig-seelischer Hinsicht schlecht beisammen ist, so ist Heilung und Gesundung trotz aller korrekten körperlichen Bemühungen schwer erreichbar bzw. nicht zu erwarten.

Wie können wir das einschätzen? - Auch hier auf der geistigen Ebene stehen wir vor einer „Unendlichkeits-Skala" von „super-gut drauf" bis apathisch und fast tot. Wenn wir diese Skala in der Mitte unterteilen, so bekommen wir in der oberen Hälfte ein Plus und in der unteren Hälfte ein Minus: Oben wird die Person in der Regel über positive Dinge sprechen, andere Menschen eher aufbauen, anderen gegenüber freundlich gesinnt sein, und es ist angenehm, sie um sich zu haben. Das ist leicht zu erkennen. Eine Person im Minus-Bereich verhält sich anders: Sie wird über Negatives sprechen, sie wird kritisieren, wird meckern und sich auf Negatives konzentrieren, wird andere in ihren Lebensräumen einschränken oder ihnen sogar die „Energie aussaugen", bzw. traurig oder weinerlich sein, und es wird eher eine Belastung sein, sie um sich zu haben.
Ein Mensch hat ein gutes, natürliches Gefühl: Wenn man sie gern um sich haben würde, kann man sie oben auf der Skala einordnen, wenn man sie nicht gern um sich haben würde, so kann man sie in der unteren Hälfte einordnen können und wird man sich Schwierigkeiten und keine wirkliche Heilung erwarten können.
Die Person in der oberen Hälfte wird Heilfähigkeit haben, die Person unten eher nicht - manchmal wird sie sogar andere Menschen mit in den eigenen schleichenden Untergang hinunter ziehen.

Dies ist natürlich sehr vereinfacht und unwissenschaftlich, aber doch zumindest nachvollziehbar und anwendbar. Mit dieser einfachen Einteilung kann ein Behandler umgehen und wird seine Behandlungschancen zumindest oberflächlich gut einschätzen können.
Es kann aber auch andersrum sein, nämlich dass eine Person körperlich krank und aus diesem Grunde schlecht drauf ist. Auch das wird man leicht erkennen. Hier ist aber nicht nur eine offenkundige

Erkrankung gemeint, sondern auch Dinge, die die heutige Medizin nicht kennt, wie Vitamin- oder Mineralienmängel, also den Bereich der Halbgesundheit oder der Halbkrankheit. Hier kann es sein, dass eine einfache gesundheitsfördernde Therapie[29] eine Person so weitgehend verändert, dass sie sich rasch erholt und in den oberen Bereich kommt. Man merkt es meistens daran, dass sie eigentlich guten Willens ist, sich aber eher nur dahinschleppt. Diesen Leuten ist sehr leicht zu helfen.

Das Verhältnis und das Zusammenspiel zwischen Geist und Körper hat auch noch eine andere Bedeutung in der Heilkunde. In der Medizin betrachtet man das von einem – wie ich meine – zu negativen Blickpunkt; man nennt es „Placebo" – und das nicht selten mit negativem Beigeschmack[30]. Man denkt, das sei dann „nur eingebildet" und keine echte Therapie. – Aber wenn er gesund wird – was soll daran falsch sein?

Man ist in der Medizin so sehr auf körperliche Therapien fixiert, dass man sozusagen meint, dass nur materielle (mechanische oder chemische) Methoden wahre Methoden sein können, sodass man übersieht, wie wertvoll der geistige Einfluss sein und wie gut man ihn benützen kann, um Gesundheit wieder zu erlangen. Oft genügen freundliche Worte und angenehme Kommunikation und das Vermitteln von Zuversicht, dass alles gut werden wird. Nicht selten ist es Unwissen, was die Person aus der Fassung bringt; deswegen kann es von großer Bedeutung sein, wenn man der Person erklärt, was die Krankheit ist, worauf sie zurückzuführen sein kann und ihr die Chance gibt, selbst etwas zur Gesundung beizutragen. Die richtigen Verbesserungen kann meist ohnehin nur die Person selbst herbeiführen. Der geistige Einfluss kann so groß werden, dass eine Person einfach körperlich gesund wird, ganz ohne eine solche

---

29 Siehe „Basisregeneration"

30 Placebo: Ein Medikament, das einem echten Medikament in Aussehen und Geschmack gleicht, ohne dessen Wirkstoffe zu enthalten (Duden); Herkunft: lat.: „ich werde gefallen", „gefällt mir"; die Wirkung eines „wirkungslosen" Medikaments beruht dann darauf, dass der Patient glaubt, es werde ihn gesund machen!

Behandlung, wenn sie als Person einfach nur freundlich und zuversichtlich behandelt wird.
Einer Person diesbezüglich auf die Sprünge zu helfen, anstatt dass sie nur passiv dasitzen und auf Hilfe der Ärzte hoffen muss, ist eine der Absichten hinter meinem Buch, und wahrscheinlich gibt es keine wertvollere Hilfe als genau das.

Auch eine „psychosomatische Erkrankung“ wird vielfach missverstanden. Sie ist keine eingebildete Krankheit, wie manche Menschen glauben. Nein, sie ist eine tatsächliche körperliche Krankheit von geistiger, seelischer Ursache („psych“ – Geist, Seele / „soma“ – Körper). Krebs ist zum Beispiel nicht selten eine psychosomatische Krankheit, und man kann nicht sagen, dass sie eingebildet sei; sie ist sehr handfest! Ich habe zwei Bücher darüber geschrieben, daher will ich hier nur auf das Grundsätzlichste dazu eingehen, nämlich dass sich die körperlichen Zellen normalerweise selbstverständlich nach dem „Boss“ richten und tun, was die Person befiehlt – sei es bewusst oder unbewusst. Wenn die Person unter einer seelischen Situation leidet und wenn sie deswegen den Gedanken in sich trägt (und somit all ihren Zellen mitteilt!), dass sie verzweifelt ist (auf Zell-Niveau übersetzt: nicht überleben wird), so sind die einzelnen Zellen nicht einverstanden, nun mit dem Organismus sterben zu sollen und sagen sich: „Nun gut, dann wollen wir eben auf eigene Faust überleben!“. Und so bilden sie einen eigenen Organismus (Tumor), der für sich selbst zu überleben versucht. Er verhält sich dann wie ein Parasit, verwendet körperliche Mechanismen für Ernährung und Wachstum und arbeitet schließlich gegen ihn, letztlich indem er ihn auffrisst.
Krebs ist somit eine Abspaltung von Körperzellen, die auf eigene Faust zu überleben versuchen, gar nicht selten und zu keinem geringen Ausmaß aus psychischen Gründen und angetrieben von einem Nicht-Überlebens-Befehl der Person, den die Zellen so nicht hinnehmen möchten, weil dies ihrer grundsätzlichen Zielsetzung zuwiderläuft.
Freilich gibt es auch andere Ursachen für Krebs, speziell versteckte

Entzündungen und chronische Reize, Giftbelastung, falsche Ernährung, Hormone und viele andere Dinge. Aber immer ist es eine Bedrohung des Überlebens, so dass Fortpflanzung auf zellulärer Ebene getriggert wird.

Eine psychosomatische Erkrankung ist also eine geistig verursachte körperliche Krankheit. Auf solche Weise sind viele Krankheiten eigentlich „psychosomatisch“, und sei es nur deswegen, weil sich eine Person auf der vorhin genannten Skala unterhalb der Mitte und sich daher automatisch auf dem Weg zum Untergang befindet. Man stirbt nämlich nicht unmittelbar, sondern man schafft es, mittels Krankheiten langsam zu sterben, manchmal ein Leben lang.

Selbstverständlich wäre zu diesem Thema sehr viel zu sagen, aber ich möchte es bei diesen grundsätzlichen Bemerkungen bewenden lassen. Dies ist ein Buch über körperliche Methoden der Heilung. Es war mir unter diesem Blickpunkt nur wichtig, darauf hinzuweisen, dass unser heilkundliches Wissensgebiet eines ist, das dem geistigen Einfluss der Person sehr deutlich UNTERGEORDNET ist. Der geistige Einfluss der Person ist übergeordnet und daher wesentlich wichtiger, vielfältiger und wirkungsvoller als wir in der Medizin denken, und so ist es das Arzt-Patienten-Verhältnis und das gute Gespräch.

Weil hier also eine übergeordnete Instanz vorhanden ist, ist es daher auch elementar, dass wir Ärzte uns stets an die Person wenden und anerkennen müssen, dass eine körperliche Behandlung in Richtung Gesundheit dann am wirkungsvollsten ist, wenn sich der Arzt an den Patienten (die Person selbst) richtet und der Patient erst dann an seinen eigenen Körper. Es muss Übereinstimmung vorherrschen. Der Patient ist auf keinen Fall zu übergehen, man muss auf Augenhöhe und mit Respekt mit dem Patienten umgehen, er muss auf der Ebene seines Verstehens aufgeklärt werden und der Arzt sollte an der Person nur solche Behandlungen durchführen, welche der Patient mittels seines Verstehens als sinnvoll erkannt hat und sie genau deswegen wünscht.

Dies ist nicht zufällig genau die Formulierung, welche die Juristen von uns verlangen. Sie ist also nicht „nur“ aus rechtlichen Gründen einzuhalten, sondern vielmehr weil sie den tatsächlichen Verhältnissen entsprechen!

Es ist unsere Aufgabe als Ärzte, dem Patienten zunächst auf die Sprünge zu helfen, ihn in Bezug auf seine Gesundheit einzuschulen und ihm schrittweise das Kommando zu übergeben, so dass er selbst seine Gesundheit wiedererlangen kann. Mithilfe der eingebauten Heilfähigkeit wird es ihr gelingen. Das Knowhow, welches er benötigen wird, habe ich hier niedergeschrieben, wenn ich auch zugeben muss, dass es Dinge gibt, die mir nicht bekannt sind und daher möglicherweise fehlen.

Jedoch haben wir ohnehin bereits verinnerlicht, dass das Wissen und Verstehen des Patienten elementar und der erste unabdingbare Schritt ist, wenn Gesundheit wiedererlangt werden soll.

Abschnitt B
Richtlinien für die Praxis

Haben wir nun theoretische Grundlagen besprochen – und ich hoffe, dass Sie interessant für Sie waren – so besprechen wir jetzt ein paar praktische Grundlagen, denen wir sehr häufig begegnen, sodass wir sie zu Regeln machen können.

Ich möchte noch einmal betonen, dass wir in der Folge weiterhin chronische Krankheiten behandeln und dass chronische Krankheiten manchmal auch eine akute Phase haben, die durchaus für gewisse Zeit medikamentös behandelt werden dürfen, nämlich um die unmittelbare Gefahr abzuwenden. Wenn das geschehen ist, kann man zur Heilbehandlung übergehen, worüber in dem folgenden Abschnitt die Rede sein wird.

Dieser Abschnitt B behandelt diverse Elemente und Grundlagen der Gesundheit und der Gesundung. Wie Sie sehen werden, handelt es sich um die Rückführung zur Gesundheit und zu einer gesunden Lebensführung,

Auch hier handelt es sich um die wichtigsten Bausteine, die man als Behandler kennen sollte. Von Fall zu Fall werden unterschiedliche Bausteine notwendig sein. Man muss einfach schauen, welche Bausteine im jeweiligen Fall zielführend sind.
Für den Patienten gilt, dass er die Zusammenhänge gut versteht und dass er mit diesen Bausteinen etwas in der Hand hat, sich selbst zu helfen. Er soll hier nur die Grundlagen kennen lernen und er wird oft weitere Literatur benötigen. Er wird ehrlich zu sich selber sein müssen, denn nicht selten wird er genau das Gegenteil davon machen müssen, was er bisher falsch gemacht hat. Für ihn gilt, dass er kompromisslos zu sich selber sein muss und keine halben Sachen machen oder nur lauwarme Veränderungen vornehmen darf.

Eine kurze Geschichte aus meinem Leben:
Ich war in meiner anfänglichen Zeit einmal im Fernsehen, unter dem Titel „Kräuter statt Tabletten" (oder so ähnlich), im „Klub 2" im ORF. Eine schwere Diskussion zwischen dem Chef der Ärztekammer, dem Chef der Apothekerkammer, einem Journalisten und noch jemandem. Ich stieg gut aus, konnte meine Punkte sammeln und meinen Standpunkt klarmachen. Danach hatte ich viele Anrufe und wurde zu Patienten gerufen.
Dadurch kam ich eines Tages zu einer Frau, die mir aber nur erklären wollte, was sie getan hatte, um gesund zu werden. Zuerst war mir das lästig, denn ich hatte den weiten Weg für nichts gemacht, und Geld kann ich da jetzt auch keines verlangen... Ich dachte, dass ich da nur meine Zeit vertrödle. Aber es gelang mir nicht, sie rasch loszuwerden, denn sie redete drauf los. Sie erzählte mir, dass sie eine schwere rheumatische Erkrankung hatte und dass sie durch die Lektüre und die Anwendung eines Buches nach einem Jahr völlig gesund geworden sei. So kam ich also nicht umhin, mir das alles anzuhören, und ich muss sagen, das war gut so. Denn ich habe etwas gelernt!
Ich habe gelernt, dass eine engagierte Person sich selber heilen kann. Ich habe gelernt, dass ich als Arzt nicht automatisch der Obergescheite bin, und dass nur die Patienten auf den Arzt hören müssen. Sie drehte das alles um, und ich hörte zu. So lernte ich von dem Erfolg einer Patientin. Und ich habe natürlich von der Methode erfahren, wie diese Person sich selbst geheilt hat. Sie hat es nur über die Ernährung gemacht.
Für mich war es somit einer der ersten Schritte, jene Bausteine zu sammeln, die ich hier an Sie weitergeben möchte. Und das natürlich mit dem Mut machenden Hinweis, dass einfache Heilung möglich ist, sowie mit der Hoffnung, dass auch Ihnen so etwas gelingen möge!

Die Therapie vor der Therapie

Abschnitt B/ Kapitel 1 (B1)

Wenn eine chronische Krankheit vorliegt, so muss man als erstes daran denken, dass es eine Linie gibt, unter welcher die Heilfähigkeit eines Patienten so weit untergraben ist, dass keine Selbstheilung möglich ist und diese daher immer weiter absinken würde. Wenn man versucht, eine chronische Krankheit zu behandeln, ohne als erstes die Heilfähigkeit wiederherzustellen, wird man scheitern!

Wenn ein Patient zum Arzt kommt, ist es sehr verlockend (und man lernt nichts Anderes), sofort damit zu beginnen, die Krankheit zu behandeln, mit welcher der Patient zu ihm gekommen ist. Das ist falsch. Zuerst muss man etwas Anderes machen! Auch alternative Therapeuten sind diesem Reflex verfallen und behandeln, ohne zuvor die Heilfähigkeit wiederherzustellen.
Bedenken Sie, dass eine Krankheit nur chronisch werden kann, wenn zuvor die Heilfähigkeit untergraben worden ist. Also muss es der erste Schritt sein, diese wieder aufzurichten. Das ist die Theorie. Aber was bedeutet dies in der Praxis? Wie kommt es zu einer herabgesetzten Heilfähigkeit und zu einer chronischen Krankheit?

Der Patient hat irgendwelche Fehler gemacht (meistens in Bezug auf Ernährung), ist in einen Vitamin- oder Mineralien-Mangel-Zustand geschlittert, hat zumeist seinen Darm geschädigt, hat eine Viruserkrankung mit den üblichen abwehrschwächenden Mitteln behandelt, etc. - und so hat danach der Organismus keine Werkzeuge mehr, um die Gesundheit aufrecht zu erhalten. Dies ist der Knack- und Wendepunkt. Durch ein herabgesetztes oder überwältigtes Reparatursystem wurde einem Bergabgehen der Gesundheit Tür und Tor geöffnet. – Der Patient befindet sich also unter dieser einen gedachten Linie, und Sie müssen ihn als erstes wieder hinauf bringen – egal was er für Krankheiten oder Symptome hat! Schon in meinen früheren Büchern habe ich es „die Therapie vor der Therapie" genannt. Das ist ein guter Ausdruck, denn er erinnert einen daran, dass man etwas zu tun hat, bevor man an die eigentliche Behandlung herangehen darf.

Ich habe auch ein Verfahren entwickelt, das ich meistens gebrauche; ich habe es „Basisregeneration[31]" genannt. Dieser Name soll nun ebenfalls daran erinnern, dass man ganz „grundlegend" etwas in Ordnung bringen muss, bevor man zu behandeln beginnt. Man bildet eine Basis für seine künftige Therapie.

Beginnen Sie also nicht blindlings zu behandeln, denn der Organismus ist in den meisten Fällen unter die Linie geraten, weil der Patient – wissentlich oder unwissentlich - etwas falsch gemacht hat[32]. Das müssen Sie als erstes korrigieren! Wenn Sie das verabsäumen, dann arbeiten Sie ohne die Heilfähigkeit des Organismus, und dann befinden Sie sich in der gleichen aussichtslosen Falle, in der sich auch die chemisch orientierte Medizin befindet, wenn sie chronische Krankheiten behandeln möchte. Aber nur der Organismus kann Gesundheit wiederherstellen, und dazu müssen Sie ihn erst in die Verfassung bringen!

Dieses Prinzip sollte nie vergessen werden. Es zu benützen, ist ohnehin einfacher als man glaubt, als man oftmals nicht viel mehr zu tun braucht, als die Heilfähigkeit wieder herzustellen, speziell bei den banalen Dingen, die den Patienten plagen, wie chronische Infekte, Migräne, Müdigkeit, Erschöpfung und solchen unkomplizierten Sachen. Der Organismus heilt sich mit den korrekten Korrekturen selber aus, ohne dass Sie eine spezifische Therapie für eine Krankheit machen müssen...! Wenn Sie jedoch Patienten an sich

---

31 Genaueres folgt im Kapitel B3, es kommen also noch zwei Kapitel davor.

32 Dies soll nicht als Vorwurf verstanden werden. Aber zumeist ist es so, dass man etwas falsch gemacht hat... „Unwissenheit schützt vor Strafe nicht" - ein Spruch aus dem Römischen Recht, der natürlich auch sonst im Leben zutrifft... - Wenn jemand nicht weiß, wie er in der Wüste überlebt, wird er dafür „bestraft".

binden möchten, so gaukeln Sie ihm Wissen vor, machen es kompliziert, machen keinen Wiederherstellungsschritt, behandeln und behandeln fleißig, so dass sich leichte Verbesserungen ergeben, dann wieder Verschlechterungen, usw. Das ist finanziell sehr ergiebig!
Solche Ärzte oder Therapeuten gibt es, und das hat dazu geführt, dass unser Gebiet der ganzheitlichen Medizin in Verruf gekommen ist! Bitte tun Sie das nicht! Bauen Sie lieber darauf, dass Sie mit der „Therapie vor der Therapie“ schon erfolgreich sind und dass Sie genau deswegen genügend Patienten haben werden.

Wie gehen wir vor?
Wenn man einen Patienten ohne viel Aufwand gesund machen möchte, so befragt man ihn, wie er früher beisammen war, untersucht seine Ernährung, seine Lebensgewohnheiten, seine früheren Erkrankungen und Behandlungen(!), überprüft, ob Zahnherde vorhanden sind, dann findet man unweigerlich einen oder mehrere Faktoren, die zum Untergraben seiner Gesundheit geführt haben. Meistens liegen diese Faktoren bei der Ernährung und einem geschädigten Darm, was in den nächsten Kapiteln besprochen wird. Sollte etwas im Leben des Patienten vorgefallen sein (Firma pleite gegangen, Ehe zerrüttet und geschieden, Mutter gestorben...) oder sollte er eine medizinische Behandlung bekommen haben (Impfung, Antibiotika, Hormonbehandlungen...), oder eine schwere Belastung mit Giften, Schwermetallen oder Radioaktivität vorhanden gewesen sein, so haben Sie es etwas schwerer. Da hilft die Basisregeneration alleine oft nicht mehr. Aber zu dem Zeitpunkt, da ich dies schreibe[33], liegt fast immer eine grobe Verletzung der Ernährung und der Lebensführung oder eine medizinische Behandlung vor, und das kann sehr gut mit der einfachen Basisregeneration behandelt werden. Normalerweise genügt eine „normale“ Lebensführung, welche mittelmäßig genug ist, um einen Bergabweg der Heil-

[33] Es kommen immer mehr Gifte und Strahlungen ins Spiel, so dass in Zukunft Heilung komplizierter werden könnte.

fähigkeit zu verursachen; man braucht daher nicht viel zu suchen, wenn man auf den ersten Blick nichts findet. Es genügt dann einfach nur, den Organismus wieder auf Vordermann zu bekommen. Vergessen Sie auf keinen Fall den Darm, auch wenn dieser keine offensichtlichen Beschwerden verursacht! Die obigen Faktoren bilden die Grundlage dafür, dass die Gesundheit unter die gedachte Linie gerutscht ist, und daher sind auch dies unsere beiden nächsten Themen, was das praktische Vorgehen beim Behandeln eines Patienten (oder sich selbst) anbelangt.

Diese „Basisregeneration" birgt noch einen kleinen aber wichtigen Faktor in sich: Die Förderung der Gesundheit ist der Behandlung von Krankheit übergeordnet!
Dies gilt für den Therapeuten. Was aber bedeutet das für den Patienten, wenn er keine Gelegenheit für eine Behandlung (Basisregeneration) hat? – Er braucht nur mehr Ausdauer. Er muss auf andere Weise Gesundheit in den Körper bringen. Der Arzt ist zumeist genötigt, schnellere Hilfe zu geben. Das erwarten die Patienten von ihm.

Hier ein kurzer Schwank aus dem Leben: Ich habe in meinen Anfängen in meiner Naivität oft lange auf die Patienten eingeredet, dass sie sich so und so ernähren sollen und ihre Lebensgewohnheiten in diese oder jene Richtung korrigieren sollen. Dann sind sie nach Hause gegangen und haben eines von zwei Dingen getan: Entweder sie haben zu Frau/Mann gesagt: „Dieser Doktor spinnt", oder einige wenige haben tatsächlich das gemacht, was ich ihnen gesagt habe. In beiden Fällen sind sie nicht wieder gekommen. Nach einer Weile wurde mir klar, dass ich mein Vorgehen überdenken sollte. Bei den einen bekam ich den Ruf, ein spinnender Körndldoktor zu sein, die anderen wurden gesund und ich habe in beiden Fällen kaum etwas verdient. Ich überlegte: Die meisten Patienten kommen mit der Erwartung zum Arzt, dass dieser etwas für ihn tut. Wenn dieser das nicht tut, sondern ihnen den Ball gleich voll in den Bauch zurück spielt, sind sie irritiert, und meistens

folgen sie ihm nicht. Also habe ich die Basisregeneration entwickelt: Damit bekommt der Patient etwas, das er sich erwartet (eine Behandlung), und sie gibt dem Patienten rasche Hilfe! – Erst dann waren Patienten bereit, auf weitere Schritte zu hören, nämlich weil ihnen zuvor geholfen worden war!
Also, liebe Patienten: Es geht auch ohne Behandlung. Man braucht nur etwas mehr Geduld und mehr Eigeninitiative. Das ist alles! Sie finden all die nötigen Bausteine in diesem Buch.

Zurück zum Thema: Bevor wir die einzelnen Schritte der Basisregeneration besprechen können, sollten wir uns die Ernährung und einige weitere Faktoren ansehen, damit die Bestandteile der Basisregeneration gut verstanden werden können. Hier war es mir nur wichtig, darauf hinzuweisen, dass man bei einer chronischen Krankheit zuerst die Heilfähigkeit aufwecken muss und man nicht gleich zur Behandlung von Krankheit übergehen darf, soweit es den Therapeuten betrifft.

Ernährung

Abschnitt B, Kapitel 2 (B2)

Leider gibt Ihnen dieses Kapitel nur zu einem bestimmten Teil eine straffe Richtlinie bezüglich Ernährung vor, weil unterschiedliche Menschen eine unterschiedliche Ernährung benötigen, und weil es zudem auch noch sein kann, dass jemand zu irgendeinem Zeitpunkt von einem Wechsel der Ernährung profitiert. - Versuchen wir dennoch, System hinein zu bekommen!

Ernährung ist grundsätzlich dazu da, um den Motor gut am Laufen zu halten. In modernerer Zeit ist Ernährung jedoch zum Problem geworden, denn sie ist nicht mehr natürlich. Je mehr man sich von den natürlichen Verhältnissen entfernt, umso eher fungiert die Ernährung als Krankmacher. Das ist schon einmal ein stabiles Datum, aufgrund dessen man die Ernährung einer Person beurteilen sollte. Ich lasse mir in der Praxis immer 4 Tage Essen und Trinken aufschreiben, bevor ein Patient zu mir kommt. Ist die Nahrung natürlich oder besteht sie überwiegend aus Fabriksnahrung? Wie weit weicht sie vom Optimum ab? Enthält sie Zucker?

Um das besser auswerten zu können, sehen wir uns die *ideale* Szene an; wenn man das tut, tritt es deutlicher hervor, wie sehr wir heute abweichend leben; viele Menschen glauben, dass sie sich gesund ernähren, denn sie vergleichen ihre Ernährung mit dem, was andere tun. Das ist nicht gut genug. In der folgenden Skizze sehen wir, wie die Natur es eingerichtet hat: Links sehen wir den chemischen Vorgang, welcher sich in der Pflanze abspielt, indem sie entsteht und wächst. Nämlich baut sich die Pflanze durch a) Sonnenlicht, b) Wasser und c) CO_2 (Kohlendioxyd) aus der Luft auf, so dass sie später zu unserer Ernährung dient. Dabei wird sinnvoller Weise Sauerstoff (O_2) freigesetzt, den wir wiederum zum Atmen brauchen. Man sieht daran bereits, dass dies ein Zusammenleben von Pflanze und Mensch bzw. Tier ergibt: Auf der rechten Seite habe ich abgebildet, wie der menschliche Organismus durch das Essen der Pflanze diesen chemischen Vorgang umdreht und die darin gespeicherte Sonnenenergie wieder freisetzt und benützt. Hierbei wird Sauerstoff eingeatmet und CO_2 wieder freigesetzt:

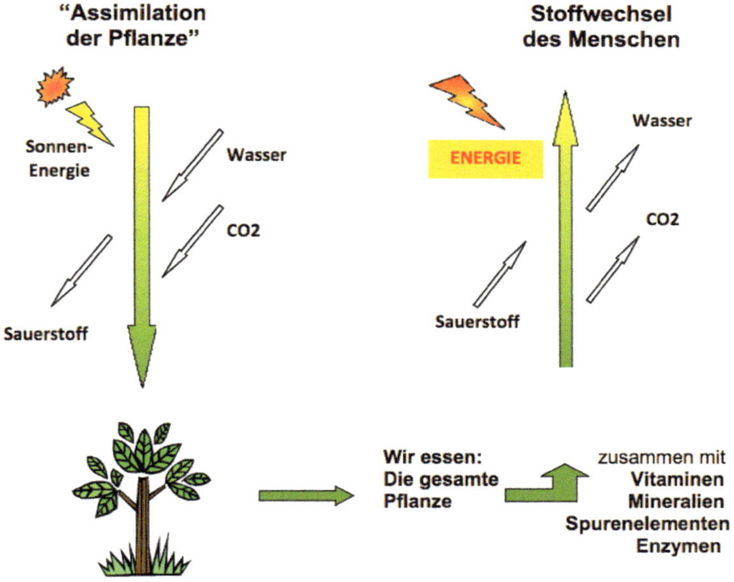

Dies ist also genau der umgekehrte Vorgang. Aber im Menschen kann dieser (auf der rechten Seite) nur dann klaglos ablaufen, wenn die gesunde, natürliche Pflanze gegessen wird, wenn also die dazu nötigen Vitamine, „sekundären Pflanzenstoffe", Enzyme etc. auch tatsächlich vorhanden sind, so wie sie in der Natur automatisch vorkommen bzw. früher vorgekommen sind. - Aber gerade die sind es, die heute mangeln; je mehr wir gegen die ideale natürliche Ernährung verstoßen, umso stärker wird dieser Mangel in uns sein. So haben wir uns in unserer „Zivilisation" die verwirrende Situation einer scheinbaren Überernährung hineinmanövriert, die eigentlich eine Mangelernährung ist. Dieses Ungleichgewicht ist stärker als man glaubt, aber man bemerkt es nicht gleich, sondern es wirkt sich erst über die Jahre und zwar in Form von chronischen Krankheiten aus, den sogenannten Zivilisationskrankheiten. Diese sind vorwiegend auf „nicht artgerechte Ernährung" zurückzuführen.

An dieser Stelle ist es für Sie vielleicht hilfreich, wenn ich Ihnen meine ganz persönliche Erfahrung schildere, als ich eine sehr natürliche Ernährungsform kennen lernte und sie an mir selbst ausprobierte. Ich vollführte diesen Wechsel abrupt, sodass es für mich sehr augenscheinlich wurde, welche Veränderungen er hervorrief. Die geschilderte Ernährungsform kommt sehr nahe an die „ideale Ernährung" heran, die ich Ihnen ja empfehle, wenn Sie sich von einer chronischen Krankheit befreien möchten. Auch ist es ungefähr das, was die obige Skizze auf der rechten Seite darstellen soll. Ich hatte mich bis dahin „normal" ernährt, und nun sollte ich durch einen raschen Wechsel der Ernährung den Unterschied sehr deutlich bemerken. Daran möchte ich Sie teilhaben lassen.

Ich hatte Ihnen am Anfang erzählt, dass ich meine ersten entscheidenden Erkenntnisse über die Heilkunde bei Dr. Prinz in Arolsen bei Kassel gemacht hatte. Bei ihm war ich zweimal jeweils 14 Tage gewesen. Aber ich hatte das große Glück und die Ehre, auch zu Dr. Franz Morell fahren zu dürfen, um zu lernen. Dieser legte mir unter anderem dringend nahe, alles über die Schnitzer-Kost und die Ernährung nach Dr. M.O. Bruker zu erfahren und das nächste Seminar von Dr. Schnitzer (der Zahnarzt war) zu besuchen. Dieses fand in St. Moritz statt; es sollte eine Woche dauern und es war im Winter. Also plünderte ich mein Konto, buchte ein Zimmer im Kulm-Hotel in St. Moritz, packte meine Schier aus und fuhr mit meinem Studenten-Auto hin. Dort parkte ich mich zwischen einem dicken Mercedes und einem Bentley ein und tat einfach einmal so, als gehörte ich dazu... Die anderen Teilnehmer waren praktizierende Ärzte, für die es anscheinend normal war, in so einem teuren Hotel

zu residieren, oder sie taten auch nur so.
Das Seminar war so gestaltet, dass man nur die Schnitzer-Kost zu essen bekam. Sie bestand zu 100 Prozent aus pflanzlicher und 80 Prozent aus Rohkost, prinzipiell aus Getreide, Wurzeln und Blättern. Diese Umstellung war für mich sehr schwer, ich musste zumindest eine Portion nachbestellen, damit ich halbwegs satt wurde.
Aber das Ganze war auch zum Genießen: Am Vormittag gab es all die Theorie und am Nachmittag gingen wir Schifahren. Der Mittwoch war überhaupt frei. Also ließ ich es mir gut gehen. Die Abfahrt vom Corvatsch herunter war mein allerschönstes Schi-Erlebnis, das ich je hatte!

Am Anfang bemerkte ich ganz nebenbei, dass ich dauernd auf die Toilette musste, weil meine Harnblase immer rasch gefüllt war. Das erstaunte mich, denn ich trank überhaupt nicht viel, sodass ich mir zunächst keinen Reim daraus machen konnte, wieso ich so viel Harn produzierte. Ich war auch schon früher in größerer Höhe Schi gefahren, davon konnte es also nicht sein.
Das nächste, was ich bemerkte, war, dass ich keinen Muskelkater bekam! Ich war seit zwei, drei Jahren nicht Schi gefahren und hatte kaum Sport betrieben, da musste man doch beim ersten Mal einen Muskelkater bekommen! Aber nein, nicht nach dem ersten Tag und auch nicht an den darauffolgenden Tagen, kein bisschen. Dabei befanden wir uns mindestens bei 1500 Meter über dem Meeresspiegel, und was den Corvatsch betraf, war dieser 3.400 Meter hoch!!
So erfuhr ich sehr drastisch am eigenen Leib, was es bedeutet, wenn man sich nahe am Ideal ernährt, wobei anstelle von Schlacken als Endprodukt des Stoffwechsels das Gegenteil entsteht, nämlich Wasser, dem idealen Lösungsmittel, sodass ich ohne viel Trinken sehr viel Harn als „Abfall" produzierte. Dies können wir in der obigen Skizze auf der rechten Seite sehen, nämlich dass der „Abfall" des korrekten Stoffwechsels aus sauberem Wasser besteht. Es ist sozusagen das Wasser, mit welchen man die Pflanzen gießt (links auf der Skizze). Es fallen also idealerweise überhaupt keine Schlacken

an, sondern im Gegenteil: Es fällt genau das Lösungsmittel Wasser an, welches dazu dient, Schlacken (die es bei diesem idealen Stoffwechsel gar nicht gibt) in sich aufzunehmen und zur Ausscheidung zu bringen[34]! Dies war mir damals alles nicht sofort klar gewesen; erst im weiteren Verlauf, als ich die Dinge Schritt für Schritt durchschaute und mir zusammenreimte ergab sich das abgerundete Bild.

Ein Stück weg vom Ideal:
Grundsätzlich ist also eine natürliche Ernährung die beste Voraussetzung, um gesund zu bleiben, im Idealfall auch ein Mittel, sich aus Krankheit den Weg zurück zur Gesundheit zu bahnen.
Man muss nicht gleich auf den „normalen" Durchschnitt zurückfallen, den ich jetzt beschreiben werde, sondern man wird sich gutes Gemüse und natürlich gehaltenes Fleisch oder Eier, etc. besorgen können.

Weiter weg vom Ideal:
Heute ist es schwer, sich so das Ideal anzutun, oder man wird sogar nachlässig bei gehaltvollem natürlichem Essen werden, speziell wenn man berufstätig ist und man nicht durch Krankheit dazu gezwungen wird. Wir müssen erkennen, dass wir im Alltag oft Kompromisse machen müssen. Das Gemüse wird schnell gezüchtet, es ist künstlich gedüngt (mineralarm), hat einen weiten Weg zum Konsumenten, ist gehaltarm und wird zudem oft zerkocht und überdies zu wenig konsumiert. Das Fleisch stammt von schlecht ernährten Tieren, die kaum Bewegung machen, oft mittels Hormonen und unnatürlicher Nahrung zum raschen Wachstum gehalten und mit Antibiotika und anderen Hilfsmitteln vorm Sterben bewahrt werden. Zusätzlich muss man sagen, dass auch allerlei Chemikalien als Haltbarmittel, Farbstoffe und Geschmacks-Korrigierer beigefügt werden, um uns zu täuschen. Diese sind

---

34 Das wird noch einmal im Kapitel „Ablagerungskrankheiten" angesprochen, denn wenn zu viele Schlacken anfallen, lagern sich diese ab und verursachen Krankheiten.

insofern nicht als Gifte deklariert, weil sie uns nicht sofort umbringen. Wir wissen jedoch nicht, wie sehr sie sich bei längerdauerndem Konsum an der Entwicklung unserer Zivilisationskrankheiten beteiligen[35]; wenn wir voraussetzen, dass nur natürliche Verhältnisse auf die Dauer unsere Gesundheit garantieren können, so müssen wir leider davon ausgehen, dass es so auf keinen Fall mehr gesund ist, wie wir uns durchschnittlich ernähren, selbst wenn wir uns halbwegs darum bemühen. Daher werden wir zusätzlich zu einer modernen, nicht mehr gesunden Ernährung Vitaminpräparate als „Nahrungsergänzung" und sonst auch noch ein paar Vorsichtsmaßnahmen benötigen, die wir noch besprechen werden; auch wenn wir dadurch trotzdem noch weit vom Ideal entfernt bleiben werden. Das ist der Kompromiss.

Jemand, der sich in extremer Weise, also mehr oder weniger ideal ernähren möchte, um sich selbst zur Gesundheit zurückzuführen, sollte es dennoch versuchen. Das sollte funktionieren, sofern der Darm in Ordnung ist. Wenn nicht – was heute meist der Fall ist – kann man manchmal leider nicht wie früher oder wie ich als junger Mensch im obigen Beispiel an die Sache herangehen. Dies drückt sich dadurch aus, dass man die Rohkost nicht verträgt, Blähungen oder gar Schmerzen bekommt. In diesem Fall muss manchmal zuerst der Darm zumindest halbwegs in Ordnung gebracht werden. Dies wir in der Folge und in den nächsten Kapiteln angesprochen.

Die Ernährung ist eine sehr individuelle Angelegenheit, hat sehr viele Variationen, ist nicht nur von Patient zu Patient unterschiedlich, sondern auch je nach Situation und nach Lebensalter. Einige sind mit Recht Fleischesser, für andere ist es richtig, Vegetarier zu sein, für einige Rohkost, für andere nichts Rohes..., etc. Also kann ich hier nicht auf individuelle Situationen eingehen und

35 Diese Substanzen sind zum Großteil auch für die Darmbakterien schädlich, was eine gesenkte Abwehr verursacht und auf längere Sicht chronischen Krankheiten Vorschub leistet.

einen Leser zur Gesundung führen, sondern kann nur prinzipiell raten bzw. für diverse Situationen Bemerkungen abgeben. Für Patienten gilt hier, dass man sich selbst fortbilden und seinen eigenen Weg finden muss! Bücher gibt es genug, man muss nur in der Menge an Literatur das Geeignete finden.

Wenn man bemerkt hat, dass man etwas nicht gut verträgt oder Magen-Darm-Beschwerden hat, so muss man daran denken, dass der Darm nicht gesund ist (siehe nächstes Kapitel, B3). In dieser Situation empfiehlt es sich zunächst, die „Hay´sche Trennkost" anzuwenden. Diese besteht daraus, a) Kohlenhydrate von Eiweiß zu trennen (nicht gemeinsam konsumieren) und b) „viermal so viel[36]" Gemüse oder Salate zu essen als etwas anderes. Wenn Rohkost nicht vertragen wird, dann nur gedünstetes Gemüse. Bitte kaufen Sie sich Bücher darüber, lassen Sie sich führen und picken Sie sich das für Sie Wertvolle heraus!
Wenn man diesem Rat folgt, so hat man den Vorteil, dass sich der Darm bei der Verdauung viel leichter tut, wenn man nicht alles zusammenmischt, und man sich des Weiteren leichter tut, Nahrungselemente herauszufiltern, die man nicht einwandfrei verträgt: Wenn man nicht viel mischt, kann man es leichter erkennen. Wahrscheinlich wird man danach auch die Rohkost besser vertragen.

Wenn man schwerere Krankheiten wie Rheuma, Allergien, Auto-Immun-Erkrankungen, Verkalkung oder Stoffwechselerkrankungen mittels Ernährung behandeln möchte, so muss man doch ziemlich extrem werden. Man kann mit der Hay´schen Trennkost allerdings beginnen, was einfach ist, um den Darm zu besänftigen oder zu heilen und um durch diese neue Ordnung leichter herauszufinden, was man weglassen sollte oder in welche Richtung man sich weiter bewegen soll; da gibt es nämlich deutliche Unterschiede:
Ich habe in meiner Laufbahn viele Jahre lang auch bei Patienten sehr

---

36 So steht es im Original von Dr. Hay

gute Erfahrungen mit der „Schnitzer Kost“ bzw. der Ernährung nach Dr. M.O. Bruker gemacht. Das ist eine vegetarische Rohkost mit den drei Elementen Getreide, Wurzel- und Blattgemüse, wie ich schon beschrieben habe. – Ich muss jedoch einschränken, dass dies nicht von vornherein für jedermann geeignet war und möglicherweise in letzter Zeit immer weniger geeignet ist, weil es sein kann, dass das moderne Getreide Schwierigkeiten verursacht und/oder zu viele der heutigen Gedärme nichts Rohes vertragen und speziell kein rohes Getreide. Sollte dies der Fall sein, so hat man früher mit Getreide-Suppen begonnen, um sich in diese Kost hinein zu schleichen.
Aber dieses Vorgehen kann ich jetzt nicht mehr rückhaltlos unterstützen, jedenfalls nicht mit Weizen! Wahrscheinlich hat man das Getreide in den letzten 50 Jahren durch Züchtungen so sehr verändert, dass es immer mehr Leute gibt, die Unverträglichkeiten dagegen entwickelt haben. Es kann auch sein, dass man es mit dem Getreide als „Grundnahrungsmittel“ übertrieben hat, denn es ist von alters her nie ein Grundnahrungsmittel gewesen, genauso wie die Milch nie ein Grundnahrungsmittel für den Menschen war, nur bei den Hunnen geht das auf eine längere Zeitspanne zurück. Wenn man zu lange den gleichen Fehler begeht, auch wenn er anfangs nur minimal ist, so summiert sich das schließlich und wird krankmachend. Speziell das Gluten (Klebstoff im Getreide) macht mehr und mehr Leuten zu schaffen, so dass dann nur mehr der Ausweg zu einer Urkost bleibt:

Dies ist das andere Extrem - womit man allerdings ebenfalls ganze Krankheiten ausmerzen kann. Die althergebrachte Ernährungsweise unserer Vorfahren war die Kost von Jägern und Sammlern. Sie steckt sozusagen als Urkost[37] in uns drinnen und ist daher als Heilkost verwendbar (Fett, Fleisch, Beeren und wildes Gemüse; fast keine Kohlenhydrate!). Im Gegensatz dazu steht die obige Getreide- und Gemüse-Kost: Sie wäre die Grundnahrung für die sesshaft gewordenen Bauern, welche ebenso „in uns drinnen steckt“,

37 Bitte einschlägige Bücher lesen, z. B. „Nahrung als Medizin“ von Dr. Markus Stark

allerdings nicht in allen von uns und vor allem fand diese Umstellung auf Getreide und gezüchtetes Gemüse erst vor etwa 10.000 Jahren statt. Ein guter Anhaltspunkt, welcher für die Urkost spricht, ist der, dass auf die Elemente dieser Ernährungs-Bestandteile die wenigsten Allergien vorkommen und man sie vom Darm her am leichtesten verträgt.

Auch ist es interessant, dass eine Krebsdiät aus einer extremen Urkost besteht (ketogene Ernährung, siehe dort), denn der Überkonsum an Kohlenhydraten und das modern gewordene Meiden von Fett sind Antreiber von Krebswachstum. Allerdings bestand die Urkost auch aus Darben, also man hatte wenig zu essen und musste große Anstrengungen aufwenden, um an Nahrung heran zu kommen. Es war also auch ein gewisser Mangel (an gesunder Nahrung), was ein nicht zu übersehender gesundheitlicher Faktor war, quasi in Richtung Fasten. Wenn man also diese natürlichen, althergebrachten Ernährungsformen betrachtet, so gehört dazu, dass sie früher in einer Lebensführung eingebettet waren, wo man sich nicht überessen hat und wo sehr viel körperliche Anstrengung und auch hungern im Leben der Menschen mit einbezogen war. So etwas kann man durchaus nachahmen.

Wenn man in der Praxis an eine Heilung von schwereren Krankheiten herangehen will, muss man beachten, dass man genau diejenigen Fehler, die man gemacht hat, ausmerzen und ins Gegenteil verwandeln muss. In der heutigen Zeit sind es meistens der Zucker und das Getreide (Weizen), weil diese die vorwiegende Menge unserer unnatürlichen „Zivilisationskost“ ausmacht.

Ob es „nur“ ums Gesundbleiben geht oder um das Gesundwerden nach Krankheit, so sollte man sich als Patient auf jeden Fall vor Augen führen, was man isst und inwieweit sich das von einer *idealen* natürlichen Ernährung unterscheidet. Man muss sich das Idealbild einer korrekten, natürlichen Ernährung vergegenwärtigen, um seine eigenen Abweichungen gut beurteilen zu können; so kann man ermessen, wie weit man sich vom Ideal entfernt hat. Man vergleicht also das, was man selber zu sich nimmt, natürlich *nicht* damit, was die anderen essen oder was üblich ist, sondern man setzt es mit dem Idealbild einer komplett natürlichen Ernährung in Vergleich. Wenn man das tut, wird einem schnell klar, wogegen man verstößt, und es kann einem so schön langsam der Verdacht aufsteigen, dass ein Organismus unter solchen Umständen nicht auf Dauer gesund bleiben kann!

In diesen modernen Zeiten stimmt die Ernährung fast nie und bildet einen entscheidenden Faktor im Absinken des Gesundheitszustandes einer Person.

Damit einher geht auch der Gesundheitszustand des Darmes. Man möge zusätzlich bedenken, dass es heute – abgesehen von anderen Umweltgiften - einen zu häufigen Einsatz von Antibiotika und Konservierungsmitteln gibt, welche das Darmmilieu stören und so das gesamte Milieu beeinträchtigen – was einen weiteren Schritt weg von der Gesundheit bedeutet.

Der zuvor angesprochene Kompromiss sieht so aus, dass man viel nicht zerkochtes Gemüse aus natürlichem Anbau konsumieren sollte, wenn möglich mit einem recht hohen Rohkost-Anteil. Ob und wieviel Fleisch oder Fisch (tierisches Eiweiß) jemand braucht, muss jeder selbst erkennen, es ist jedoch meist nicht extrem viel notwendig. Es sind nämlich zwar im Körper gute Möglichkeiten vorhanden, um Fett zu speichern, auch Kohlenhydrate werden zum Speichern in Fett umgewandelt, aber es ist keinen Speicher für (tierisches) Eiweiß vorgesehen[38]. Es muss sich also anderswo ablagern, wie in Blutgefäß-Wänden[39] oder Gelenken[40] oder Binde-

38 Es gibt auch in Pflanzen Eiweiß (Protein), aber nur mit tierischem Eiweiß kann man eine Überernährung an Proteinen bekommen.
39 In diesem Fall: Neigung zu Arteriosklerose.
40 In diesem Fall: Neigung zu Gicht und ähnlichen leicht entzündlichen Arthrosen.

gewebe[41]. Die „Fleischesser“ in der Steinzeit haben nicht gevöllert sondern eher gedarbt und haben sehr viel Bewegung gemacht. Wenn man eher ein Fleischesser ist, dann sollte man das auch bedenken und sehr viel Bewegung machen. Kohlehydrate sind eher einzuschränken, Fette werden zu Unrecht verdammt, wahrscheinlich um die Konsumenten zu verwirren und falsche Informationen zu streuen, damit man Gesundheit verhindern und Medikamente verkaufen kann; oder es war das simple Denken schuld, dass man denkt, vom Fett-Essen fett zu werden oder weil man mit tierischen Fetten das so verteufelte Cholesterin zu sich nimmt... Sei es wie es sei: Dick und krank wird man nicht von Fett sondern von den (leeren) Kohlenhydraten!

Erhöhtes Cholesterin ist ein Anzeichen von Fehlernährung (Zucker und Kohlenhydraten), sowie einem verbesserungsfähigen Darmsystem und einer deswegen nicht gesunden Leber. Lassen Sie sich nichts anderes einreden, erhöhtes Cholesterin ist ein Zeichen, dass sich der Stoffwechsel (in der Leber) in Schräglage befindet, und es handelt sich auch hier um keine Medikamentenmangel-Erkrankung!
Wenn Sie Fett zum Braten brauchen, nehmen Sie bitte Kokosfett oder Ghee (reines Butterfett, befreit von Eiweiß-Resten), jedenfalls kein Pflanzenöl.
Praktisch gesehen - weil eine ideale Ernährung heute ohnehin nicht mehr wirklich möglich ist - halte ich es daher für wesentlich, dass man Nahrungsergänzung zuführt, um Mängeln vorzubeugen oder sie auszugleichen, was bald besprochen werden wird.

In diesem Kapitel über Ernährung habe ich nur die allgemeinen wichtigen Faktoren angesprochen. Natürlich habe ich vieles ausgelassen bzw. nur kurz erwähnt, was vielleicht für jemanden wichtig wäre oder was jemand sucht. Ich ersuche Sie daher, Bücher über Ernährung zu lesen und selbst herauszufinden, was auf Sie zutrifft!
Es gibt viele Bücher, die behaupten, was die richtige Ernährung sei.

---

41 In diesem Fall: Neigung zu Rheuma und anderen „Auto-Immun-Krankheiten“.

Das mag aus EINEM Blickpunkt stimmen, aber nach meiner Erfahrung gilt nichts für jeden gleich; daher werden stets die eigene Beurteilung und die jeweilige persönliche Erfahrung, die man mit dem eigenen Körper macht, notwendig sein, um den richtigen Weg zu finden.
Was das Richtige für einen Patienten im jeweils gegenwärtigen Zustand ist, kann nur er selbst herausfinden. Auch ich habe meinen Patienten immer nur anfänglichen Rat gegeben und den Rahmen abgesteckt; die Feinarbeit musste der Patient selber übernehmen, das war am erfolgreichsten. Scheinbar widersprüchliche Literatur ergibt sich daraus, dass es viele Wahrheiten auf diesem Gebiet gibt, die aber nicht allgemein gültig sind.

Die heutige Propaganda, dass Fette schlecht seien und der Hauptanteil der Nahrung aus Kohlenhydraten – und noch dazu aus bearbeiteten – bestehen sollen, ist sicher krankheitsfördernd; man erkennt es an den steigenden Statistiken der chronischen Erkrankungen: Der Ernährungssektor liegt im Argen! - Argwöhnische Leute, die an Verfolgungswahn erkrankt sind (so wie ich), könnten auf die Idee kommen, dass diese Tendenz kein Zufall sei.

Halten Sie sich also an vernünftige, durchdachte und selbst gemachte Richtlinien, was die Ernährung betrifft, und kennen Sie bitte die Gesetze eines gesunden Darmes!
Noch etwas: Auch zeitweises Nicht-Essen oder sogar Fastenzeiten gehören zum Essen dazu, wenn man gesund bleiben möchte.

Die Liebe geht zwar durch den Magen, aber die Krankheit kommt aus dem Darm...

Abschnitt B, Kapitel 3 (B3)

Ich widme hier dem Darm deswegen ein eigenes zentrales Kapitel, weil viele Erkrankungen, die auf völlig anderen Gebieten auftreten und in anderen Körperteilen Beschwerden verursachen, im Darm verursacht werden, die dann überhaupt nicht mit diesem in Verbindung gebracht werden. Man geht zum Gynäkologen, Urologen, Internisten, Chirurgen, Orthopäden, Hals-Nasen-Ohren-Arzt..., etc. Aber der Darm und seine Halbkrankheit fallen nie in dessen Gebiet oder das Gebiet irgendeines anderen Arztes! Ich verweise auf das Kapitel „Diagnose“: Man könnte in diesem Sinne sagen, dass „Darm ist krank“ viel eher einer echten Diagnose entspricht als die vielen Namen von Krankheiten, welche die heutige Medizin bereithält, sie „Diagnosen“ nennt und nicht heilen kann, weil sie den Darm übersieht.
Bei der weiteren Besprechung der einzelnen Krankheiten werde ich des Öfteren auf dieses Kapitel verweisen müssen, nämlich dass die entsprechende Krankheit im Darm entstanden sein mag.

Geschichtlich gesehen glaube ich, dass es kein naturheilkundlicher Arzt in der Historie unserer Medizin verabsäumt hat, diese Regel zu bekräftigen. Sie geht angeblich sogar auf Hippokrates zurück, den ersten naturheilkundlichen Arzt, auf den sich sogar die Schulmediziner stets berufen, auch wenn sie ihn nicht mehr verstehen. Auch er soll gesagt haben: Die meisten Krankheiten werden im Darm gemacht.

Es ist eine althergebrachte Faustregel: Krankheiten werden fast immer im Darm gemacht, und ich glaube, dass dies heute noch wahrer ist als es bisher wahr war, weil die Gedärme der heutigen Menschen schlechter dran sind als sie es früher waren!
Ich möchte Ihre Aufmerksamkeit darauf lenken, dass die Zeiten

vorbei sind, wo man nur in den Tag hineinleben und meinen kann, man würde automatisch gesund bleiben. Das glauben Kinder und Jugendliche, die sich von Cola und Junk Food ernähren. Sie sind schlecht ernährt, und sie machen ihren Darm kaputt. So gesehen ist dann jeder an seinen später auftretenden Krankheiten selber schuld, und sei es nur deswegen, weil er es nicht besser wusste oder weil er dachte, er bräuchte sich nicht darum zu kümmern oder er bräuchte nicht auf die blöden Eltern zu hören.
Außerdem sollte man beachten, dass man nicht automatisch alles glauben und sich nicht danach richten darf, was einem in der Verwirrung der heutigen Zeit durch Fernsehen und Werbung angeboten wird: Dort wird einem angeboten, was Anderen dient!

Diese alte naturmedizinische Faustregel, dass eine Krankheit im Darm entsteht, muss auch in der modernen Arzt-Praxis gelten, möglicherweise mehr denn je! Wenn Sie als Patient mit irgendwelchen Beschwerden zum Arzt gegangen sind und er nichts finden konnte (er hat vielleicht sogar zu Ihnen gesagt „Sie sind gesund"), so ist die Wahrscheinlichkeit groß, dass sich Ihr Darm sehr weit von der Gesundheit entfernt hat und andere Körperteile oder gar der gesamte Organismus darunter leidet.

Das kommt natürlich von einer schlechten oder unpassenden Ernährung, zusammen mit einem halbkranken Darmmilieu aus zusätzlichen Gründen wie Antibiotika-Gebrauch und den vielen anderen bakterienfeindlichen Substanzen in der modernen Industrie-Nahrung (Konservierungsmittel), welche das Darmmilieu schädigen.

Etwas hinterhältig ist der Umstand, dass der Darm viel aushält und selbst zumeist keine schweren Probleme macht. Nicht selten ist es so, dass die Darm-Beschwerden überhaupt nicht im Vordergrund stehen; nur wenn man es hinterfragt, so kommen manchmal einige Symptome von Seiten des Darmes zum Vorschein, wie Darmträgheit, wechselnde Stühle, Blähungen, Unwohlgefühl im Bauch, eine leichte Gastritis[42], etc. – was aber oft gar nicht schwerwiegend ist oder einer Person gar nicht auffällt, denn das gehört quasi schon zu ihrem Leben dazu. Jedenfalls kommt sie deswegen nicht zum Arzt, sie tut dies lediglich wegen Rheuma oder anderen Folgeerscheinungen dieser Halbkrankheit des Darmes, welche sich nämlich als Folge an anderen Stellen des Körpers äußert.

Schulmedizinisch wird der Darm insofern untersucht, als man wiederum irrigerweise nur zwischen „krank“ und „gesund“ unterscheidet: Man sucht etwa nach Krebs oder Zöliakie (Unverträglichkeit auf ein bestimmtes Getreide-Eiweiß, dem Gluten) oder einer der sonstigen katalogisierten akuten Erkrankungen; aber wenn kein Tumor oder Derartiges vorliegt, hakt man es ab und der Darm des Patienten wird fälschlicherweise als gesund bezeichnet. Das ist gemäß Kapitel A1 dieses Buches falsch, denn alles befindet sich auf einer Gradienten-Skala[43], nämlich niemand – und auch kein Darm - ist völlig gesund, sondern alles befindet sich irgendwo ZWISCHEN „gesund“ und „völlig krank“; zumeist sind die Gedärme heutzutage mindestens halbgesund wenn nicht halbkrank, davon können Sie ausgehen.

Das Prinzip:
Ein halbkranker Darm ist leicht entzündet, hat geschädigte Verdauungszotten und wird für unverarbeitete Substanzen durchlässig[44]. Diese Giftstoffe können so in den Organismus gelangen, was Reaktionen auslöst und zu „Krankheiten“ führt[45]. Alle möglichen

---

42 Gastritis: Magenentzündung, nicht selten ein Anzeichen von strapaziertem, halbgesundem Darm.

43 Siehe Kapitel A3, wo dieses Wort erklärt wird.

44 Wird auch „leaky gut“ genannt; übersetzt: „durchlässiger Darm“. Man wird den Begriff im Internet finden, derzeit existiert er in schulmedizinischen Kreisen noch nicht.

45 Krankheiten sind zumeist grundsätzlich ***Reaktionen des Organismus*** auf Schädigungen, das sollte man stets bedenken, siehe Kapitel A7; sie sind jedenfalls keine Medikamentenmangelzustände.

Symptome können davon herrühren. Vieles, was in der Kindheit nicht da war, sondern im Laufe des Lebens entstanden ist, kann man dem kranken Darm als Ursache zuschreiben. Diese Darmschädigung ist wie ein gemeinsamer Nenner für Krankheiten - vielleicht für fast all das, was hinter den vielen Symptomen steckt, welche man gemeinhin Krankheiten nennt und die heutige medizinische Schule als „Diagnosen" missinterpretiert:

Fangen wir bei den Erscheinungen des Darmes selbst an: Viele Leute haben „Laktose-Intoleranz", „Fruktose-Intoleranz", „Histamin-Intoleranz" (man verträgt vieles nicht mehr), Verstopfung, Völlegefühl, Durchfälle... - was auch immer. In der Regel stammen auch manche Allergien davon, Haut-Ausschläge, Kopfschmerzen, Migräne, rheumatische Erkrankungen der Gelenke oder des Bindegewebes (Schmerzen), Auto-Immun-Erkrankungen, Firbro-myalgie, Müdigkeit, Erschöpfung; Schlafschwierigkeiten; alle mögliche Arten von psychischen Problemen[46]; chronisches Müdigkeits-Syndrom"; „Burn-Out", etc.... Selbst Infektionen können von einem durchlässigen Darm kommen, und man muss beachten, dass ein Großteil des Immunsystems im Darm sitzt, so dass die Entstehung von Immun-Erkrankungen im Darm dann ohnehin naheliegend ist.

In einem der nächsten Kapitel beschreibe ich endlich etwas, das ich „Basisregeneration" nenne. Dies ist eine Methode, um Zustände rasch zu verbessern. Während diese Basisregeneration eine schnelle Verbesserung im Gesamtorganismus hervorbringt und das Wohlbefinden deutlich und rasch erhöht, regeneriert der Darm deutlich langsamer, vor allem weil eine Besiedelung mit falschen Bakterien oder von Pilzen vorliegt, die man nur langsam ändern kann. Jedoch lassen sehr, sehr viele Krankheiten mit der Zeit in ihrer Intensität nach oder heilen aus, wenn man den Darm nachhaltig in

---

46 Es wird auf das (englischsprachige) Buch von Dr. Natascha Campbell-McBride hingewiesen, in welcher sie die Therapie autistischer Kinder beschreibt, was jedoch auch die Therapie für viele andere Arten von psychischen Zuständen wie ADHS etc. zutrifft. Das Buch heißt „GAPS" (gut and psychology syndrome).

Ordnung bringt. Man muss dabei recht viel Geduld und Durchhaltevermögen aufbringen. Es ist nicht leicht - und sei es nur deswegen, weil man von Seiten des Darmes wenige Beschwerden hat, und da erscheint es für den Patienten nur wenig sinnvoll, ihn weiter zu behandeln und Diät zu halten als nur bis zu jenem Punkt, wo etwa die Blähungen nachlassen oder man ein besseres Gefühl bekommen hat. Man darf jedoch dann mit seinen Korrektur-Bemühungen nicht nachlassen, sondern man muss sie weiter verstärken und konsequent sein, damit sich auch die Folgeerscheinungen in anderen Bereichen des Körpers langsam beruhigen.
Oder es ist deswegen schwierig, weil man nicht viel verträgt. In solch einem Fall wird man eine Ernährungs- Beratung benötigen, alles gut kauen und einspeicheln und anfangs natürlich nur das essen, was man gut verträgt. Da muss man mit viel Feingefühl und noch geduldiger vorgehen. Hier wird man neben dem Zucker für längere Zeit auch Milchprodukte und Getreide meiden müssen. Ich vermeide es normalerweise, Firmen-Produkte zu nennen, aber im Dienste der Leser tue ich es doch. Man sollte zu den genannten Maßnahmen mindestens 1 x täglich über längere Zeit Omnibiotic nehmen. Auch Ballaststoffe, wie etwa Flohsamenschalen oder Pektine sollte man zuführen, weil dies den Nährboden für „Anärobier“ bildet, also für diejenigen Bakterien, die ohne Sauerstoff leben. Diese sind sehr wichtig, weil in der Mehrzahl, und man kann sie nicht zuführen. All diese Maßnahmen führen dazu, dass sich durch die richtigen Bakterien langsam die schützende Schleimschicht regeneriert und sich die Lücken zwischen den Schleimhautzellen schließen, so dass keine Giftstoffe mehr durchkommen.

Natürlich muss abermals darauf hingewiesen werden, dass Krankheiten nicht nur von einer Ursache herrühren; die beschriebenen Verhältnisse des Darmes sind jedoch sehr häufig haupt- oder zumindest mitverantwortlich.

Zum besseren Verständnis will ich auch noch einflechten, dass der Organismus nur eine begrenzte Anzahl an Symptomen hervorbringen kann. Viele Ursachen führen zu relativ wenigen Erscheinungen.

Wenn also bei verschiedenen Leuten ganz unterschiedliche Krankheits-Ursachen vorliegen, so ist er so „einfallslos", in allen diesen unterschiedlichen Fällen etwa mit „Rheuma" zu reagieren. So kommt es, dass Rheuma von vielen unterschiedlichen Ursachen herrühren kann. Darauf begründet sich auch das Kapitel A9.

Aber dennoch: Als Faustregel kann man sagen: Wenn jemand irgendeine Krankheit hat, kann er mit einer Darmsanierung beginnen, und er kann in den meisten Fällen damit rechnen, dass sich alles verbessert. Um einen Darm in Ordnung zu bringen, braucht man aber nicht nur Geduld sondern auch ein gewisses Know-how. Wenn es früher einfacher war, so machen es die heutigen Umwelt-Bedingungen deutlich komplizierter, weil speziell die Darmbakterien durch Nahrungsmittelzusätze, Zucker und Süßstoffe leiden.

Auch die üblichen Medikamente, welche den Patienten verschrieben werden, (Cholesterin-Senker (Statine), „Magenschutz" (also Medikamente, welche die Produktion der Magensäure verhindern, damit man Medikamente besser verträgt), oder Metformin für die Zuckerkrankheit) beeinflussen den Darm, sodass Heilung schwerer wird. Hier muss der kundige Arzt einen guten Mittelweg finden, wenn die Chemikalien nicht ohnehin ohne wirklichen Zweck verschrieben wurden.

Hier folgen einige Regeln und Hinweise, wie man vorgehen kann; selbstverständlich ist jede Situation für sich zu betrachten und unterschiedlich zu handhaben:
Es gibt natürlich verschiedene Schweregrade und daher auch einfache Behandlungen und schwerere:

Der einfachste Weg ist:
1. Industriezucker konsequentest weglassen,
2. Sauerkraut essen[47]. Jüngere Leute heilen damit rasch aus.

Den nächsten Schweregrad kann man wahrscheinlich nicht mehr mit so etwas Drastischem wie Sauerkraut behandeln, weil es nicht mehr gut vertragen wird; da muss man Acidophilus oder andere Darmbakterien in Form von Briefchen oder Tabletten verabreichen (Omnibiotic), und es dauert viel länger. Vor allem wegen der vielen Darmbakterien, die ohne Sauerstoff leben (Anaerobier), muss man ballaststoffreich leben. Ich meine, dass man tagtäglich solche Ballaststoff-Präparate oder der Einfachheit halber einen halben oder ganzen Teelöffel Flohsamenschalen zu einer gesunden Ernährung dazu essen sollte, sei es um gesund zu werden oder als Vorbeugung. Zucker wegzulassen ist für jede Therapie notwendig, das erwähne ich daher oft gar nicht mehr.
Gut kauen und einspeicheln gehört ebenfalls dazu. Sehr anzuraten ist auch eine Colon-Hydro-Therapie, wobei der Dickdarm nachhaltig von „Schmutz" und Ablagerungen befreit und sauber wird. Das kann und sollte auch bei schwereren Graden erfolgreich angewandt werden.
Den nächsten Schweregrad behandelt man, indem man zusätzlich Nahrungsmittel aus der Ernährung für eine Weile streichen muss, die der Patient nicht gut verträgt, so dass sich der Darm und das System beruhigen können. Worum es sich dabei handelt, kann man als ersten Schritt beim Patienten erfragen oder es ihn ausprobieren lassen; er wird seine Erfahrungen schon gemacht haben. Beim Ausprobieren empfiehlt sich die Hay´sche Trennkost[48], damit man

47 Sauerkraut enthält Milchsäure-Bakterien, welche das korrekte Milieu des Darmes bilden, zudem putzt das Sauerkraut Gifte, Schlacken und Pilze aus dem Darm, speziell wenn es roh gegessen werden kann.
48 Darüber gibt es Bücher mit Rezepten und Anleitungen. Grundsätzlich trennt man Eiweiß von Kohlenhydraten, nimmt also eine „Kohlenhydrat-Mahlzeit" und dann (5 Stunden später) eine „Eiweiß-Mahlzeit" zu sich. Jedoch sollte immer viel Salat oder Gemüse vorhanden sein.

bei jeder Mahlzeit nicht zu viele Dinge mischt, sodass man die einzelnen Zutaten viel besser herausfiltern kann, die einem nicht gut tun. Diese Ernährungsform hat auch den Zweck, dass sich der Darm leichter tut, weil er keine großen Gemische verdauen muss, sondern nur ein oder zwei oder drei Nahrungsmittel auf einmal. Das ist eine intelligente Herangehensweise. In dem Prozess des Ausprobierens sollte man darauf achten, dass der Patient selber herausfindet, was ihm gut und was ihm schlecht tut. Auch die „milde Ableitungsdiät" nach F.X. Mayr bietet sich in solcher Situation an. So kann er sich selbst herausrappeln und selber für seine Gesundheit kompetent werden. Das ist das eigentliche Ziel einer jeden Therapie: Das Übergeben der Verantwortung aus der Hand des Arztes in die Hand des Patienten...

Wenn man sich anfangs gar nicht auskennt, was man nicht verträgt, so fällt der erste Verdacht auf die Milchprodukte und aufs Getreide[49] (Weizen, Brot); diese Dinge also weglassen, wenn das auch eine recht einschneidende Maßnahme ist. Das ist der nächste Schweregrad, und ich muss zugeben: Damit befindet man sich bereits in gewissen Schwierigkeiten, denn was enthält heute nicht Zucker, Milch- oder Getreide-Produkte? Das ist also nicht mehr eine „Diät", die man befolgen muss, sondern als Patient muss man mit großem, eigenem Interesse, Findigkeit und mit steigender Kompetenz daran gehen, die richtigen Dinge zu tun.

Hier höre ich auf, Ratschläge zu geben, weil es zu detailhaft und bei den verschiedenen Patienten zu unterschiedlich wird. Ab hier braucht man individuelle Beratung. Es gibt auch sehr gute Produkte, die den Darm pflegen und doch zugleich (ohne zu reizen) die Aufgabe erfüllen, den Stuhlgang zu regulieren; meist helfen Flohsamenschalen oder Leinsamen.

---

49 Bitte lesen Sie das Buch „Dumm wie Brot". Und bitte vergessen Sie nicht, den Zucker komplett zu streichen, auch wenn das Meiden von Getreide im Vordergrund stehen sollte; er ist der krankmachendste Faktor überhaupt, und er ist als solcher nicht allgemein bekannt.

Da es für jeden Patienten unterschiedlich aussieht, muss man sich durch Lesen von Büchern selbst schlau machen. Wenn ein Autor oder Arzt „die Lösung für alle Menschen“ beschreibt, so kann es für Sie stimmen oder auch nicht, und man muss weitersuchen, wenn es einem nicht hilft oder von vornherein nicht zusagt. – Wenn man in dieser Verwirrung, die am Anfang sicherlich vorherrscht, nicht weiter weiß, dann noch einmal die „Wald und Wiesen“-Anleitung: Zucker weglassen; Trennkost bringt die erste Erleichterung; die nächsten vorgeschlagenen Schritte bestehen daraus, Brot (Getreide) und Milchprodukte zu streichen. Das muss man einige Zeit durchziehen.

Bei erworbenen Allergien[50], Kopfschmerzen etc. fällt immer der Verdacht auf „löchrigen“ Darm und auf Unverträglichkeit beim Getreide: Es helfen Rindsuppen und Hühnersuppen, Gemüsesuppen; gedünstetes Gemüse und Fleisch wird am ehesten vertragen. Rohkost anfangs eher nicht. Das lange Meiden von Zucker, Brot und Milch – und zugleich eine faserreiche Ernährung - führt dann oft langsam zur Gesundheit.
„Psychische Erkrankungen“ stammen ebenfalls gern aus dieser Ecke. Ich setze die „psychischen Erkrankungen“ unter Anführungszeichen, denn hier ist es besonders wichtig zu betonen, dass es sich nicht um Erkrankungen sondern nur um Symptome handelt! Denn fast immer konsumieren diese Leute, speziell wenn es jüngere Leute sind, Unmengen von Zucker und gezuckerten Getränken, leiden so unter schweren Vitaminmängeln und haben Darmkrankheiten. Erst danach und dadurch entstehen diese „psychischen Erkrankungen“.

Neben dem Zucker stehen viele psychische Symptome mit Getreide (Gluten) in Zusammenhang, worauf man ebenfalls Aufmerksamkeit legen sollte. Diese armen Leute werden dann von den Psychiatern händereibend in Empfang genommen, denn ab nun gehören sie ihnen, werden nie gesund, von diesen „Experten“ mit „Diagnosen“

50 Wenn Eltern keine Allergien haben

belegt und lebenslang mit Psychopharmaka traktiert, von denen sie nicht mehr loskommen. Dies wird von Industrie und Ärztekammern als die „richtige" Therapie definiert.

Diese Menschen sind sehr bedauernswert, denn dieser Weg bedeutet eine deutliche bergab führende Sackgasse für die Person und für die Gesellschaft, weil – zusätzlich zum Abtöten des Bewusstseins durch Psychopharmaka - die wahren Ursachen nie mehr gesucht und daher auch nie gefunden werden.
Dies ist das typischste Beispiel von medizinischer Arbeitsbeschaffung. Diese findet immer dann statt, wenn man Symptome nicht hinterfragt, sondern sie „Krankheiten" nennt: Der Patient bleibt krank, und in diesem Falle wird er meist durch die Behandlungen zusätzlich drogensüchtig und geistig kaputt gemacht.

Was die Ernährung in die Richtung „Urkost" betrifft (ohne Getreide), bitte ich Sie, bei den Fachleuten nachzulesen: Dr. Markus Stark (Ernährungs-Experte, Buch im Internet finden!), Dr. Perlmutter (Buch: „Dumm wie Brot"), Bücher über ketogene Ernährung und Literatur von Dr. Natascha Campbell-McBride (GAPS[51]), welche die Behandlung von psychischen Erkrankungen mittels Diät betrifft.
Grundsätzlich stehen natürlich die Ernährung und die Gesundheit des Darmes in einem engen Zusammenhang miteinander. Je weniger passend (oder falsch) sich jemand ernährt, umso mehr gleitet der Darm von „idealer Gesundheit" ab. Bald oder auch sehr viel später werden sich Unbilden oder Krankheiten an irgendeinem Ort im Körper oder allgemeine Erscheinungen entwickeln.

---

51 Dieses Buch gibt es bislang nur auf Englisch; GAPS bedeutet „Gut and Psychology Syndrome" (Darm und Psychologische Syndrome"). Damit wird ausgesagt, dass psychologische Erscheinungen von einem erkrankten Darm herrühren. Das Buch ist eigentlich eine Anleitung für Eltern von autistischen Kindern. Dieselben Verfahren (Ernährung, Darm) gelten jedoch auch für andere psychische „Erkrankungen", daher dieser Titel. Wenn Sie kein Englisch sprechen, kann man auf Facebook eine GAPS-Gruppe finden, eine Gruppe von Therapeuten, die einen bezüglich Ernährung beraten können.

Die Ursachenkette geht also von unpassender Ernährung über Halbgesundheit des Darmes hin zur Krankheit, welche in unserem Sinne ja nur die Erscheinungsform ist, auch wenn diese Erscheinungen an anderen Körperstellen heute als „Diagnosen" zu etwas scheinbar Fixem und Eigenständigem gemacht werden.

Sehen Sie: Der Vorteil an dieser Geschichte ist der, dass das Gesundwerden in vielen Fällen eigentlich und in Wahrheit in den Händen des Erkrankten liegt (und nicht in den Händen des Arztes) und dass daher der Patient es in der Hand hat, sich selbst gesund zu machen. - Ist das nicht eine gute Nachricht?

Zucker

Abschnitt B, Kapitel 4 (B4)

Da ich sehr oft den Zucker aufs Korn nehme, werde ich ihn ein für alle Mal abhandeln müssen.

Bevor ich jedoch all die Gründe beschreiben werde, weswegen der Zucker so krankmachend ist, will ich Ihnen eine weitere Geschichte aus meinem Leben erzählen, denn sie war auch kleines Schlüsselerlebnis.
Ich hatte erwähnt, dass ich bei Dr. Morell über die Ernährung nach Dr. Schnitzer und Dr. Bruker erfahren habe, die „Körndlkost" mit Getreide, Wurzelgemüse und Blattgemüse, vornehmlich alles roh. Ich war zu jener Zeit zwar mit meinem Turnus durch die Spitäler fertig, aber ich hatte noch auf der Pathologie im Krankenhaus Lainz gearbeitet. Dort war es Sitte, dass einer von uns Ärzten um etwa 10 Uhr Topfengolatschen kaufen geht, damit wir eine süße Kaffeepause machen konnten. Dies hatte ich persönlich auch nötig, weil das – ebenfalls eher süße – Frühstück, an das ich als Wiener gewöhnt war, aufgehört hatte zu wirken, und ich müde wurde. So ging es dahin, bis ich bei Dr. Morell über die Schnitzerkost erfuhr und ich begann, mir am Abend ein Getreide-Müsli anzusetzen, welches dann am nächsten Tag mein Frühstück war. Damals war ich noch nicht in St. Moritz bei dem Seminar gewesen, sondern hatte nur mit diesem Frühstück als Baustein angefangen. Nachdem ich mit dieser Neuerung begonnen hatte, sollte ich wieder die Topfengolatschen holen. Das tat ich zwar auch, aber ich hatte gar keinen Hunger und ich war überhaupt nicht müde. Ich trank also ab diesem Zeitpunkt keinen Kaffee mehr um 10 Uhr und aß auch nichts Süßes, weil ich es nicht brauchte und kein Bisschen Verlangen danach hatte. Aber um halb eins wurde ich schlagartig hungrig, als es zum Mittagessen ging. Ich lernte also durch persönliche Erfahrung den Unterschied kennen. Ich lernte, dass eine gesunde Ernährung Kraft gibt, und dass der Zucker nur einen eher kurzen Aufschwung verursachte, der nach

einer Weile von einem Abfall und von Müdigkeit begleitet war, so dass man einen neuerlichen Schub benötigt.

All die Gründe, warum der Industriezucker in der Nahrung nichts zu suchen hat, musste ich mit allerdings erst Schritt für Schritt erarbeiten und zusammenreimen. Hier in Kürze die Zusammenfassung:

Im Kapitel über Ernährung haben wir gesagt: „Je mehr man sich von den natürlichen Verhältnissen entfernt, umso eher fungiert die Ernährung als Krankmacher“. Man übersieht gern, dass Zucker das Produkt ist, welches am allermeisten von der Natur entfernt wurde und daher den krankmachendsten Einfluss in der heutigen Zeit überhaupt darstellt!
In den Kapiteln über Ernährung und Darm habe ich den Zucker nicht jedes Mal erwähnt, aber das nur deswegen, weil es sich ohne Worte versteht, dass er das allererste ist, was weggelassen werden muss, wenn man irgend etwas in Richtung Gesundwerden erreichen möchte.

Handeln wir es ab: Die wertvollste Nahrung ist die gänzlich naturbelassene. Von da her nehmen wir unseren Ausgangspunkt und daran muss man sich orientieren[52].
Ab da gibt es jeden Grad an Abstufung; von dort weg kann man jedes Nahrungsmittel schrittweise mehr und mehr von der Natur entfernen: Das nennt man „denaturieren“.
Der aller erste Schritt ist bereits vielfach getan: Man bekommt nicht mehr wirklich natürliches Gemüse, so als wäre es eben erst aus der Erde des eigenen Gartens hinter dem Haus geerntet worden. Ältere Leute werden sich erinnern, dass Karotten vor 50 Jahren noch nach Karotten geschmeckt haben... Einseitige Düngung zu schnellem Wachstum ist der nächste Schritt, so dass eine Pflanze nicht mehr

---

52 Man orientiert sich am Ideal; man darf sich nie am Durchschnitt orientieren, wenn man irgend etwas Vernünftiges erreichen möchte.

das enthält, was sie früher enthalten hat. Etwas unreif zu pflücken, weit zu transportieren oder zu erhitzen sind weitere kleine Schritte, ein Nahrungsmittel wertloser zu machen... All das haben wir im Kapitel über Ernährung abgehandelt.

Was den Zucker betrifft, so ist jedoch kein anderes Nahrungsmittel so extrem und nachhaltig denaturiert worden. Man schleppt Rüben (welche sehr gesund wären) in eine Fabrik, wo alles fein säuberlich entfernt wird, was nur irgendwie gesund wäre: Eiweiße, Vitamine von A bis Z, Mineralien und Spurenelemente von A bis Z; Enzyme; Fette; sekundäre Pflanzenstoffe; Ballaststoffe, etc. – Alles wird weggeworfen, nur das „gesäuberte", zu Saccharose abgebaute Kohlenhydrat-Gerüst bleibt übrig.

Was geschieht jetzt?
Führt man sich Zucker zu, so denkt sich der Organismus sozusagen: „Aha, das hier erinnert mich an eine Rübe..., aber wo sind die Vitamine, Mineralien, Enzyme, Eiweiße...."? All die weggeworfenen Vitamine wären dafür notwendig, damit die Energie-Gewinnungsmaschine des Körpers die gegessenen leeren Substanzen (Zucker, leere Kohlenhydrate) in korrekter Weise in Energie umsetzen könnte (Siehe Skizze in Kapitel B2). – Man erschafft somit durch jeden Löffel Zucker einen MANGEL an all jenen Stoffen, die bei der Produktion des Zuckers aus der Rübe entfernt wurden und man sich daher nicht zuführt!

Kontinuierliche Zufuhr von Zucker erschafft somit einen täglichen Mangel an Vitaminen und Mineralien, was sich über die Zeit so auswirkt, dass der Organismus nicht mehr korrekt arbeiten und die Gesundheit nicht mehr aufrecht erhalten kann.
Die erste Folge ist also ein Mangel an Vitaminen, Mineralien und all den weggeworfenen Nährstoffen.
Ein weiterer Faktor ist der Umstand, dass der Zucker im Darm Schädigungen verursacht. Da er meist auf bereits geschädigte Gedärme trifft, dreht sich ein Teufelskreis: Pilzwachstum wird

gefördert, die richtigen Bakterien geschädigt, die falschen gefördert. Zweifachzucker (wie eben die angesprochene übliche Saccharose) können nur von gänzlich intakten Darmzotten aufgespalten werden. Was nicht aufgespalten wird, wirkt als Pilz-Nahrung und -Förderer und macht das Milieu weiter kaputt. – Dies kann so weit gehen, dass die Gedärme so geschädigt werden, dass Menschen nur mehr diese Zucker vertragen! – Ordentliche Nahrung benötigt einen intakten Darm, und den haben viele Menschen nicht mehr; vor allem sieht man das bei manchen Kindern und Jugendlichen, die nach Zucker und leicht aufschließbaren Kohlenhydraten verlangen und korrekte Nahrung verweigern. Sie neigen zu psychischen Problemen und schließlich zu Drogenkonsum, um über Missgelauntheit und schlechtes Befinden hinwegzukommen. Sie kennen gar nichts anderes, beschweren sich nicht über den Darm, und weder Eltern noch Ärzte wissen, was vor sich geht.

Die zweite Folge des Zuckers ist also ein schlechtes Darm-Milieu und ein geschädigter Darm mit Pilzwachstum. Wer denkt, dass dies ein geringes Übel ist, den muss ich korrigieren: Es entwickeln sich Entzündlichkeiten am Darm, was in einer weiteren Folge zu einer allgemeinen Entzündlichkeit im Organismus führt und den Boden für jede Art von chronischer Krankheit bildet, von Verkalkung der Gefäße bis hin zum Krebs. Die Krankheiten werden im Darm gemacht und der Zucker ist das schlimmste Gift, um diese Situation hervorzurufen.

Wenn man die Wirkung von Zucker weiter beobachtet, so könnte man sagen, dass Zucker wie eine Art „Speed[53]" wirkt. Viele Leuten „brauchen" ihn, meist zusammen mit Kaffee, um auf Touren zu kommen; dann fällt natürlich auf, dass nach etwa einer Stunde das „Obenaufsein" dann umso mehr nachlässt und man einen neuer-

53 „Speed" werden Drogen genannt, die einem die Müdigkeit wegnehmen und die Aktivität beschleunigen. Sie werden als Drogen zum Wachbleiben vor Prüfungen genommen und sind dann überhaupt Teil von Drogenkonsum.

lichen Schub benötigt ... - und so weiter.
Wenn man es hinterfragt, wird man sehen, dass Kinder, die mit der psychiatrischen „Diagnose“ wie ADHS (Aufmerksamkeits-Defizit-Hyperaktivitäts-Syndrom, also hyperaktive Kinder, die nicht lange stillsitzen wollen und nervöser Weise die Aufmerksamkeit hin und her eilen lassen) belegt werden, in überwiegender Mehrzahl hervorstechende Zuckerkinder sind. Sie sind auf diesem Speed (Zucker), und zugleich leiden sie unter dem vom Zucker herrührenden eklatanten Vitaminmangel! Hier verdient die Psychiatrie und die Pharma-Industrie am meisten dadurch, dass die wahren Ursachen verschleiert werden und „Diagnosen“ gemacht werden dürfen, die die wahre Bedeutung dieses Wortes mit Füßen treten (denn NICHTS wird hinterfragt, nur neue Drogen werden verwendet, um diese Kinder weiter abhängig zu machen, zu degradieren, und um lebenslange Patienten aus ihnen zu machen)[54].
Man muss sich als Arzt an die Sichtweise gewöhnen, dass chronische Erkrankungen Ursachen haben und dass sie daher stets zur Gesundheit zurückgeführt werden können. Man muss nur herausfinden, wie man es machen muss. Es ist ein schweres Vergehen, speziell hier bei unserer Jugend, dies beiseite zu lassen und statt einer folgerichtigen Therapie Drogen zu verabreichen!

Es muss auch betont werden, dass speziell der Zucker in den Getränken die schlimmste Wirkung besitzt; er schießt am schnellsten ein. Auch wenn es oft „nur“ die Fruktose ist: Wenn man sie aus den Ballaststoffen herausholt und alleine gibt, macht sie den Organismus kaputt. Man kann (englischsprachige) Videos von Ärzten auf YouTube sehen, zu finden unter dem Stichwort „High Fructose Corn Sirup“. So ruiniert man die künftige Generation am schnellsten. Das drastische Ansteigen der „Diagnose“ ADHS hat also zwei Ursachen: 1) Dass Kinder massiv unter Zucker gesetzt werden (am meisten mit diesen Getränken) und 2) weil die Psychiatrie

54 Siehe Kapitel A9, falls nicht klar sein sollte, warum dies keine Diagnosen sind.

sorglos mit dieser „Diagnose“ umgeht und alles als „hyperaktiv“ bezeichnet, was lebendiger ist, als überarbeitete Lehrer und ausgelaugte Eltern bereit sind auszuhalten. Welches Kind würde von sich aus 5 Stunden lang ruhig sitzen wollen?? Ihre Eltern sicherlich nicht! Kinder haben von Natur aus eine viel kürzere Aufmerksamkeitsspanne, das ist normal; und sie haben viel mehr Lebenspower und Lebendigkeit als Erwachsene.
So kann die Psychiatrie mit einer erfundenen Diagnose lebendige Kinder sammeln und ruinieren.

Wenn Kinder also mit ihrer natürlichen Lebendigkeit auch noch durch Zucker angekurbelt werden, werden sie unerträglich. Ein Vorschlag: Setzen Sie sich in ein Restaurant und beobachten Sie eine Familie, die hereinkommt. Sie setzen sich nieder. Dann kommt der Kellner, fragt nach Getränke-Wunsch. Die Kinder bekommen ihre Zucker-Getränke, und keine 5 Minuten darauf werden sie unleidlich, quengelig und machen Stunk. – Also: Sie sollten anständig ernährt anstatt unter psychiatrische Drogen gesetzt zu werden!

Weiter: Zucker und allgemein das Süße sind in der Lage, salzig, bitter und sauer zu übertünchen und so den wahren Geschmack einer Sache zu verbergen. Das ist wohl der Grund, warum der Zucker in allen möglichen Präparaten, Speisen und Getränken enthalten ist: Damit man nicht zu schmecken braucht, wie scheußlich das Künstliche in Wahrheit schmeckt (viele zuckern deswegen ihren Kaffee). Daran gewöhnt man sich dann, und der wahre Geschmack einer Sache wird kurzzeitig als scheußlich empfunden, wenn der Zucker weggelassen wird.
Mit der Gewöhnung an diese süße Täuschung hat der moderne Mensch auch die Empfindung und den Instinkt verloren, was seine Nahrung ist und was für ihn gut wäre.
Da die obigen Umstände nicht allgemein bekannt sind und der Zucker fleißig beworben und als harmlos dargestellt wird, ist sein Konsum die hauptsächliche Ursache für den schlechten Gesundheitszustand und das weitere rasche Herabsinken der Gesundheit in

der Bevölkerung, sowie für die Unfinanzierbarkeit des gesamten „Gesundheits"(ha!)-Systems.
Ich möchte hier schon einmal hervorheben, dass die Abhilfe für Zuckersucht aus einer Basisregenration besteht, weil ein starker Zuckerkonsum einen Vitaminmangel nach sich zieht, so dass sich der Organismus nicht leicht alleine erholen kann; dies hat also zur Folge, dass man Zucker absetzen UND zugleich Vitamine geben muss, sonst funktioniert es nicht und die Person kommt aus der Müdigkeit oder ihrer Abhängigkeit oder ihren anderen Symptomen nicht heraus. Die Eigenblut-Injektionen mit Ozon dienen dann dazu, die neue Situation ohne Zucker und mit Vitaminen so zu etablieren, dass die Mitochondrien[55] zu neuer, korrekter, gesunder Energieproduktion angekurbelt werden. – Siehe übernächstes Kapitel!

55 Mitochondrien sind die kleinen Energieproduktionsmaschinen in der menschlichen Zelle.

Vitamine und Nahrungsergänzung

Abschnitt B, Kapitel 5 (B5)

Zu Beginn dieses Kapitels will ich Ihnen wieder eine Begebenheit schildern, die sowohl mein Leben als auch meine heilkundlichen Kenntnisse verändert hat, so dass ich danach mehr verstand und anderen besser helfen konnte.

Es muss in den frühen Achtzigerjahren gewesen sein, als ich noch sehr von der Schnitzer-Kost profitiert hatte, als ich das erste Mal die USA besuchte. Ich hatte meine Getreidemühle mitgenommen und hatte auch tatsächlich Gesundheitsläden gefunden, wo ich organisches Gemüse und Getreide kaufen konnte. Allerdings war ich mit anderen Dingen beschäftigt, sodass ich mir bald nur mehr das morgendliche Müsli angerichtet und sonst irgendwie gesund gelebt habe.

Einige meiner Bekannten in den USA nahmen Vitamine in Pillenform zu sich, was man zu jener Zeit bei uns gar nicht kannte. Im Laufe meines Aufenthaltes glich ich mich natürlich deren Lebensweise an. Schon in Europa hatte ich entdeckt, dass ich zwar für einige Zeit ohne Fleisch gut leben konnte, aber hin und wieder benötigte ich ein Steak. Beim ersten Mal war es sogar derartig erleichternd und gewinnbringend für mich gewesen, dass ich gleich ein zweites dazu bestellt hatte.

Zurück zu den USA: Dort lernte ich Vitamine als Nahrungsergänzung kennen und probierte diese Präparate selber aus [56]. So wie mich nach einer Weile Schnitzer-Kost jenes Steak nach vorne geworfen hat, so bemerkte ich auch jetzt eine sprunghafte Verbesserung meines Allgemeinbefindens durch diese Vitamine. Es waren übrigens sechs oder acht Tabletten oder Kapseln, sie waren also recht hoch dosiert – sehr ungewöhnlich für mich als „Naturheilarzt“ und als Europäer.

Aber es ließ sich nicht verleugnen, dass dieses Zeug mir sehr

[56] Zu jener Zeit in Europa unbekannt

geholfen hat, und ab diesem Zeitpunkt wurde ich Experte auf dem Gebiet der Vitamintherapie.
Was habe ich daraus gelernt: Es gibt offenbar keine allgemeingültige Wahrheit über die Ernährung; Jeder Mensch benötigt etwas Unterschiedliches. Aber er profitiert oft auch durch eine Veränderung der Schwerpunkte in seiner Ernährung. Und: Die künstlichen Vitamine sind extrem gut in der Lage, sehr rasch verborgene Mängel zu beheben.
Als ich wieder zuhause war, konnte ich mit meinem neuen Wissen sehr vielen Leuten helfen, und ich hatte einen weiteren Schritt getan, die Basisregeneration zu entwickeln, die im folgenden Kapitel beschrieben wird.

Warum also Vitamine zuführen? Genügt nicht die normale „abwechslungsreiche" Ernährung, wie es die Ärzte immer noch propagieren?
Die Menschen verspielen heute ziemlich rasch ihre gesunde Ausgangsposition, die sie von Geburt an mitbekommen haben, indem sie sich modern ernähren. So kommen sie relativ bald in ein Minus. Hauptsächlich mit diversen Zuckern und künstlicher Ernährung (denaturierter Kost), sowie mit süßen Getränken unterminieren sie ihre Gesundheit und laugen den Organismus aus. Aber auch ohne exzessive Fehlernährung werden sie bereits mit 30 oder 40 müde, spüren schon Beschwerden oder fühlen sich ausgebrannt, oder sie werden älter und bekommen Krankheiten. Oder es treten schon sehr viel früher unangenehme Erscheinungen auf, nämlich noch im Jugendalter, entweder wie beschrieben oder mit verbogenen Wirbelsäulen, Übergewicht, Unlust, bis hin zur Drogensucht.

Wenn dieser Bergabweg einmal ein Stück zurückgelegt ist, hat man sich etwas zu weit von der idealen Gesundheit entfernt, als dass man durch verbesserte Ernährung alleine den Schaden wieder vollständig gut machen könnte. Außerdem ist eine wirklich gute Ernährung nicht mehr leicht erhältlich bzw. realistischer Weise in modernen Zeiten nicht machbar. Dazu kommt eine wesentlich höhere Giftbelastung aus der Umwelt, von Medikamenten und Nahrungsmittel-Zusätzen, welche allesamt Vitamine verbrauchen, so dass man eigentlich wesentlich mehr Vitamine bräuchte, als von Natur aus (aus der Nahrung) angeboten wäre. Mit all dieser mangelhaften Ernährung und mit Antibiotika werden überdies die Darmbakterien geschädigt, welche jedoch Vitamine erzeugen würden. Aus diesen Gründen und wie im Kapitel über Zucker beschrieben, kommt es zu Vitaminmängeln, weswegen der Organismus seine Gesundheit nicht aufrechterhalten kann; zudem gibt es auch Schädigungen im Darm, was zu schlechterer Aufnahme von den ohnehin reduziert vorhandenen Vitaminen führt. Also ist es eine gute Idee, das Fehlende zuzuführen und so die starke Imbalance wenigstens halbwegs auszugleichen. Das bewerkstelligt man mit „Nahrungsergänzung"; es handelt sich hauptsächlich um Vitamine, jedoch gibt es viele weitere „Vitalstoffe" oder „Mikronährstoffe", „sekundäre Pflanzenstoffe", die nur in natürlicher Ernährung vorkommen, und zumindest teilweise in Präparaten als „Nahrungsergänzung" angeboten werden. Der Einfachheit halber sage ich hier „Vitamine", wenn ich die ganze Palette meine. In letzter Zeit sind viele Firmen auf den Markt gekommen; zu einer Verbreitung in Apotheken oder anderen Geschäften kommen jedoch meist Produkte in sehr niedriger Dosierung, weil sie in den meisten Ländern der EU in einer genügenden Dosierung als verschreibungspflichtig eingestuft wurden, damit die Bevölkerung sie nicht auf breiter Basis bekommen kann. Daher muss man sich auf andere Weise behelfen, derzeit meistens dadurch, dass man sie per Internet bestellen und sich schicken lassen kann. Viele Apotheken haben sich jedoch bereits auf die neuen Anforderungen eingestellt, die der Markt stellt, und sie führen manchmal auch Präparate in ausreichender Dosierung.

Es gibt auf dem Markt „künstliche" und „natürliche" Vitamine. Ich setze das unter Anführungszeichen, weil ich es zum Großteil für Behauptungen halte, dass etwas rein natürlich sei. Aber der Markt bietet das an, also gehe ich darauf ein. „Künstliche“ Vitamine sind einfach chemisch hergestellte, so wie ich sie in den USA kennen gelernt habe. Sie werden deutlich höher dosiert und helfen schneller, den Allgemeinzustand und das Wohlbefinden aufzurichten. Die „natürlichen“ Vitamine sind niedriger dosiert und sind meist in Form von Säften oder Kräuter-Kapseln verpackt oder sind als Extrakte deklariert; in den meisten Fällen erkennt man sie daran, dass keine Angaben von Dosierung vorhanden sind und dass sie ohne Einschränkung auch außerhalb der Apotheken erhältlich sind.

Ich persönlich habe sehr gute Erfahrungen mit den sogenannten „künstlichen“ in der höheren Dosierung gemacht, weil ich schon vor langer Zeit damit begonnen habe, nämlich als dieses Thema bei uns noch weitgehend unbekannt war. Außerdem war ich als Arzt gezwungen, rasche Resultate zu erzielen. Aber man kann zusätzlich auch die „natürlichen“ nehmen, die vielleicht auf längere Sicht Ihr Gutes tun, weil sie mehr andere Stoffe enthalten, nämlich auch sekundäre Pflanzenstoffe und sogenannte Co-Vitamine und Mikronährstoffe.

Die „natürlichen“ Nahrungsergänzungen sind viel schwerer herzustellen, weil man sich bemühen muss, die Natürlichkeit aufrecht zu erhalten. Es wird oft betont, dass ein natürliches Produkt die richtigen Schwingungen enthält und daher vom Organismus viel besser empfangen werden kann. Das stimmt möglicherweise, aber ich meine auch, dass unser Organismus in der Lage ist, den bloßen materiellen Dingen das richtige Leben einzuhauchen; das ist so gemeint, dass der Organismus befähigt ist, „leblose“ künstlich hergestellte Vitamine recht rasch zu seinen eigenen Bausteinen zu adaptieren.

Das wird dadurch offensichtlich, dass eine einzelne Gabe von künstlichen Vitaminen in ausreichender Dosierung fast augenblicklich rasche Erleichterung verschafft, wenn die Person an einem ausgeprägten Mangel leidet.

Auf dem Gebiet der Vitamine gibt es zwei falsche Informationen, die uns Ärzten eingetrichtert werden und die nach wie vor in medizinischen Kreisen vorherrschen:

1) Vitamine darf man nicht hoch dosieren, und
2) Wenn man schon Vitamine verabreicht, dann nur das eine, welches fehlt.

Beide Richtsätze sind genau falsch; in meinem Verschwörungswahn vermute ich natürlich, dass dies kein Zufall ist, wenn es immer wieder propagiert wird.

Chemisch indoktrinierten Ärzten gefällt der Gedanke, dass man gezielt therapieren muss, denn das sind sie von den Medikamenten gewöhnt. Auch dass man mit der Dosierung aufpassen muss, ist ihnen wegen der Medikamente sehr naheliegend, daher übernehmen sie diese beiden Richtsätze gerne und hinterfragen sie nicht. Aber die Verwechslung, die man hier begeht, ist natürlich die, dass es sich NICHT um Medikamente handelt und sie daher nicht diesen Regeln und Gesetzen unterliegen.

Vitamine gehören zur Nahrung, und Nahrung unterliegt einem anderen Gesetz, nämlich dem Gesetz des Überflusses. Es muss ein gewisser Überfluss vorhanden sein, woraus sich der Organismus das herausnimmt, was er gerade vornehmlich braucht. Ähnlich ist es mit Wasser und Geld. Man braucht reichlich Wasser und man braucht reichlich Geld. Von allem braucht man einen gewissen Überfluss, damit sich der Organismus das nehmen kann, was er benötigt. Man braucht stets mindestens merklich mehr als man mindestens braucht. Bitte denken Sie sich das durch!

So ist es auch mit den Vitaminen: Man gibt sie einfach reichlich, so dass der Organismus genügend davon angeboten bekommt. Das gilt vor allem in Zeiten von breiter Minderversorgung mittels ausgeleerter, vitalstoffarmer Nahrung und schlechten Gedärmen. Es ist also unlogisch, ausgeleerte Nahrung zu produzieren und anzubieten und dann zu meinen, es dürfe oder brauche nichts zugesetzt werden. Diese Lehre kommt natürlich von dort, wo man von Halbgesundheit, Halbkrankheit und Krankheit profitiert.

Das Beruhigende ist also, dass man Vitamine sehr schwer überdosieren kann. Anders als es Ärzte und auch Patienten von Medikamenten gewöhnt sind, handelt es sich hier also nicht um körperfremde Chemikalien, die etwas Unnatürliches im Organismus hervorrufen sollen (wie die meisten Medikamente), sondern es handelt sich um etwas Naturnahes, das der Körper *benötigt* – also so etwas wie das genaue Gegenteil. Man nennt diese Sparte der Ganzheitsmedizin „orthomolekulare" Medizin; das Wort drückt aus, dass diese Stoffe (anders als chemische Medikamente) „in die korrekte Richtung der körperlichen Vorgänge" gerichtet sind.

Was eine mögliche Überdosierung betrifft, so sei ein Beispiel angeführt. Fettlösliche Vitamine (A,E,D) reichern sich im Körper eher an, so dass sie eher angesammelt und überdosiert werden könnten; wasserlösliche (B-Komplex, C, Mineralien) werden dagegen rasch ausgeschieden und müssen daher täglich frisch ersetzt werden. Nehmen wir also als Beispiel das fettlösliche Vitamin A. Man gibt es in Nahrungsergänzungen üblicherweise in Dosierungen von 2000 bis 5000 I.E.[57] Überdosierungszeichen treten erst auf, wenn man täglich etwa 200.000 I.E. – und das über zwei Monate hinweg - verabreicht (also das 40- bis 100-fache), und diese „Nebenwirkungen" sind dann auch nur schuppige, fettige Haut oder ähnliches relativ Harmloses. Man braucht also keine Angst vor Überdosierung an Vitaminen haben.

Ähnlich ist es mit dem Vitamin D: Man kann eine Dosis von 5000 IE täglich nehmen (etwa das Hundertfache der WHO-Empfehlung) und das Vitamin D nach 2 Monaten im Blut kontrollieren, und man wird

---

57 I.E.: Internationale Einheiten

entdecken, dass es nur wenig angestiegen ist.
Die heutigen offiziellen internationalen Richtlinien betreffend Dosierungen von Vitaminen sind so niedrig angesetzt, dass sie möglicherweise gerade nur dazu geeignet sind, erheblichste Mangelerscheinungen hintanzuhalten aber bei weitem nicht ausreichend, um – aus einem ernsten Mangelzustand heraus - die Gesundheit wiederherzustellen, was aber unser Bestreben ist!

Man tut also gut daran, den Körper mit Vitaminen zu verwöhnen. Bei Leuten, die bereits Müdigkeit spüren, dienen sie dazu, den verbrauchten ausgelaugten Organismus, der sich in einem Minus-Bereich der Gesundheit befindet, wieder ins Plus zu bekommen; oft benötigen sie dazu aber die gesamte Basisregeneration (nächstes Kapitel).

Der zweite obige Richtsatz, welcher nämlich das einzelne Vitamin betrifft und die Gabe von „Breitband-Vitaminen" verpönt, ist deswegen falsch, weil das eine Vitamin stets das andere benötigt; wenn man also eines steigert, muss man das andere ebenfalls steigern! Und außerdem gehören sie der Nahrung an, und dort kommen sie alle gemeinsam vor und nicht einzeln. Vitamine und Mineralien benötigen einander. – Das Medikamenten-Denken ist hier also fehl am Platz. Giftig sind viel eher die chemischen Medikamente; diese darf man nur gezielt einsetzen, am ehesten nicht kombinieren, und man muss Überdosierungen vermeiden.

Denselben Irrtum nimmt man mit, wenn man „Forschungen" bezüglich Vitaminen macht: Wenn Sie hören, dass etwa Niacin (aktives Vitamin B3) keine besonderen Ergebnisse bei der Behandlung von Verkalkung hat, so lassen Sie sich bitte nicht beirren, denn man muss dazu das Prinzip kennen, dass das eine Vitamin immer das andere benötigt, um seine Wirkung zu entfalten. Man hat also, absichtlich oder unabsichtlich, eine völlig falsche Versuchsanordnung benützt und kommt daher zu einem ungültigen Ergebnis (abgesehen davon, dass ich den veröffentlichten

Ergebnissen und den angebotenen Schlussfolgerungen von Menschen nicht traue, welche auf der Gehaltsliste der Industrie stehen).
Auch sollten sich Patienten nicht beirren lassen, dass sie mit Vitaminen „Pillen" schlucken. Eine Pille ist nicht gleich einer Pille. Wenn Vitamine als Pillen dargeboten werden, so haben sie nur eine scheinbare Ähnlichkeit mit Medikamenten. Leute, die nicht gern Medikamente nehmen und daher auch keine Vitamine nehmen wollen, sollen die beiden Dinge nicht in einen Topf werfen, nur weil sie in ähnlicher Form dargeboten werden. Es besteht ein ganz grundsätzlicher Unterschied.

Dosierungen:
Um sich etwa von Halbkrankheit zu erholen, wird man ungefähr folgende Dosierungen von Vitaminen benötigen, wie sie auch bei der Basisregeneration verwendet werden können:

Vitamin A: 5000 I.E.

Vitamin B1 bis B6: Je etwa 50 bis 100 mg. Auch Cholin und Inositol in ähnlicher Dosierung. B12 und Folsäure ähnlich, aber in Mikrogramm.

Vitamin C 500 mg bis 3 Gramm. Vitamin C wird sehr unterschiedlich gebraucht; in Grippezeiten, bei Stress und bei Anstrengung mehr.

Vitamin D: 400 bis 5000. Man kann den Gehalt im Körper mittels Blutbefund leicht messen, das sollte man von Zeit zu Zeit tun. Wenn man misst, sollte man vorher 10 Tage keines eingenommen haben, damit man nicht misst, was man am Vortag geschluckt hat. Auch höhere Dosierungen sind oft anzuraten, denn es dauert lange und es bedarf höherer Dosierung, um einen niedrigen Wert in die Höhe zu bekommen.

Vitamin E: 400 bis 800 I.E. Dies sind recht hohe Dosierungen und

brauchen nicht über lange Zeit so eingenommen werden.
Vitamine sollten zum Essen dazu eingenommen werden. Fettlösliche Vitamine benötigen genügend Fett in der Nahrung, um gut aufge-nommen zu werden. Fett ist zu Unrecht verteufelt worden.
Der Bedarf an Vitaminen kann sehr variieren. Er ist von Alter, psychischem Stress, körperlichen Erfordernissen, gesundheitlichem Zustand etc. abhängig. Wie gesagt: Vitamine sollten reichlich vorhanden sein!

Vitamine können also mit Werkzeugen oder mit Geld verglichen werden: Ein Mechaniker sollte genügend Schraubenschlüssel, Schmiermittel und Ersatzteile zur Verfügung haben, denn sobald irgendetwas (und sei es nur ein Baustein) fehlt, kann er nicht weiter arbeiten... Mit Geld verglichen ist es immer eine Erleichterung, wenn man nicht knapp dran ist, sondern einen gewissen Überfluss hat. Ähnlich wie eine Person mindestens eine unangenehme Anspannung fühlt, wenn sie über zu wenig Geld verfügt, so geht es dem Körper in der vergleichbaren Vitamin-Mangel-Situation. In beiden Fällen wird man auf die Dauer mit einem Mangel nicht überleben.
Es ist modern, dass in Medien von Zeit zu Zeit Propaganda gegen Vitamine gemacht wird; man darf sich davon nicht irritieren lassen, und man sollte stets bedenken, wer über die Medien verfügt und bestimmt, und wer von solcher Propaganda profitiert.

Basisregeneration

Abschnitt B, Kapitel 6 (B6)

Die Basisregeneration ist ein elementarer Baustein, wenn es darum geht, die Gesundheit zu verbessern und die Heilfähigkeit wiederherzustellen.
In der Basisregeneration werden die bisherigen Kapitel des Abschnittes B zu einer sinnvollen Therapie zusammengeführt.
Die Basisregeneration heißt also so, weil sie den Organismus wieder grundlegend (von der Basis her) auf die Beine stellt. Sie stellt die Selbstheilungskräfte wieder her.
Sie heißt auch deswegen so, weil sie in den *grundlegenden* Stoffwechsel der Energiegewinnung[58] eingreift und diesen wiederherstellt.

Die Basisregeneration, so wie ich sie hier beschreiben werde, ist eine Routine-Behandlungsform, darf es aber eigentlich nicht sein; grundlegendes Verständnis muss immer dabei sein, damit man seine Maßnahmen variieren kann, um den individuellen Erfordernissen des Patienten gerecht zu werden. Man kann das von mir gegebene „Rezept“ als Muster hernehmen, aber eine wirkliche Basisregeneration muss natürlich stets individuell abgestimmt sein und sich nach der Anamnese[59] richten. Es sollte immer zuerst beim Patienten hinterfragt werden, wie sich die Krankheit aller Wahrscheinlichkeit nach entwickelt hat und wie sie konstruiert ist, so dass der Behandler einige zusätzliche Schritte einbauen oder die Basisregeneration, so wie ich sie beschreibe, ein wenig abwandeln muss.
Die Basisregeneration ist als Therapie vor der Therapie zu gebrauchen (Kapitel B1). Mein Vorschlag sind 3 Schritte:

---

58 Siehe Skizze in Kapitel B2

59 Anamnese: Aus dem Griechischen, bezeichnet die ärztliche Befragung aus der Erinnerung über das Leben des Patienten.

1) Ernährungs-Korrektur (B2). Wie an früherer Stelle geschildert, habe ich die Basisregeneration entwickelt, weil eine echte Ernährungskorrektur für die meisten Patienten gleich zu Anfang ein zu großer Schritt gewesen wäre. Daher war und ist es meine einzige Forderung, den Industriezucker wegzulassen (B4). Meistens haben die Menschen diesen konsumiert, wodurch es zu schlechten Verhältnissen im Darm und zu Mängeln an Vitaminen, Mineralien oder anderen solchen essentiellen Substanzen gekommen ist. Die Folge sind ein Absinken der Gesundheit und eine Unfähigkeit des Organismus, die notwendigen Maßnahmen zu vollführen, damit Gesundheit aufrecht erhalten oder wiederhergestellt werden kann. Man verlangt also, dass der Patient jeden künstlichen Zucker (Industrie-Produkte) weglässt und sich mittels dem ernährt, was draußen wächst! Hier empfehle ich also keine riesige Umstellung, weil die Patienten, die neu in die Praxis kommen, üblicherweise nicht sehr bereit sind, große Umstellungen vorzunehmen. Die anderen beiden Maßnahmen sind ohnehin so wirkungsvoll, dass es meistens ausreicht, wenn sie nur den Zucker weglassen, um schöne rasche Erfolge mit dieser einfachen Behandlungsmaßnahme zu erzielen; diesbezüglich bin ich aber kompromisslos!
2) Vitamine und Mineralien, Nahrungsergänzung aus dem Kapitel B5. Da es zu Mängeln gekommen ist, kann man nicht warten, bis diese mit einer halbwegs besseren Ernährung irgendwann beseitigt sein werden; durch moderne Ernährung wird das lange nicht passieren. Außerdem leiden die meisten Patienten unter Energiemangel, und daher sind Punkt 2 und 3 jetzt unbedingt notwendig geworden, wenn man rasch etwas erreichen möchte. Punkt 2 besteht also aus den Gaben von reichlich Vitaminen und Mineralien (Nahrungsergänzung). Es gab einen jahrelang provozierten Mangel, daher füllen wir diesen jetzt reichlich auf. Außerdem hat der Körper zum

Zwecke einer Regeneration durch den Punkt 3, die Spritze, einen deutlich erhöhten Bedarf, weil Reparatur-Vorgänge angekurbelt werden. Also: Vitamine: Breit gefächert, hoch dosiert, wie oben beschrieben, Magnesium ebenfalls.

3) Eigenblut-Injektionen (mit Ozon)[60]. Jahrelang provozierte Zustände bewegen sich nicht leicht. Mit anderen Worten: In fortgeschrittenen Zuständen könnte man sogar ausreichend Vitamine geben, aber es tut sich nur wenig. Man kann sie sozusagen oben hineinschütten, und sie kommen unten wieder heraus... Das wäre also unzureichend, daher geben wir jetzt Eigenblut-Injektionen mit Ozon. Das kann durchaus mit einem Starter verglichen werden, der einen Motor erst in Schwung bringt, denn der Motor startet nicht von selbst. Man bringt damit die Mitochondrien (kleinen Energie-Produktions-Maschinchen in den Zellen) zu voller Funktion. Betrachten wir die Skizze aus dem Kapitel B2. Es gilt, diese ideale Energiegewinnung wieder anzukurbeln – und das bewerkstelligen wir mit einer kleinen Serie dieser Injektionen. Speziell wenn Müdigkeit vorliegt, merken die Patienten nach 1 - 3 Spritzen, wie sie wacher, lebendiger werden und sich wohler fühlen. Sie brauchen dann auch den Zucker nicht mehr, weil sie die Energie nun aus normaler Nahrung selbst herstellen können und keinen Aufputsch mehr benötigen[61]. Bei Kindern und Jugendlichen mache ich diesen Punkt 3 nicht, denn sie regenerieren viel schneller; ich bestehe jedoch relativ kompromisslos auf Sport (als Punkt 3) und die anderen beiden Punkte.

Man a) merzt die Hauptfehler aus, b) füllt die Mängel auf und c) kurbelt die Heilkräfte an! Wenn ein Therapeut dies anstelle von c)

---

60 Das genaue Verfahren wird am Ende des Buches beschrieben.

61 Eine genaue Beschreibung, wie die Eigenblut-Injektionen mit Ozon gemacht werden können, finden Sie am Ende des Buches.

auf andere Weise erreicht, soll es mir recht sein. So bringt man dem Organismus üblicherweise die Heilfähigkeit zurück und verbessert den Allgemeinzustand deutlich. Nach etwa 3 Wochen (= sechs Spritzen) geht es dem Patienten meist stabil besser. Fällt er wieder ab oder verbessert sich nicht, hat man etwas Wichtiges übersehen, oder der Patient nimmt Psychopharmaka: Das stumpft ihn ab und er „fühlt nichts". Oder es gibt eine Situation im Leben, etwa eine Person oder ein untragbarer Umstand, was dem Patienten das Leben schwer macht. Oder die Person konsumiert den Zucker weiter...

Wie auch immer: Normalerweise funktioniert es gut, aber selbstverständlich gibt es auch Therapieversager, die allerdings Gründe haben, die man suchen muss.
Nebenwirkungen sind auch möglich. Wenn Auto-Immunprozesse vermutet werden, lasse ich meist das Ozon weg, es genügt ein Gemisch von homöopathischen Mitteln mit Eigenblut, das ich ohne Ozon (nur mit Luft) aufschüttle[62]. Diese Form ist schwächer und muss daher öfter gemacht werden; die Verbesserung ist langsamer und nicht so deutlich aber trotzdem stabil. Oder ich injiziere von den etwa 10 Millilitern der Spritze mit Blut plus Ozon nur 2 oder 3 ml, um zu sehen, ob es negative Reaktionen gibt. Diese wäre extreme Müdigkeit für einen Tag, aber deutliche Verbesserung am zweiten oder dritten Tag. Wenn die Verbesserung vorhanden ist, mache ich damit weiter, indem ich ein wenig steigere. Wenn es nur eine Verschlechterung gibt, vielleicht sogar mit Herzklopfen, riskiere ich es nicht mehr, sondern mache ohne Ozon weiter. Bei Auto-Immun-Prozessen kommt das Problem aus dem Immunsystem selbst, daher darf dieses nicht in so allgemeiner Weise angekurbelt werden, wie es mit Eigenblut mit Ozon geschehen würde, denn man würde damit natürlich auch den verirrten, erkrankten Teil des Immunsystems ankurbeln.
Bei Schilddrüsen-Überfunktion (die auch unbekannt oder in verschleierter Form vorliegen kann – nämlich ohne erniedrigtes TSH im

62 Das genaue Verfahren wird am Ende des Buches beschrieben.

Blutbefund) sollte man ebenfalls das Ozon weglassen, weil das System damit zu viel angekurbelt werden kann, die Patienten zittrig werden und nicht schlafen können (Symptome einer Überfunktion der Schilddrüse). Sollte nach einer Injektion solch eine Reaktion vorliegen, so wartet man ein paar Tage ab; dann sind diese Symptome spätestens vorbei. Man macht aber nicht weiter, sondern macht die kleinen Eigenblut-Injektionen ohne Ozon. Das sind die einzigen Nebenwirkungen, die ich beobachtet habe.

Das ist also die Basisregeneration. Ich bin stolz darauf, weil ich sie für eine geniale Erfindung halte. Sie verbessert sehr grundlegend die Gesundheit und das Allgemeinbefinden. Man kann sie fast immer mit Gewinn anwenden, speziell bei Müdigkeit, Erschöpfung, Schlafschwierigkeiten, Migräne etc. Sie dient dazu, eine Person wieder über den Strich zu bekommen, also aus einem gesundheitlichen Minus heraus in das erwünschte Plus, wo Reparaturen wieder stattfinden können und die Dinge dazu neigen, von selber besser zu werden.

Man sollte sie daher – wie schon mehrfach erwähnt - bei jeder chronischen Erkrankung in irgendeiner Weise als ersten Schritt durchführen, was wir dann als „Therapie vor der Therapie" bezeichnen, damit der Organismus wieder in die Lage versetzt wird, Heilung durchführen zu können!

Grundmaßnahmen, Standard-Befragung

Abschnitt B, Kapitel 7 (B7)

Ein Organismus kann von sich aus gar nicht anders, als gesund zu sein. Es muss daher der Patient selbst etwas getan oder unterlassen haben, um Krankheit zu verursachen.

Dies ist ein großes Wort gelassen ausgesprochen, das vielleicht nicht jeder gerne hört. Ich ersuche Sie als Therapeuten sehr, sehr eindringlich, diese beiden obigen Sätze voll in Ihr Bewusstsein aufzunehmen und diesen Umstand als Maxime für Ihre praktische Tätigkeit zu übernehmen, auch wenn es so nicht immer stimmt. In der Regel stimmt es aber, und die Maxime ist für den täglichen Gebrauch verwendbar. Suchen Sie als erstes danach, was der Patient im Leben falsch macht und korrigieren Sie dies, bevor Sie etwas anderes machen[63]! Die Ausnahmen sind eher selten, und wenn, dann handelt es sich anstelle von Fehlern des Patienten um medizinische Behandlungen (Medikamente, Zahnbehandlungen...) oder um Impfungen oder Gift-Expositionen, die die Gesundheit untergraben haben. Dennoch: Ohne solche Fehler kann der Organismus nicht anders als gesund zu sein, wenn nicht angeborene Fehler vorliegen. Das sollte man verinnerlichen. Es MUSS etwas falsch gelaufen sein, und das gilt es herauszufinden.

Für einen sehr aufmerksamen Leser ist dieses Kapitel ein wenig überflüssig, denn er hat bereits aus dem bisher Gesagten verstanden, was ich hier noch einmal hervorheben möchte. Ich tue dies, um einen Automatismus zu durchbrechen, dem wir Ärzte seit langem unterliegen; wir sind sozusagen in die Falle des „Medikamentendenkens" gegangen. - Auch die meisten „alter-

---

63 Dies gilt natürlich nicht für genetisch bedingte Krankheiten und einige sonstige seltene Ausnahmen

nativen" Ärzte oder Ganzheitsmediziner beginnen nämlich automatisch zu therapieren, wenn ein Patient sie aufsucht, so wie es die Schulmediziner machen. Sie verwenden dann zwar „natürliche" Mittel, aber es ist egal, welche man nimmt, man hat einen wesentlichen Schritt vergessen. Wenn sie so handeln, vergessen sie die Therapie vor der Therapie und die Korrektur von Fehlern. Auch Patienten denken, dass sie als erstes eine Behandlung brauchen, denn es liegt ihnen fern, den Fehler bei sich oder bei früheren Behandlungen zu suchen. Daher ist es sehr wichtig, sich von diesem Automatismus zu lösen. In diesem Kapitel nenne ich sie die *Grundmaßnahmen* und ich betone hier mehr das praktische Vorgehen.

Es muss nämlich nicht immer die Basisregeneration sein und oft hat man nicht die Gelegenheit, sie so durchzuführen, wie ich sie beschrieben habe. Deswegen auch dieses Kapitel (B6b) unmittelbar nach der Basisregeneration (B6a). Man muss also wenigstens als aller erstes – quasi als Therapie vor der Therapie - die Grundmaßnahmen durchführen, weil stets irgend etwas korrigiert werden muss, bevor Heilung eintreten kann. Denn wenn ein Organismus nicht anders kann, als gesund zu sein, dann MUSS etwas geschehen sein oder der Patient etwas getan oder unterlassen haben, damit er krank geworden ist. Ohne diese Korrekturen mit „Therapien" zu beginnen, ist unlogisch und führt dazu, dass keine oder nur schwache Verbesserungen stattfinden bzw. diese nicht lange anhalten und die Patienten bald in den Zustand zurückfallen, mit dem sie ursprünglich zur „Therapie" gekommen sind.

Die Standard-Befragung

Wie findet man die Faktoren, die bei den Grundmaßnahmen behandelt werden müssen? Man kann sie meistens erfragen.
Zu welchem Zweck befrage ich einen Patienten? Was möchte ich herausfinden?
Ich erinnere Sie an die Maxime (Kapitel A9): „Ein und dieselbe Krankheit kann von vollständig unterschiedlichen Ursachen her-

rühren". Das bedeutet, dass Sie als Therapeut eine Krankheit vor sich haben, deren Ursachen Sie erst herausfinden müssen. Etwa das Rheuma der einen Person rührt von ganz anderen Ursachen her, als das Rheuma der anderen Person.
„Rheuma" (oder was auch immer Sie vor sich haben) ist also keine Diagnose. Und es ist natürlich völlig irrig, zu sagen, das man „Rheuma" so und so zu behandeln hat, oder jungen Ärzten beizubringen, „wie man Rheuma behandelt"; das haben wir schon besprochen. Denn wenn man es heilen möchte, muss man es natürlich individuell unterschiedlich behandeln und vorher alles Mögliche hinterfragen.
Was macht man also in der Befragung des Patienten? – Was möchte man herausfinden und wie geht man daher vor?
Mein Vorschlag: 1) Man fragt den Patienten, weswegen er zu Ihnen kommt und lässt ihn alles erzählen, was er Ihnen erzählen möchte. 2) Wenn das erledigt ist, dreht man sozusagen den Spieß um, indem man es beinahe völlig egal sein lässt, weswegen er gekommen ist oder was er für eine „Krankheit" hat, sondern man lässt sich die Lebensgewohnheiten erzählen und durchforscht die Vergangenheit nach schweren Fehlern, nach Krankheiten und speziell deren Behandlungen, nach Befindlichkeitsstörungen, nach medizinischen Medikamenten, nach Giftbelastungen, Berufsbelastungen, Impfungen, etc. etc. Speziell ist von Interesse, was VOR dem Ausbruch der jetzigen Erkrankung stattgefunden hat.
Dann setzt man das Erfahrene mit den Krankheitserscheinungen des Patienten in Bezug und versucht zu erfassen, wie es zu dieser Krankheit gekommen sein mag, indem man all das in die Erwägungen einbezieht, was in den ersten zwei Abschnitten besprochen wurde.

In der Ausbildung zum Arzt lernen wir, eine Anamnese durchzuführen, wo wir eigentlich mehr oder weniger die Krankengschichte notieren und erfragen, was für Erkrankungen in der Familie vorhanden waren. Neuerdings wird Wert auf eine „Sozialanamnese" gelegt; soll mir alles recht sein... Das alles interessiert mich etwas weniger, speziell darf diese Erhebung nicht nur reine Routine „fürs Protokoll“ sein!

Worauf ich Sie als Therapeuten speziell hinweisen möchte, und was auch der Patient selber ohne Arzt bei sich überprüfen kann, ist folgendes: Da ein Körper von sich aus nicht anders kann als gesund zu sein, und da daher der Patient etwas tun oder unterlassen haben muss, damit Krankheit auftritt, muss man dahingehend Fragen stellen, was seine Gesundheit unterminiert haben könnte. Wir wissen nun, dass es beinahe egal ist, welche Krankheit sich entwickelt hat, wir suchen nach dem, was die Gesundheit untergraben hat. Das ist sehr einfach, denn wenn man die obigen Prinzipien kennt (den ersten und zweiten Abschnitt dieses Buches), kann man die vom Patienten nun erhobene Lebensführung sofort mit einer „idealen Lebensführung“ in Vergleich setzen.

Natürlich fängt man mit der Ernährung an. Das ergibt natürlich einige Fakten, die der Patient verbessern könnte, und jetzt braucht man nur zu überprüfen, ob die möglichen Korrekturen jene Beschwerden beheben würden, wegen welcher der Patient zu Ihnen gekommen ist. Das ist natürlich umso leichter, je mehr Erfahrung man als Therapeut hat.

Dazu gehört auch, sich zu vergewissern, ob es wurzelbehandelte Zähne, Zahnherde oder chronische Zahnfleischentzündungen gibt, ob der Patient viel Amalgam (Quelle für Quecksilberbelastung) im Mund hat oder hatte und ob er anderen Giften oder Schwermetallen ausgesetzt gewesen ist. Auch wegen vergangener Infektionen, die vielleicht nie wirklich ausgeheilt sind, muss man Fragen stellen, und auch nach Impfungen oder Antibiotika-Behandlungen. So macht man sich ein Bild.
Natürlich ist die Ernährung ein wichtiger Punkt. Zu mir muss der Patient immer eine Mitschrift über sein Essen und Trinken der letzten 4 Tage mitbringen, denn mündlich wird er es immer beschönigen. Außerdem passiert es nicht selten, dass er sich beim

Aufschreiben bereits selbst ertappt, was er da alles zu sich nimmt! Vergessen Sie dabei nicht zu hinterfragen, ob er seine Gewohnheiten in den letzten Monaten oder Jahren nicht vielleicht verändert hat; auch was er früher gemacht hat, ist wichtig. Man kann einen Vitaminmangel oder einen geschädigten Darm mit diesen Informationen ganz gut „über den Daumen" abschätzen.
Auch dürfte es wichtig sein, wie man aufgewachsen ist, denn in der heutigen Zeit „ernähren" sich Kinder von Süßgetränken, Fast Food, Milchschnitte und Gummibärli. Damit wissen Sie auf einen Schlag, dass der Patient von vornherein ein geschädigtes Mikrobiom hat (zu wenige und falsche Darmbakterien) sowie einen geschwächten Darm und ein geschwächtes Immunsystem, auch wenn er von dieser Seite nie Beschwerden gehabt hat!
Ob man nun „den einen auffälligen Fehler" (wie etwa 10 Kaffee pro Tag zu trinken, zu wenig Schlaf, ...) ausmachen kann oder nicht - die Grundmaßnahmen bestehen in unserer westlichen Zivilisation grundsätzlich fast immer aus: Die erhobenen Fehler ausmerzen (sofern wichtig oder maßgeblich), Ernährungskorrektur(B2), Zucker ausschalten (B3), Darmsanierung (B4) und Vitaminen als Nahrungsergänzung (B5), möglicherweise auch aus Sport, worauf ich im folgenden Kapitel kurz eingehen werde.

Sehen Sie: Es ist egal, welche Symptome der Patient entwickelt hat; darauf kommt es nicht an! Man muss sich vollkommen von dem Denken lösen: „Wie behandelt man XY (Krankheit)?" – und hinübergehen zu dem Denken: Was muss ich bei diesem Patienten korrigieren? Denn Sie behandeln den „grundlegenden Gesundheitszustand" und verschieben ihn nach links (Kapitel A3). Die aufgesetzten Symptome sind dabei nicht egal, aber sekundär.

In der Durchführung der Grundmaßnahmen sollte man als Arzt oder Behandler sehr bestimmt sein und keine Kompromisse erlauben. Patienten brauchen eine straffe Führung. Das bedeutet überhaupt nicht, dass man es etwa in barschem Ton tun soll, sondern freundlich und bestimmt; aber ohne Kompromisse, sonst geht es nicht. Bedenken Sie, dass sie es FÜR den Patienten tun, und genau das wird er anerkennen und es daher sehr wohl gut akzeptieren! Sollte er zum Beispiel darüber protestieren, weil er den Zucker vollständig meiden soll, dann seien Sie sich darüber bewusst, dass dies genau ein Zeichen dafür ist, wie notwendig und berechtigt diese Maßnahme ist! Kompromisse sind vollständig fehl am Platz, selbst wenn er jammert oder zetert.

Noch etwas möchte ich Ihnen auf den Weg mitgeben: Wir haben jetzt einige Routinen besprochen, aber eigentlich dürfen es keine Routinen sein, sonst verlieren sie ihren Sinn. Nein, die korrekte Vorgehensweise ist es, genau zu „schauen". Man kann mit seinem Wissen sozusagen in die Krankheit „hineinkriechen" und einfach zu erfassen versuchen, was los ist. Nicht selten ist es mir passiert, dass ich auf Lösungen gekommen bin, als ich es so gemacht habe. Natürlich darf man nicht zu weit gehen und sich „anstecken", sondern man arbeitet mit Interesse und dem Verständnis von Zusammenhängen.

Ich habe dieses Kapitel zwar an den Arzt adressiert, aber alles gilt genauso für einen Patienten, der sich selbst gesundmachen möchte. Als Patient kann man mitunter sogar erwarten, mit diesen Maßnahmen - klug umgesetzt - von vielen Krankheiten geheilt zu werden, selbst wenn es eine Weile dauert. Er kann sich auch weiterbilden (ohne verwirrt zu werden), und eigene Überlegungen anstellen. Ein Betroffener hat seine eigene Realität und kann diese daher auch innerhalb seines Universums umsetzen. Oft würde ein Arzt den Kopf über solche verschrobenen Gedanken schütteln; aber das kann einem völlig egal sein, denn man kann sich auch selber aus einer misslichen Lage befreien! Wenn das nicht geht oder wenn man unsicher ist, wird man eine Beratung brauchen, speziell wenn der Darm nicht gesund ist und man über Ernährung mehr wissen muss, oder wenn man den Verdacht hat, an Schwermetallen oder modernen Umweltgiften zu leiden oder versteckte bzw. nicht ausgeheilte Infektionen in sich zu tragen. Dann braucht man einen

kundigen Arzt. - Aber ansonsten kann man eigentlich alles selber machen.
Ich habe dieses Kapitel auch für den Fall angefügt, wenn man keinen Arzt zur Hand hat, der eine Basisregeneration zur Anwendung bringen kann. Dann kann sich ein Patient mit solchen Grundmaßnahmen selber helfen.

Sport

Abschnitt B, Kapitel 8 (B8)

Natürlich gehört der Sport bzw. ausreichende körperliche Bewegung zu den Grundmaßnahmen. Sowohl zum Gesundbleiben als auch zum Gesundwerden ist es notwendig, den Körper ausreichend anzustrengen. Man kann nicht erwarten, dass bei einem lebenden Organismus alles gut bleibt oder gut wird, wenn er inaktiv ist, und wenn lediglich „Therapie von außen" gemacht wird.
Genauso, wie es wichtig ist, dass die Person selbst mit ihrer geistigen Macht ihrer Eigeninitiative nicht passiv bleibt, ist es ebenso elementar in einer Gesundheit bringenden Behandlung, dass der Organismus nicht passiv bleiben darf, sondern angemessen gefordert werden muss.
Dem liegt zugrunde, dass die Beschaffenheit eines Organismus aus den Anforderungen resultiert, die man ihm zumutet. Die gesamte Entwicklungsgeschichte aller Organismen richtet sich nach diesem Grundsatz. Wer rastet, der rostet, und wer nicht rosten will, muss seinen Körper bewegen.

Zum etwas besseren Verständnis: Eine lebendige Struktur richtet sich danach, was man von ihr verlangt. Wenn man faul herumsitzt, wird sich Krankheit, Verfall und schlechtes Funktionieren von Organen einschleichen.
Wenn man will, dass der Körper gut funktioniert, muss man dies von ihm verlangen, wozu er gebaut ist, indem man ihn benützt und dadurch gutes Funktionieren und Gesundsein einfordert. In jeder Geschäfts-Organisation würden sich Schlendrian, Schlamperei und alles Mögliche (vergleichbar mit Krankheiten) einschleichen, wenn die Organisation nicht stets gefordert wäre, möglichst viele und möglichst gute Produkte hervorzubringen und rasch zu liefern.
Das Sprichwort sagt, dass man ein Pferd nicht im Stall stehen lassen darf. So ist es auch beim Menschen. Behandlungen funktionieren oft nur dann gut, wenn der Patient seinen Körper ausreichend

gebraucht, indem er Sport betreibt, ihn ein wenig fordert und angemessen auftrainiert.

In der Medizin ist das durchaus bekannt, indem man etwa derartige Rehabilitationen nach Herzinfarkt eingerichtet hat oder auf anderen Gebieten Physiotherapeuten beschäftigt. Aber man darf nicht übersehen, dass bei jeder Wald- und Wiesenerkrankung eine Steigerung der Funktion notwendig ist, wenn körperliche Dinge in Ordnung kommen sollen. Auch der Darm, wenn er an der Halbgesundheit oder der Erkrankung beteiligt ist, wird durch Laufen in Bewegung gebracht, durchlebt und durchblutet, so dass er sofort gesünder wird.
Wir neigen dazu, a) zu glauben, dass Behandlungen von außen kommen müssen, bzw. dass Patienten von uns Ärzten verlangen können, das Leiden zu *be*handeln, wobei sie selber inaktiv bleiben, und b) haben wir uns an den falschen Blickpunkt gewöhnt, dass der Köper ein Stück Materie sei, das bearbeitet werden müsse, wie ein Bildhauer eine Figur, oder so ähnlich. Aber so ist es nicht! Es ist vielmehr so, dass die Figur belebt ist, Reparatur-Mechanismen in sich eingebaut hat und in ihr eine hohe Fähigkeit zur Gesundheit schlummert. Diese muss gefördert, angekurbelt oder überhaupt erst wachgeküsst werden...

Angemessener Sport sollte also in fast jedem Behandlungspaket enthalten sein, das man erstellt, vielleicht nicht gleich am Anfang, um den Patienten nicht beim ersten Mal zu überfordern. Oft ist es aber auch notwendig, dem Patienten „einen Tritt in den Hintern" zu geben, damit Ihre Therapie Früchte trägt, speziell bei Jugendlichen.
Laufen ist das Natürlichste, aber wegen geschädigter Gelenke manchmal nicht möglich. Dann eben anders...

Was bedeutet „Laufen"? - Wenn man beginnt, zu laufen, sollte man das entspannt und langsam tun, etwa in einer solchen Weise, dass man mit einem Nachbarn sprechen könnte, der nebenher läuft. In diesem Fall heißt „laufen" nicht „eilen" sondern eher „trotten".

Kommt man außer Atem, kann man selbstverständlich ein Stück gehen, bis man sich erholt hat, um dann wieder in den Lauf-Trott zu verfallen. So sollte man vorgehen, wenn möglich täglich. Wenn man sich schwer tut, seine Gewohnheiten zu ändern, sollte man es sich so einrichten, dass man eine bestimmte Uhrzeit dafür bestimmt und sich weitgehend daran hält. Sollte man einmal etwas anderes vorhaben, so macht das dann natürlich nichts, wenn der Sport das eine oder andere Mal ausfällt. Wenn man es sich jedoch nur zweimal pro Woche vornimmt, so wird man es leider sehr bald wieder sein lassen…
Wenn sie im bisherigen Leben faul gewesen sind, so bedeutet so ein Beschluss zum Sport einen bedeutsamen Einschnitt. Ihr Organismus wird es Ihnen danken, und Ihre Gesundheit und Ihre Lebenserwartung werden erheblich steigen!

Spezielle Therapien

Wie Sie bisher gesehen haben, wurde bei der Wiederherstellung eines Patienten den Grundlagen, der Basisregeneration und der „Therapie vor der Therapie“ große Bedeutung beigemessen. Dies geschieht natürlich aus dem einfachen Grund, dass ihnen in der heutigen Medizin gar keine Bedeutung beigemessen wird und weil genau aus diesem Grunde die Leute mit chronischen Krankheiten krank bleiben.

Auch wenn es wesentlich ist, zuerst diese Dinge in Ordnung zu bringen, muss ich natürlich zugeben, dass nicht selten darüber hinaus andere Therapien gemacht werden müssen. Nachdem wir unsere Beachtung der Wichtigkeit der Grundlagen gezollt haben – und nachdem wir im Ablauf der Dinge die „Therapie vor der Therapie“ gemacht haben – können wir zur eigentlichen Behandlung schreiten, die wir Therapie nennen, wenn von der Krankheit noch etwas übrig geblieben ist.
Die nun folgenden Therapien sind individuell und richten sich

zumeist nach einer Vermutungs-Diagnose. Manche ganzheitlich orientierten Ärzte machen darüber hinaus diagnostische Verfahren, die einen weiterbringen, oder Austestungen von Medikamenten oder was auch immer... Das ist etwas sehr Gutes, WENN sie nicht auf die Grundlagen bzw. die Therapie vor der Therapie vergessen! -

Mit bloßen Therapien (ohne Grundlagen) kann man keine Gesundheit erreichen, aber auf der anderen Seite kann man mit den bloßen Grundlagen eine stabile Verbesserung oder gar Ausheilung erzielen. Aber man kann damit natürlich keine Schwermetalle ausleiten, kann keine Impfschäden bearbeiten, keine Verkalkungen entfernen und derlei Dinge. Das meine ich dann mit „Spezielle Therapien", die nach den Grundlagen gemacht werden müssen oder zum Teil schon in diese bereits eingebaut werden können.

Ich muss gestehen, dass ich selbst nie viel Freude an Detailarbeit gehabt habe, daher habe ich mich nicht hingesetzt und getestet und getüftelt und bin nicht ins Detail gegangen. Das ist eine sehr persönliche Sache, denn ich war von meiner Grundeinstellung oder Hingebung, von meiner inneren Zielsetzung weniger ein Arzt als vielmehr ein Lehrer. Ich wollte immer anderen beibringen, was ich wusste. Man könnte sagen, dass ich den Beruf verfehlt habe, aber man kann auch als Arzt in gewisser Hinsicht ein Lehrer sein.

In diesem Sinne möge man auch dieses Buch verstehen, nämlich als Weitergeben meines Wissens, in dem Bewusstsein, dass es natürlich nicht alles ist und dass man andere Bausteine dazu fügen wird müssen, speziell was die Detailarbeit betrifft. Auch liegen meine Qualitäten offenbar darin, etwas auf seine Grundsätze zurückzuführen oder solche gar neu zu formulieren, denn nichts hat mich so abgestoßen wie unverständliche Kompliziertheiten oder Vielfältigkeiten ohne gemeinsame Nenner und grundlegendes Verstehen. So ist dieses Buch zu verstehen.
Aber da ich Detailarbeit hasste, gab ich mich auch zumeist damit zufrieden, den Patienten eine deutliche Besserung zu geben. Das

war zumeist ohnehin viel mehr als was sie in ihrer bisherigen Krankheitskarriere erreicht hatten.
Wenn es Ihnen jedoch um die Forschung nach weiteren Ursachen geht, habe ich mich kaum in übermäßiges Suchen gestürzt, sondern habe mich hauptsächlich auf die „Anamnese" gestützt. Das bedeutet, dass ich die Antworten auf meine restlichen Fragen im Gespräch mit dem Patienten gesucht habe, ähnlich wie im Kapitel A9 bei den beiden jugendlichen Polyarthritis-Fällen getan und wie ich es im Kapitel B7 beschrieben habe. Freilich habe ich zuweilen weitere Tests benötigt, aber suchen Sie einmal etwas in einem großen Wald! Da muss man schon Anhaltspunkte haben – und die bekommt man nach meiner Erfahrung beim Patienten. Oft kommt man nur durch eine beiläufige Erwähnung auf die Spur, meistens durch gutes Hinterfragen.
Das war meine Methode, aber hier weise ich darauf hin, dass es viele und gute Methoden gibt, hier in der Detailsuche weiter zukommen! Dafür sind andere Autoren und andere Erfindungen zuständig. Es ist auch zu erwarten, dass dieses Feld immer weiter fortschreitet, es neue Entwicklungen und Erfindungen geben wird, weswegen meine stetige Betonung auf die „Therapie vor der Therapie" in der Zukunft auch weiterhin nicht an Bedeutung verlieren wird.
Wenn man meine Denkungsweise hier weiterverfolgt, stellt man - nachdem man also seine Grundlagen gut kennt - eine Art Vermutungsdiagnose. Diese braucht man dem Patienten gar nicht zu sagen, denn sehr gern fixieren diese sich darauf. Oft kommt jemand und sagt etwa: „Ich habe eine Quecksilbervergiftung, bitte helfen Sie mir!", weil irgendjemand das zu ihm gesagt oder er darüber gelesen hat. Und nun ist er so fixiert darauf, dass es einem nicht gelingt, ihn davon zu überzeugen, den Zucker aus der Nahrung wegzulassen oder derlei Dinge aus den Grundlagen. Dann muss man ihm womöglich die Quecksilber-Entgiftung machen und ihm die wahren Ursachen seiner Krankheit als „Zusatzbehandlung" verkaufen...

Meine bisherigen Ausführungen betreffen also hauptsächlich Krankheiten, die von selber ausheilen können und bei welchen man nur die richtigen Dinge machen muss, damit der Organismus dann von selber Heilung vollbringen kann. Bei speziellen Erkrankungen wie Krebs, schwerer Arterien-Verkalkung und diversen anderen Erkrankungen gibt es natürlich spezielle Therapien, die ich im dritten Teil des Buches unter den Stichworten ansprechen werde und von denen ich einige am Ende dieses Buches beschreiben werde. Auf weitere spezielle Therapien einzugehen, hat auch deswegen wenig Sinn, weil es stets Fortschritte gibt und ich Ihnen jetzt etwas nennen würde, was morgen out und überholt ist. Diese Dinge werden Sie jedoch – im Gegensatz zu den Grundmaßnahmen - im Internet, in Büchern, Fachbüchern oder bei anderen Ärzten finden. Leider werden Sie im Internet nicht erfahren, wie wertvoll oder wertlos diese Angebote sind, weil sie angepriesen werden; ihren wahren Wert müssen Sie dann bei einem kundigen Arzt erfragen. Auf jeden Fall ist es meist nicht sinnvoll, in die Breite zu gehen, nämlich tausenderlei Dinge zu tun, um gesund zu werden, sondern es ist besser, die einfachen und richtigen Maßnahmen mit Konsequenz durchzuziehen.

Ratschläge an den Therapeuten der Zukunft

Bevor ich zum vielfältigen Abschnitt C dieses Buches übergehe, möchte ich noch ein paar Bemerkungen an einen Therapeuten der Zukunft richten. Speziell sind die Ratschläge an einen jungen Arzt gerichtet, der so etwas machen möchte, was ich gemacht habe. Ich glaube aber, dass es auch für Patienten nicht uninteressant sein wird, das zu lesen.

Als erstes möchte ich Sie darauf aufmerksam machen, dass sich unser Beruf wesentlich von vielen anderen Berufen unterscheidet: Wir haben nämlich meist kein vollständiges Knowhow in der Hand!
Was meine ich damit? Wenn ein Zimmermann etwa einen Dachstuhl zimmern soll, so weiß er alles, um ihn zu bauen, also sein Ziel zu erreichen. Ein Ingenieur kann eine Brücke, ein Baumeister ein Haus bauen, ein Koch kann kochen, und ein Automechaniker kann ein Auto reparieren. Überall dort ist vollständiges Knowhow vorhanden, um ein korrektes und wiederholbares Resultat zu erhalten. Bei uns jedoch nicht; wir können nicht in jedem Fall und routinemäßig die gewünschten Resultate (Gesundheit) erzielen, was chronische Krankheiten anbelangt. Selbst wenn man sich manchmal zunächst sicher ist, dass man einem Patienten helfen kann, so gibt es dennoch unzählige Variable, die einem einen Strich durch die Rechnung machen können.

Dieser Umstand (dass unser Knowhow unvollständig ist) bringt uns natürlich in die problematische Situation, dass wir nie sicher sein können, ob wir helfen werden, aber er bringt uns überdies gegenüber uns selber (in unserem eigenen Leben) in eine empfindliche Lage, denn es kann nur jemand glücklich sein, der Erfolg hat. Mit anderen Worten: Kompetenz ergibt sich daraus, dass man das Knowhow (wie man etwas macht) besitzt - plus die Fähigkeit, es korrekt anzuwenden. Man muss es also a) kennen, b) anwenden *können*. Überdies ist man natürlich erst dann wirklich

kompetent, wenn man es lange genug und oft genug erfolgreich angewandt hat, so dass man sich sicher sein kann, es jeden Tag zur vollständigen Zufriedenheit aller anstandslos zur Anwendung bringen zu können.
Wenn man auf diese Weise wirklich kompetent ist, kann man ruhig schlafen, kann mit anderen ehrlich umgehen, das Leben wird unkompliziert, einfach und erfolgreich.

In der Medizin jedoch gibt es nur wenige Teilbereiche, auf welche das Obige zutrifft, nämlich etwa Geburtshilfe, Zahnmedizin, Orthopädie oder Chirurgie. Auch Ärzte, die sich auf Diagnose-Verfahren allein spezialisiert haben (z.B. Röntgenologen) können nicht viel falsch machen. In diesen Fächern gibt es so etwas wie ein bestimmtes Knowhow, das routinemäßig zum Erfolg führt.
Wenn man sich jedoch auf das Gebiet der Heilkunde von chronischen Krankheiten wagt, so muss man eine Formel finden, durch die man dennoch schlafen kann, auch wenn man nicht immer – oder sogar nur selten - durchschlagend helfen kann; diese Formel muss ich Ihnen sagen, zumindest meine persönliche Lösung dafür:

Zunächst braucht man ein medizinisches Know-how, das möglichst oft gut hilft, und worauf man sich ziemlich verlassen kann, dass es das tut. So etwas wäre zum Beispiel die von mir empfohlene Basisregeneration.
Aber da dies nur annähernd die obige Definition erfüllt, müssen wir den Rest irgendwie überwinden. Jetzt brauchen wir zunächst das ehrliche und aufrichtige Verhältnis zwischen Arzt und Patient; dies ist eines der wichtigsten Güter. Kein Patient wird Ihnen nämlich je vorwerfen, etwas nicht zustande gebracht zu haben, wenn man ehrlich, freundlich und kommunikationsbereit ist; aber Sie bekommen sofort Schwierigkeiten, wenn Sie einen Misston irgendeiner Art in das Verhältnis zu Ihrem Patienten einbringen oder vor allem: wenn Sie etwas versprechen, das Sie nicht halten können.
Ein Misston könnte eine Unaufmerksamkeit oder ein Missachten der guten Kommunikation oder irgendetwas Derartiges sein, aber am

wichtigsten ist es, dem Patienten gegenüber aufrichtig zu sein, was Ihr zu erwartendes Resultat der Behandlung anbelangt.
Daher ist es das Klügste, wenn Sie mit jedem Patienten am Anfang eine Art Pakt schließen, indem Sie dem Patienten völlig wahrheitsgetreu sagen, was Sie wahrscheinlich erreichen können, was Sie sich selbst zutrauen. Mein Rat: Bleiben Sie eher zurückhaltend in Ihren Voraussagen, denn es ist besser, wenn Sie mehr zustande bringen als erwartet, als wenn Sie weniger zustande bringen, - denn dann bleibt zumindest ein schaler Nachgeschmack, sowohl bei Ihnen als auch beim Patienten. Im Extremfall können Sie sogar in rechtliche oder andere Schwierigkeiten geraten, weil Sie so etwas wie ein Heilversprechen gegeben haben. Wegen dieser Gefahr müssen Sie vorher eine Aussage treffen, denn eine Behandlung ist ein Pakt – und ein Pakt besteht daraus, dass sich zwei Leute einig sind!
Versprechen Sie nichts, aber stellen Sie – je nach Ihrer eigenen Kompetenz - eine realistische Besserung zu einem bestimmten Grad in Aussicht, um die Sie sich bemühen werden.
Wenn Sie dieses Thema nicht von sich aus ansprechen, seien Sie sich bitte bewusst, dass der Patient eine gewisse Erwartung Ihnen gegenüber hat, und wenn Sie diese enttäuschen, wird er sich auf irgendeine Art gegen Sie wenden. Das muss nicht gleich ein rechtliches Vorgehen sein, das ist es selten, aber er wird nicht gut über Sie sprechen und er wird nicht gut auf Sie zu sprechen sein. – Bitte beachten Sie, dass ich gesagt habe: „... dass der Patient eine gewisse Erwartung Ihnen gegenüber hat“. Wissen Sie welche, wenn sie ihn nicht fragen? Nein, das wissen Sie nicht!
Worauf ich hinaus will: Es ist egal, welche insgeheimen Erwartungen der Patient hat: Wenn Sie sie nicht erfüllen, wird er sauer sein. Vielleicht erwartete er ganz selbstverständlich komplette Heilung von fortgeschrittenem Krebs... Wenn Sie ihm dies nicht geben, wird er enttäuscht sein, und Sie sind schuld! Das ist vollkommen wahr und ist mir schon untergekommen.
Was ist die Lösung? Fragen Sie ihn zunächst, was er von Ihnen erwartet. Wenn Sie das nicht bieten können, führen Sie ihn durch

aufklärende Gespräche dorthin, was realistisch ist. Auf jeden Fall muss dieses Thema angesprochen werden. Besprechen Sie das wahrscheinliche Resultat und machen Sie ein Einverständnis daraus, einen Pakt. Er muss verstehen, was Sie erreichen können und er muss damit übereinstimmen. Bitte schreiben Sie es nieder, auf jeden Fall in Ihren Akten, das ist ein Dokument.

Wenn Sie nicht helfen können, rate ich, es auch so zu sagen.
Wenn Sie sich wie empfohlen verhalten, bringt es sie in die Lage, dass Sie ruhig schlafen können und dass Sie Patienten haben, die sich nie beschweren werden, mit denen Sie gut arbeiten können und die Ihnen freundlich gesonnen und treu sind!

Manche Ärzte sehen ihren Beruf vornehmlich als ein Instrument, Geld zu verdienen oder gar reich zu werden. So ein Arzt wird sich dann sowieso nicht auf das Gebiet der Behandlung von chronischen Krankheiten oder Krebs begeben; wenn er es dennoch tut und damit vornehmlich Geld verdienen will, bewegt er sich leicht in den Bereich von Betrug, wenn auch nicht notwendigerweise im Sinne des Gesetzes, jedenfalls aber im Sinne seiner eigenen persönlichen Ethik. Er wird den Patienten Heilungsmöglichkeiten vorgaukeln und dann sagen...: „Oh, es tut mir leid, bei Ihnen hat es (ausnahmsweise) nicht funktioniert". Darüber will ich nicht viele weitere Worte verlieren; ich denke nämlich, dass Sie als angehender Arzt dieses Buch gar nicht lesen würden, wenn Sie diese Grundeinstellung hätten. Betrug erkennt man daran, dass man nicht offen das zum Patienten sagt, was man denkt.

Noch ein Wort zur Aufklärung. Man erwartet vom Arzt, dass der Patient „aufgeklärt" wird. Wenn ein junger Arzt durch seine Ausbildung geht, so geht er durch Krankenanstalten, wo „Aufklärung" darin besteht, sich eine Einverständniserklärung unterschreiben zu lassen. Das ist überhaupt nicht im Sinne des Erfinders, nicht im Sinne des Juristen und auch nicht genügend, um Patienten in medizinischem Sinne aufzuklären, so dass wirkliche Einigung besteht.

Als Patient sollte man sich auf keinen Fall auf eine Behandlung einlassen, die man nicht gut und korrekt verstanden hat (Alternativen) oder die man nicht wirklich machen will (Schulmedizin). Ein Patient muss die Dinge VERSTEHEN und die Behandlung haben WOLLEN, so will es das Gesetz!
Was Aufklärung anbelangt, muss man als frei praktizierender Arzt daher leider mehr machen, als Ärzte bzw. das Personal in einem Krankenhaus als „Aufklärung" tun. Im Sinne des oben beschriebenen Paktes, wobei Sie ehrlich sind, haben Sie schon sehr viel getan. Darüber hinaus meine ich, dass Aufklärung auch bedeutet, dass der Patient versteht, was seine Krankheit ist und was dies bedeutet. Man sagt es ihm, man klärt ihn auf. Juristen verlangen, dass man alle anderen möglichen Verfahren nennt und dem Patienten die Möglichkeiten und Alternativen schildert. Das Ziel ist es, dass er versteht, was das Beste für ihn ist, auch wenn es nicht IHRE Therapie ist. Er muss aus eigenem Verstehen heraus wählen können. Das ist nötig. Werten Sie nicht andere Verfahren ab, denn sonst wird er sagen, Sie haben ihm davon abgeraten.
Wenn es sich um lebensbedrohliche Zustände handelt (Krebs) und der Patient nicht wirklich wissen will, wie es um ihn steht, so habe ich es immer so gehalten, dass ich aufmerksam war und verstanden habe, was der Patient bereit ist zu hören. Wenn er fragt, sage ich in schonender Weise die Wahrheit, manchmal nicht sofort und in einem Stück. Manchmal frage ich ihn stattdessen, was er denn meint, wie es um ihn stehe. Manchmal wollen Patienten die Wahrheit unbedingt hören und sind erleichtert, weil sie es ohnehin schon geahnt haben. Dann sind sie Ihnen für diese offene Aussprache extrem dankbar!

Zur Aufklärung gehört oft auch dazu, dass man sich etwas unterschreiben lässt, vor allem wenn es sich um Behandlungen handelt, die Sie anstelle von schulmedizinischer Therapie machen. Dabei gilt es zu beachten, dass – rechtlich gesehen – der Patient der Auftraggeber ist. Es darf also keine „Einverständniserklärung" sein, sondern eher ein vom Patienten formulierter Auftrag an Sie, den Sie als Arzt

aufsetzen, wo Sie formulieren, dass er TROTZ Aufklärung Ihre Therapie verlangt. Glauben Sie mir, ich bin da schlauer als mancher Jurist – aus leidvoller Erfahrung heraus.
Wenn Sie also eine Therapie vornehmen, welche anstelle einer „schulmedizinischen" Therapie geschieht (etwa eine Krebs-Therapie), dann schreiben Sie unbedingt hinein, dass der Patient weiß, dass er die persönliche Gefahr auf sich nimmt, die wissenschaftlich anerkannte Methode abzulehnen und sich auf .... (was auch immer Sie vorhaben) einzulassen. Bitte verstehen Sie meinen Rat so, dass – wenn Sie juristische Schwierigkeiten bekommen – der Staatsanwalt oder der Disziplinaranwalt der Ärztekammer davon ausgehen, dass Sie die FALSCHE Therapie gemacht haben. Genau dagegen können Sie sich nur schützen, indem sie den Patienten ECHT aufgeklärt, ja ihn sogar quasi gewarnt haben, er jedoch „trotz aller Einwände" Ihre und nicht die „richtige", schulmedizinische Therapie haben wollte.

Meist kommen Patienten ohnehin von einem „schulmedizinischen" Arzt, der sie aufgeklärt hat; auch das schreiben Sie bitte nieder. Ich habe nicht selten den Krebs-Patienten am Anfang zum Onkologen[64] geschickt. Wenn er dann wiedergekommen ist, habe ich das in die Erklärung geschrieben, dass er dort war, sich aufklären hat lassen, und dann dennoch, trotz aller Warnungen, diese schulmedizinische Therapie absolut nicht machen will. Das lassen Sie dann – in dieser „grausamen" Form von ihm unterschreiben. Wenn er das nicht tut, dann seien Sie froh, dass es jetzt herauskommt und nicht erst bei einer Gerichtsverhandlung, wo er dann sagt, dass er etwas gemacht hat, was er eigentlich nicht wusste oder nicht wollte.
Wenn Sie ohne diese Bestätigungen Therapien machen, machen Sie sich selbst verwundbar.
Wie ich die Lage einschätze, wird man in Zukunft von Ihnen schärfer und schärfer verlangen, eine vorgeschriebene Therapie zu machen. Daher wird diese meine Mahnung an Sie in Zukunft noch

[64] Arzt, der für Krebs zuständig ist

bedeutungsvoller werden, und sie werden sich auch bei Behandlungen von Blutdruck, Rheuma und derlei Krankheiten wie oben beschrieben absichern müssen. Anzeigen können da jederzeit von anderen Ärzten kommen, die in militanter Weise das verteidigen wollen, was sie fälschlicherweise als „Wissenschaft“ ansehen.

Wenn Sie wissen, dass Ihre Therapie für diesen Patienten besser ist als die schulmedizinische, dann formulieren Sie es bitte dennoch so, wie man es Ihnen in einem etwaigen Prozess vorwerfen würde, etwa: „Ich bin mir bewusst, dass die Therapie bei Dr. X eigentlich die falsche ist. Die richtige wäre „ .....“, aber die kommt für mich nicht in Frage“ (aus der Sicht des Patienten formuliert). Damit machen Sie die Situation für sich selbst so sicher, wie es nur geht, und überdies gewinnen Sie den Patienten und Sie verlieren denjenigen, der bereit wäre, Ihnen in den Rücken zu fallen.
Wenn es Sie juckt, sich so etwas nicht unterschreiben zu lassen, weil Sie Angst haben, diesen Patienten deswegen zu verlieren, so verlieren Sie ihn bitte!
Wenn Sie es deswegen tun, damit Ihnen das Honorar nicht durch die Lappen geht, suchen Sie sich bitte einen anderen Beruf!

So, jetzt beschließe ich dieses Kapitel. Ich hätte noch viel zu sagen, was ich jungen Ärzten mitgeben könnte, aber das würde den Rahmen dieses Buches sprengen, es würde zu belehrend klingen. Es ist ja vornehmlich an den Patienten gerichtet, auch wenn ich sicher bin, dass diesen auch diejenigen Ausführungen interessieren, die hier an Ärzte gerichtet sind. In einem gesunden Arzt – Patienten – Verhältnis ist es nur günstig, wenn der Patient auch den Blickpunkt des Arztes kennen lernt.

Abschnitt C
Die Krankheiten von A bis Z und andere Stichworte

Dieser dritte Teil des Buches ist ein Buch der Stichworte. Da das Buch insgesamt eine Niederschrift dessen ist, was ich weiß und was ich der Nachwelt übergeben möchte, könnte ich viele Kapitel schreiben, denn ich habe in vielen Bereichen der Heilkunde Erfahrungen gesammelt. Aber das tue ich nicht, sondern der Zweck dieses dritten Abschnittes liegt in folgenden Punkten:

1) Dem Leser Gelegenheit zu geben, seine Probleme nach alphabetischen Stichworten zu finden.
2) Das bisher recht straff Ausgeführte mit Beispielen zu beleben.
3) Möglichst alles unterzubringen, was ich bisher nicht unterbringen konnte.

Die Schwierigkeiten beim Verfassen dieses Kapitels liegen in folgenden Umständen, und ich bitte gleich um Entschuldigung und um Ihr Verständnis, wenn dies für manche Leser nicht vollständig gelungen erscheint:

1) Mit scheinbar unzusammenhängenden Einzelkapiteln dennoch eine Kontinuität aufrecht zu erhalten, so dass man das Buch störungsfrei auch von Anfang bis Ende lesen kann – was man ja eigentlich tun sollte, wenn man etwas lernen möchte.
2) Mit der begrenzten Anzahl der von mir aufgelisteten Krankheiten dennoch möglichst umfassend zu informieren, so dass der Leser mit dem gewonnenen Verständnis der Zusammenhänge seine Krankheit selbst behandeln kann bzw. versteht, in welche Richtung der Arzt behandeln

möge. Man wird daher nicht selten in Kapiteln Lösungen finden, in denen man leider gar nicht sucht, weil diese eine Krankheit unter diesem Namen hier gar nicht aufgelistet ist. Daher andere Kapitel bitte ebenfalls lesen!

3) In die Liste der Krankheiten auch andere Stichworte als nur Krankheitsnamen einzufügen, ohne dass es zu sehr stört. Dies muss aber sein, denn die Erhaltung der Gesundheit ist ein viel umfassenderes Gebiet als das bloße Behandeln von Krankheiten.

Bedienen Sie sich also meiner Ausführungen nach eigenem Ermessen; nichts darf als „Anweisung“ verstanden werden. Wir sind hier nicht in der Schule, wo einem wenig Freiheit zu selbständigem Denken gelassen wird, sondern genau diese Freiheit zu selbständigem Denken ist das Wesen einer echten Heilkunde, so dass man in die Lage versetzt wird, in den unterschiedlichsten Fällen folgerichtig und ohne antrainierte Barrieren zu denken.

Es ist mein Abschiedsbuch, und daher erlaube ich mir einfach, das hineinzuschreiben, von dem ich denke, dass es wichtig wäre, dass die Nachwelt es weiß, oder von dem ich meine, dass es eine Bemerkung verdient, speziell natürlich dann, wenn es in der heutigen Medizin zu wenig Beachtung findet.

Also: Viel Spaß beim Lesen, und ich hoffe, Sie können etwas für sich daraus gewinnen. - Beginnen wir also bei „A“:

Ablagerungskrankheiten, Degenerative Erkrankungen[65]

Gut, dass die Ablagerungskrankheiten mit A beginnen, denn so kann ich gleich am Anfang des dritten Abschnittes dieses Buches noch ein Prinzip aufgreifen, das zu beschreiben ich bisher keine Gelegenheit hatte,

Hier beziehe ich mich auf ein Prinzip, welches ich im theoretischen Abschnitt (A) nicht angeführt habe, weil es im logischen Ablauf der vorherigen Kapitel keinen Platz hatte[66]. Aber in der Praxis spielt das hier genannte Prinzip fast bei jeder Krankheit eine Rolle. Quasi als Übergang von den Grundlagen (Abschnitte A und B) zu den einzelnen Erkrankungen (Abschnitt C) kann dieses kurze Kapitel in dieser Hinsicht sogar als Überleitung angesehen werden.

Es handelt sich um das Prinzip der *Ver*giftung, und - was die heilkundlichen Gegenmaßnahmen anbelangt - um Techniken der *Ent*giftung. Diese Grundlagen gehen auf die Ausführungen des Deutschen homöopathischen Arztes Dr. Reckeweg zurück, der alle Krankheiten nach dem Prinzip der Vergiftung-Entgiftung aufgelistet hat. Dies hat seine Berechtigung in der Heilkunde, wenn ich auch nicht ALLE Krankheiten auf dieses Prinzip zurückführe, wie es Reckeweg getan hat. Dieses Prinzip steht aber mit meinen Ausführungen in Einklang, dass der „grundlegende Gesundheitszustand" von „gesund" bis „ganz krank" reicht, sich also schleichend verschlechtert. Reckeweg teilt also die Krankheiten so ein, wie sie dem jeweiligen Stadium der Verschlechterung des „grundlegenden Gesundheitszustandes" entsprechen.

---

65 Siehe auch Kapitel „Anschoppung"

66 Diese Prinzipien werden in „Alternativmedizin, Ganzheitsmedizin, Naturheilkunde - was ist das? – Ein Skriptum für Studenten" ausgeführt. Dieses ist derzeit im Internet verfügbar (von www.dr-kroiss.at).

Wie wir im Kapitel A7 ausgearbeitet haben, sind Krankheitserscheinungen grundsätzlich Reaktionen des Organismus. Das ist eine wesentliche Erkenntnis, denn daraus ergibt sich, dass man sie nicht gleich bekämpfen, sondern zuerst verstehen sollte. Zu einer echten Diagnose gehört es dazu, „auseinander-zu-erkennen“ (also genau zu inspizieren, zu differenzieren), was eine Krankheit wirklich ist; man darf nicht oberflächlich darauf schauen und sagen, dass dieses Ding (Ursache plus Reaktion) weggemacht werden müsse, sondern man muss das eine bekämpfen, das andere jedoch unterstützen!

Die Theorie von Reckeweg geht davon aus, dass Krankheit eine Folge von Vergiftung ist, und dass die unterschiedlichen Krankheiten nach dem Schweregrad der Vergiftung eingeteilt werden können. Die erste und einfachste Reaktion wäre das simple Ausscheiden des Giftes, wie etwa bei Durchfall oder einem (krankheitsbedingten) Schwitz-Anfall, etc.

Wenn man Durchfall stopfen oder das Schwitzen unterbinden würde, würde man die Reaktion des Organismus behindern und die Krankheit verlängern, nämlich dadurch, dass nun das Gift im Körper bleiben darf und durch die nächste (schwierigere) Art der Möglichkeiten gehandhabt werden müsste, über welche der Körper verfügt.

Diese nächste wären Entzündungen, mittels derer Gifte verarbeitet werden können. Sollte das auch nicht gut genug funktionieren, beginnt der Körper, die Gifte abzulagern. Und das ist dann die Gruppe der Ablagerungskrankheiten.

Ich muss gestehen, dass ich mich hier nicht gänzlich, sondern nur im Konzept an die genaue Einteilung von Dr. Reckeweg halte. Ich mache keinen großen Unterschied zwischen den dann folgenden Stufen, (es sind insgesamt sechs), weil es ohnehin nur graduelle Abstufungen sind und es bezüglich der Therapien keinen großen Unterschied macht: Man muss sowieso entgiften. Ich rate dennoch, seine Schriften zu lesen![67]

Degenerative Erkrankungen entstehen also durch Ablagerungen, die dasjenige Gewebe langsam schädigen, wo die Ablagerungen stattfinden. Von was für Giften spreche ich?

In der Naturmedizin sprechen wir von „Schlacken“ und derlei Dingen. Bitte vergegenwärtigen Sie sich (oder schlagen Sie bitte die Seite nach) die Skizze im Kapitel B2, Ernährung. Würde man sich tatsächlich vollständig gemäß dieser Skizze ernähren, so würde die Energiegewinnung komplett ohne Anfall von Schlacken ablaufen, am Schluss nur reines Wasser als „Abfall“ herauskommen. Es handelt sich dabei um eine vollständige Umkehr des Stoffwechsels der Pflanze, die man mit dem Wasser gießt, also auch einem vollständig sauberen Ablauf.

Aber wenn wir die heutigen Verhältnisse in der Lebensführung anschauen, dann wird uns klar, dass das bei einem normalen Halbgesunden so nicht abläuft. Man kann es sich vorstellen, wie bei einem schlecht eingestellten Dieselmotor: Wenn der Motor fabrikneu und der Treibstoff ideal ist, dann sollte kein Rauch entstehen. Aber oft sieht man sehr stinkende und rauchende Lastautos... Sie entwickeln dabei auch nicht die Leistung, derer sie eigentlich fähig wären, und so ähnlich ist es beim Menschen mit durchschnittlicher Ernährung: Er ist weit weg von seinem möglichen Topzustand und er produziert einigen Abfall statt Energie. Wenn der Abfall zu viel wird, kann er nicht mehr ausgeschieden werden, sondern wird abgelagert, denn irgendwo muss das Zeug ja hin. Zudem sind in einem halbgesunden Organismus die Umarbeitungs- und Ausscheidungs-Mechanismen auch nicht auf dem höchsten Stand, wenn Vitamine fehlen und Ablagerungen auch diese Mechanismen stören.

---

67 „Homotoxikologie“ Hans-Heinrich Reckeweg.

Die Ablagerungen können nun in und an den Gelenken stattfinden (Arthrosen), in den Arterien (Verkalkung, Durchblutungsstörungen) oder im Bindegewebe (im Ort des Immunsystems! – Rheuma, Auto-Aggressions-Krankheiten), um nur einige zu nennen, die auch die bedeutendsten sind.

Wenn ein ursprünglich sauberes Gewebe mit Schlacken belegt ist, wird man sich gut vorstellen können, dass dieses Gewebe nicht mehr gut funktioniert; zum Beispiel wird es aufquellen (weil Substanz immer Wasser an sich zieht), sodass der Weg für Sauerstoff und Nähstoffe deutlich weiter und schwieriger zu überwinden sein wird. „Verschlacktes Gewebe" kann also als Ursache für sehr viele Halbkrankheiten, Krankheiten und Leiden herhalten. Nach unserer Definition wäre das eine ziemlich ursächliche und korrekte Diagnose, denn dies entspricht dem ursprünglichen Sinn des Wortes „Diagnose" und führt zugleich zur richtigen Therapie, der Entgiftung. Deswegen funktioniert das Fasten bei fast allen Krankheiten.

Diese Verschlackung führt also zu Krankheiten. Je nach ihrem Ausmaß und sonstiger Lebensführung kann man sicherlich einsehen, dass hier eine Abstufung (Gradienten-Skala, siehe Kapitel A3, wo dieses Wort erklärt wird) von „ganz gesund" bis „schwer erkrankt" vorhanden ist, wo sich jeder von uns dazwischen befindet, der in der normalen Zivilisation lebt.

So ist es sinnvoll, wenn Leute hin und wieder eine Entgiftungskur oder eine Fastenkur machen, um ihren Gesundheitszustand möglichst weit links auf der Skizze im Kapitel A1 zu halten, bzw. ihn wenigstens ein bisschen zurück nach links zu rücken. Die meisten naturmedizinischen Verfahren „entschlacken" den Organismus und arbeiten auf dieser Basis.

Heilkundliche Entgiftungsmaßnahmen können generell den ganzen Organismus betreffen (Fasten, Mayr-Kur, Kneipp-Maßnahmen...), oder sie können auf bestimmte Organe einwirken (Lymphdrainage, „Leberentgiftung", Darmentgiftung...). Welche Krankheiten zählen hier dazu? Quasi fast alle, zumindest sind sie teilweise durch dieses Prinzip mitbedingt.

Ich habe hier also Ablagerungskrankheiten mit Degenerationskrankheiten in die gleiche Rubrik gestellt. Reckeweg tut das nicht, aber ich denke, dass man das der Einfachheit halber ruhig tun darf, weil die Ablagerungen zur Degeneration[68] führen, und wenn man einen Unterschied machen möchte, so würde er ohnehin nur in einer Abstufung ein- und derselben Sache bestehen. Ich werde also hin und wieder auf dieses Prinzip verweisen, wenngleich es bei fast allen chronischen Leiden zutrifft und Entgiftungsmaßnahmen fast immer helfen.

Ich erinnere an das Beispiel mit der Dame, die ich nach meinem Fernsehauftritt besucht hatte, die irgendeine rheumatische Erkrankung gehabt hatte, und die gar nichts von mir wollte, sondern mir eigentlich nur nahebringen wollte, dass sie mittels Körner-Kost (Getreide, Wurzelgemüse, Blattgemüse) ihr Rheuma gänzlich verloren hatte. Das Rheuma wird in dieser Einteilung von Dr. Reckeweg in die fünfte von 6 Gruppen eingereiht. Im Laufe ihrer Ausheilung hatte sich dann ein Zahn (Entzündung, Gruppe 2) gemeldet, der saniert wurde, und sie bekam dann auch eine Weile lang Nasenrinnen (Gruppe eins, Ausscheidung), bevor sie ganz gesund wurde. Der Organismus ist also durch die verschiedenen Phasen in Richtung Gesundheit zurück gewandert.

Auch wenn ich hier hauptsächlich von Entgiftung gesprochen habe, ist es immer auch der Darm, welcher behandelt werden muss (B3).

---

68 Degeneration: Langsames Kaputtgehen von Organen oder Körperteilen.

ADHS / ADHD / „Aufmerksamkeits-Defizit-Hyperaktivitäts[69]-Syndrom“

Dieses Thema werde ich etwas weiter ausführen, weil ich mich a) viel damit beschäftigt habe, b) weil mir gesunde Kinder sehr am Herzen liegen, und c) weil mir die Machenschaften der Psychiatrie zusammen mit der Pharmaindustrie extrem zuwider sind und sie hier – in ihrer Attacke gegen unsere Jugend – sehr offensichtlich werden. Aufgrund Profitgier werden Kinder drogenabhängig gemacht.

Bei ADHS sehen wir ein gutes und typisches Beispiel einer „Diagnose“ ohne die geringste Absicht, die Umstände tatsächlich zu durchblicken und zu heilen. Nur so kann man Geschäfte machen, denn eine wirkliche Lösung würde das Geschäft verderben. Wie wir später noch sehen werden, liegt vielfach sogar die Absicht vor, das Durchblicken – und somit die Lösung des Problems – zu verhindern bzw. sogar falsche und erfundene Gründe vorzuschieben um eine echte Lösung zu verschleiern und lange Behandlungen zu ermöglichen.

In der Psychiatrie wird dieses Syndrom[70] als „Diagnose“ bezeichnet und mit Psychopharmaka behandelt. Es wird behauptet, dass im Gehirn irgendwelche Substanzen fehlen, was es notwendig macht, Medikamente auszuprobieren, die Drogencharakter haben und sodann als Einstiegsdrogen[71] dienen.

Mit ADHS werden Kinder bezeichnet, die besonders unruhig sind

---

69 Hyperaktivität – „zu viel Aktivität“

70 Definition: Eine Ansammlung von zusammengehörigen Symptomen. Wikipedia: „Von Syndrom wird häufig dann gesprochen, wenn es sich um zumindest in gewisser Hinsicht einheitliche und in vergleichbaren Fällen ähnliche Krankheitszeichen handelt.“

71 Als „Einstiegsdroge“ werden Drogen bezeichnet, wodurch eine Person auf die Idee und den Geschmack kommt, in ihrem Leben Drogen zu verwenden.

und sich nicht konzentrieren können. Es wird übersehen, dass dies grundsätzlich eine Eigenschaft von Kindern ist, weil sie wesentlich lebendiger als Erwachsene sind und eine viel kürzere Aufmerksamkeitsspanne besitzen: Sie können sich nicht lange Zeit mit einer Sache beschäftigen, außer sie interessieren sich dafür, und sogar da wechselt ihre Aufmerksamkeit rasch anderswo hin. Das ist NORMAL!

Natürlich spielt diese „Diagnose" jenen Eltern und Lehrern in die Hände, die ihre Ruhe haben wollen oder die eine ruhig sitzende Unterrichtsklasse vor sich haben möchten. Vor allem verlieren Eltern gern den naturgegebenen Blickpunkt, dass ihre Kinder normal sind, sondern sie können auf die Idee gebracht werden, dass eine Krankheit vorhanden sei. Durch diese vorgegaukelte „Wissenschaftlichkeit" verlieren sie auch den natürlichen Drang, nach Gründen zu suchen oder die korrekten Abhilfen zu finden, so wie es logisch denkende Eltern tun würden, vor allem wenn sie Zeit haben, so wie es früher bei Familien der Fall gewesen ist, in welchen nicht alle Erwachsenen im Berufsstress standen, und wo die Ernährung noch besser war.

Es wird Sie nicht verwundern, wenn ich behaupte, dass auch hier der Zuckerkonsum den Hauptauslöser zu Hyperaktivität und Aufmerksamkeitsdefizit darstellt. Seltsamerweise steht der Zucker bereits in vielen englischsprachigen Veröffentlichungen im Verdacht, aber fast alle „wissenschaftlichen" Arbeiten zielen darauf ab, diesen Verdacht zu zerstreuen und Propaganda für eine nicht-ursächliche Behandlung zu machen.

Diese Frechheit ist wirklich erstaunlich! Aber da Ärzte diese „wissenschaftlichen" Arbeiten nicht lesen, sondern nur ihre veröffentlichten Resultate zur Kenntnis nehmen, bleiben die Machenschaften unentdeckt.

Ich habe mir einige dieser Arbeiten und Argumente angesehen. Wenn man das genauer untersucht, erkennt man, dass darin aufgrund von wenig Wissen oder böser Absicht schwere Fehler gemacht werden.

Das Thema wird genau dadurch kompliziert, dass Zucker Vitaminmängel verursacht und dass es daher die Abhilfe sein muss, Zucker wegzulassen UND ZUGLEICH Vitamine zu verabreichen. Diese beiden Dinge gehören untrennbar zusammen. Wenn man nicht beides zugleich tut, gibt es nämlich kein Resultat: Ohne Vitamine als Zusatzpräparate bessert sich nichts und die Kinder kommen nicht vom Zucker weg, ja sie werden nur noch unruhiger, weil ihnen der Zucker fehlt – wie bei einer Droge auf Entzug. Wegen dieser Entzugserscheinungen werden sie sehr bald besonders „hyperaktiv" und nervös, nämlich um rasch an Zucker heranzukommen. Es verhält sich ganz ähnlich wie bei Heroinsüchtigen: Wenn man ihnen die Droge entzieht, werden sie extrem unruhig und sie beruhigen sich sofort, sobald man ihnen die Droge wieder gibt. – So wird in diesen „wissenschaftlichen" Arbeiten sogar mitunter betont, dass der Zucker wichtig sei, weil er die Kinder beruhigt... Aber man verabsäumt, zu beobachten, dass sie nach einer Stunde einen weiteren Schub von „ADHS" bekommen... Wie schon öfter bemerkt, kann ein wissenschaftliches Brett vor dem Kopf logisches Denken nicht ersetzen.

Ich habe mir einmal ein Wochenende zerstört, indem ich zu einem psychiatrischen Kongress in der Wiener Hofburg gegangen bin. Abgesehen davon, dass man in den Hauptvorträgen und in den Hauptsälen von der pharmazeutischen „Lösung" indoktriniert wurde und der Haupt-Psychiater (aus England oder Irland) in seiner einführenden Rede, die er sich wohl für Wien zurechtgezimmert hatte, gemeint hat, dass Wolfgang Amadeus Mozart ein Musterbeispiel eines behandlungsbedürftigen Hyperaktiven gewesen war (hat zu viel Musik in zu kurzer Zeit geschrieben), begegnete ich einem jungen Schweizer Arzt, der von einem Studienversuch mit Ernährung berichtete. (Wenn man solche pharma-orientierten Veranstaltungen kennt, ist es ohnehin klar, dass nur gescheiterte Studienversuche zugelassen werden, was wiederum zur Pharma als einziger Lösung führt.) Er berichtete, dass man versucht hatte, die Kinder mit einer bestimmten Ernährungsform zu behandeln, weil er diese

Ernährungsform aus ideologischen Gründen unterstützen wollte; er selbst war nämlich Anhänger davon gewesen. Dieser Studienversuch war in Zusammenarbeit mit der Universität Bern geschehen, wo man die Kinder interniert hatte und sie zwei Wochen mit guter Ernährung füttern wollte. - Er berichtete, dass der Versuch deswegen scheiterte, weil die Kinder so ungezogen waren, jeden Abend auszubrechen, damit sie ihre Süßigkeiten bekamen. – Nun, ich als wissenschaftlich völlig Ungeschulter habe sofort daraus geschlossen, dass die Kinder zuckersüchtig waren. Aber dieser Kollege und die involvierten Psychiater wollten das Offensichtliche nicht wahrnehmen (einfaches Denken ist unwissenschaftlich) und waren zu einem anderen Schluss gekommen, nämlich dass die Krankheit selbst so schlimm war (die Kinder *so sehr* erkrankt), dass es nun offensichtlich wurde, dass man nicht anders könne, als sie medikamentös ruhig zu stellen.

Wie auch immer: Versuchen Sie zunächst, Ihren Kindern mit ihrem Verständnis und Einverständnis den Zucker zu entziehen und ihnen zugleich genügend Vitamine zu geben. Bedenken Sie, dass die heute üblichen, von der Industrie produzierten Vitamin-Dosen keinesfalls ausreichen, um jemanden von der Zuckersucht zu entwöhnen! Man braucht auf jeden Fall B-Komplex in der Höhe von 20 mg B1, B2, B3 usw. aufwärts, je nach Alter des Jugendlichen. Man braucht speziell auch viel Kalzium und Magnesium, aber auch weitere Mineralien. Die weiteren Mineralien und Spurenelemente sind im Meersalz oder Natursalzen enthalten. Verlieren Sie nicht den Mut, es dauert nur ein paar Tage, den Zucker als Droge zu entziehen, aber man braucht unbedingt Mitarbeit und die Eigeninitiative des Jugendlichen. Bitte machen Sie es spielerisch, also als Spiel. Holen Sie sich also unbedingt das Einverständnis und die Zusammenarbeit des Kindes! Treffen Sie eine Abmachung: Kinder halten ihr Ehrenwort viel eher als Erwachsene! Lassen Sie das Kind selbst beobachten, wie es ihm besser geht, denn es wird ihm besser gehen, nachdem es durch eine kleine Talsohle durch ist! Vielleicht müssen sie es kurzzeitig aus einem schlechten Milieu heraushalten, wo viel Zucker getrunken und gegessen wird, etwa indem man Urlaub auf einen Bauernhof macht. Gehen Sie stets davon aus, dass eine natürliche Ernährung die Grundlage der Gesundheit ist und dass auch das sogenannte ADHS eine Zivilisationserkrankung darstellt, auch wenn ich meine, dass es gar keine Erkrankung ist, nur eine willkommene Nebenerscheinung einer zugrunde gehenden Zivilisation (willkommen für die Psychiatrie und die Pharma-Industrie). Bewahren Sie Ihr Kind vor einer psychiatrischen Stigmatisierung und einem Leben unter Drogen! Natürlich ist der Darm bei allen diesen Kindern geschädigt, also wird es hilfreich sein, zu dem Zucker-Entzug und den Vitaminen den Darm mit zu behandeln, am einfachsten durch Gaben von Omnibiotic-Präparaten oder Sauerkraut, was nicht viel Aufwand ist.

Wenn die Kinder schon auf psychiatrischen Drogen sind, wird es schwieriger; aber es ist besser, es zu versuchen, als das Kind einer Drogenlaufbahn auszusetzen.

Bedenken Sie aber auch, dass – abgesehen von Ernährung, Darmbakterien und Zucker - Kinder ein gutes Milieu in Schule und zuhause benötigen, wo sie sich in ihrer eigenen Geschwindigkeit entwickeln können. Der Drang zu Drogen jedweder Art stammt aus irgendeinem Unglücklichsein oder einem Nicht-Zurandekommen mit einer Situation im Leben des Kindes. Schulen wälzen immer mehr Stress auf das Kind ab.

Man möge auch bedenken, dass eine niedrige Moral und ein gelangweiltes Herumhängen mit Zucker und anderen Drogen daraus entstehen können, dass Kinder nicht mit lohnenden, interessanten Aufgaben ausgefüllt sind. Sport ist immer gut! Nie ist die Ursache das Fehlen einer Droge, auch keiner psychiatrischen! Keine Krankheit ist eine Medikamentenmangel-Erkrankung!

Achtung: Beim Weglassen von Zucker kann noch ein Problem auftreten: Sollte das Kind nämlich normales Essen gar nicht mehr vertragen, auch wenn kein Zucker mehr konsumiert wird, so ist der Darm schon zu sehr geschädigt und man muss diesen langsam aufbauen. Ein stark geschädigter Darm entwickelt auch Fruktose-

und Laktose-Intoleranz. Dann geht es nicht mehr so einfach und rasch, wie ich es hier beschrieben habe, und man benötigt genauere Behandlung – bis hin zu dem Extrem, wie im Buch GAPS von Natacha Kampbell-McBride beschrieben[72].

Ich halte es für wichtig, Kinder „arbeiten" zu lassen; jedoch nicht wirklich in dem Sinne, wie es das Gesetz verbietet. Kinder MÖCHTEN beitragen, aber meist schickt man sie weg. Arbeit bedeutet, dass man innerhalb der Gesellschaft seinen Beitrag leisten darf.

Das Verbot der Kinderarbeit kann durchaus gut gemeinte Gründe gehabt haben, ist aber grundfalsch: Wenn Kinder nichts beitragen dürfen, fühlen sie sich nicht zugehörig, ausgestoßen, sie werden missmutig und wenden sich schließlich GEGEN die Familie und GEGEN die Gesellschaft. Man züchtet also Kriminelle, indem man Kinder und Jugendliche davon ausschließt, beizutragen. Sie wollen dann nicht mehr beitragen und KÖNNEN schließlich nicht arbeiten... Sie hängen dann irgendwo herum, genießen Drogen und Süßigkeiten und werden bereits auf diese Weise Asoziale, bevor sie Kriminelle werden. Lassen Sie Kinder von klein auf in der Familie beitragen, auch wenn sie Fehler machen!!

Dazu kommt, dass man von Kindern fordert, sich mit Dingen zu befassen, die sie nicht interessieren und dabei stundenlang still zu sitzen - etwas was Sie sogar als Erwachsener nie tun würden!

Das ist das Milieu, in welchem heute Kinder aufwachsen. Es entwickeln sich viele Spielformen von Auffälligkeiten, die alle der Pharma-Industrie und den Psychiatern sehr willkommen sind; sie erfinden immer mehr Namen für Krankheiten (und nennen sie „Diagnosen"). Wahrscheinlich wird diese Entwicklung von ihnen vorangetrieben, um lebenslange Patienten zu gewinnen.

---

72 Dieses Buch gibt es nur in englischer Sprache. Aber es gibt einen Verein, auch auf Facebook, der sich GAPS nennt, geleitet von einer Deutschen Heilpraktikerin, an die man sich wenden kann. Frau Damaris Pfeiffer-Böhme.

Bitte arbeiten Sie aktiv dagegen und geben Sie Ihren Kindern ein gutes Zuhause, wo sie sich angemessen entwickeln können und auch beitragen dürfen!

ADHS ist keine Krankheit sondern ein Symptom unseres Nichtwissens und Nichtverstehens (was Ernährung und den Umgang mit Kindern betrifft) und ein Symptom des Niedergangs unserer Kultur.

Akne

Echte Akne wird am besten mit Peroxyden, einer H2O2-Verbindung, lokal behandelt. Die gibt es in unterschiedlichen Konzentrationen in der Apotheke[73]. Einer innerlichen Heilung bin ich nicht auf die Spur gekommen, weil ich kaum Erfahrungen sammeln konnte. Echte Akne hat wohl mit dem Hormonsystem zu tun.

Bei unechter Akne, also bei unreiner Haut und „Wimmerln“ muss man den Darm behandeln. Die Faustregel lautet, dass die Hauterscheinungen den Zustand des Darmes widerspiegeln. Also wiederum Zucker, Ernährung und Darmbakterien. Alles was in den bisherigen Kapiteln darüber gesagt wurde, und in der Folge auch über Reizdarm und „Leaky gut“.

Allergien

Auch Allergien sind Reaktionen des Organismus, wie die meisten anderen Krankheiten. Dabei reagiert dieser jedoch unnötig und möchte „Feinde“ abwehren, die – vernünftig betrachtet - keine sind.

Wenn irgendein Schadstoff in den Körper gelangt, so bemüht sich der Organismus zunächst, ihn loszuwerden (naturmedizinisches Prinzip der Entgiftung). Wenn das nicht gelingt, muss er beginnen,

---

73 Ich habe übersehen, dass viele dieser Mittel vom Markt genommen wurden. Als einziges fand ich noch „Benzaknen“ 5 % und 10 % Gel.

sich damit auseinanderzusetzen. Entgiftung funktioniert mit dieser Art von Schadstoff aber nicht so leicht, es wird in dem Falle also etwas komplizierter, eine andere Stufe der Reaktion wird erreicht: Es werden „Polizisten" ausgebildet, die gegen die fraglichen Substanzen empfindlich gemacht werden, um sie abzufangen. Sie sind zunächst nur für diese eine Sache zuständig, aber sollte es nicht bald gelingen, der Sache Herr zu werden, so werden die „Polizisten" mehr und auch etwas verzweifelter, so dass sie auch beginnen, ähnliche Substanzen anzugreifen, bis sie das sogar in Bezug auf körpereigenes Material tun; dann handelt es sich um sogenannte Auto-Immun-Erkrankungen: Die eigene körperliche Abwehr bekämpft andere Teile des eigenen Organismus (siehe dort).

Aber bei den Allergien schreitet dieser Mechanismus noch nicht so weit fort wie bei den Auto-Immun-Erkrankungen: Es werden nur Antikörper gegen Hausstaub-Milben oder Blütenpollen, Medikamente, Chemikalien oder so etwas ausgebildet, die dann unnötigerweise ihren Kampf gegen diese Dinge beginnen. Jedenfalls ergibt dieser Kampf der Abwehr gegen den „Feind" körperliche Reaktionen, welche unter das Kapitel der „Allergie" fallen. Es ist dabei im Prinzip unerheblich, an welchem Körperteil sich die Allergie äußert: Heuschnupfen, tränende Augen, Ekzeme auf der Haut oder gar Neurodermitis, Asthma, etc.

Nach meiner Meinung gibt es zwei unterschiedliche Arten von Allergien. Die eine hat einen erblichen Faktor, die andere ist durch eigene Fehler in der Lebensführung erworben. (Dazu kommen leider auch immer öfter eingeatmete Gifte, am Arbeitsplatz, etc.). Aber auch bei der ererbten Form müssen zumeist die erblichen Faktoren erst durch Fehler in der Lebensführung provoziert werden, damit es zum Ausbruch der Krankheit kommt. (Es gibt auch andere auslösende Faktoren für Allergien, wie etwa chronische Infektionen, die das Immunsystem über die Maßen beschäftigen und reizen; auch Schwermetalle können dazu beitragen.)

Wenn man die darunterliegenden Ursachen nicht behandelt, werden die Allergien mitunter schlimmer. Zum genetischen Faktor hinzu entstehen auch die Allergien meist im Darm, wahrscheinlich schon im Kleinkindesalter, indem die Darmbakterien geschädigt sind oder sich nicht entwickeln konnten. Darunter leidet man dann das ganze Leben, und weitere Krankheiten können in Erscheinung treten.

Im Gegensatz zu richtigen Allergien gibt es auch Unverträglichkeiten. Diese sind in ihren Symptomen etwas anders, aber man kann sie wegen ähnlichem Mechanismus durchaus in die gleiche Rubrik zählen. „Schulmedizinisch" gesehen existieren diese Unverträglichkeiten nicht, bzw. kommen sie erst langsam ins Bewusstsein. Sie führen zu unspezifischen Erscheinungen wie Müdigkeit, Unwohlsein, Darmbeschwerden, zeitweilig steigendem Blutdruck und Puls, Kopfschmerzen, etc. – Sie sehen hier auch zugleich, dass diese Unverträglichkeiten hauptsächlich auf Nahrungsmittel bestehen. Man kann diese auch mittels Blutbefunden testen, was nach meiner Erfahrung eher unzuverlässig ist; jedenfalls darf man sich nicht auf das Resultat verlassen, weder wenn etwas nicht aufscheint (man kann etwas dennoch nicht vertragen), noch wenn Unverträglichkeiten im Test nachgewiesen werden[74].

Schulmedizinisch werden die unangenehmen bis (nur manchmal) gefährlichen Symptome der Allergien unterdrückt (Akut-Medizin, etwa bei Asthma), aber es gibt dort auch eine „Desensibilisierung", was tatsächlich in gewisser Weise einer ursächlichen Behandlung entspricht. Letztere ist umso geeigneter, je weniger Allergien vorhanden sind und je spezifischer diese sind, also zum Beispiel allein gegen Hausstaubmilbe oder allein gegen Gräser. Wenn man gegen alles Mögliche allergisch ist, hilft die „Desensibilisierung" weniger oder nichts mehr und die anderen Verfahren sind geeigneter.

---

74 Ich mache diese Tests manchmal schon, verlasse mich aber vornehmlich auf die Informationen des Patienten und aufs Ausprobieren, wie in B3 beschrieben.

Für eine ursächliche Behandlung sollte man erst einmal abschätzen, inwieweit ein erblicher Faktor vorliegt; daraus kann man eine Prognose stellen, inwieweit man heilend eingreifen kann. Das ergibt sich daraus, ob bei Eltern und Geschwistern auch Allergien vorliegen. Den Rest behandelt man, indem man den Darm behandelt (Kapitel B3). Dies muss sehr konsequent gemacht werden.

Auf „homöopathische" Weise gibt es in meiner Erfahrung folgende gute Möglichkeiten:

1) Zunächst ist es – wie immer - wichtig, die Grundmaßnahmen anzuwenden, nämlich den Zucker aus der Nahrung zu streichen oder noch andere Ernährungskorrekturen vorzunehmen. *Mit* Zuckerkonsum heilt in einem menschlichen Organismus nichts (jedenfalls nichts Chronisches).

2) Dazu passt ausgezeichnet die Eigenblut-Injektion mit homöopathischen Mitteln oder mit Aqua Bidest[75]. Dies regt zugleich das Immunsystem an, mildert aber die Allergien oder rheumatischen Erkrankungen (was vom Prinzip her ähnlich ist, siehe dort). Leider ist letztere ein wenig schmerzhaft, sodass man das nur bei Erwachsenen macht.

3) Im leichten Akutfall gibt es zwei Möglichkeiten: a) das „Allergie-Injektopas SL" als Injektion und b) eine Blutabnahme für die sogenannte Gegensensibilisierung nach Prof. Theurer (heißt heute: Allergostop). Das Letztere besteht daraus, dass man Blut zu einem Zeitpunkt abnimmt, an dem viele Antikörper im Blut schwimmen, die bekämpft werden sollen; dann wird das Blut über zwei Tage aufbereitet, danach in minimalen Mengen als Reiz zurückgespritzt. – Im nächsten Jahr sollten die Allergien dann wesentlich geringer werden! Jedoch sollte im

75 Wird am Ende des Buches beschrieben.

richtigen Akutfall eine schulmedizinische Behandlung gemacht werden (Akut: Schulmedizin, chronisch: Ganzheitsmedizin)

4) Nachdem man Punkt eins in irgendeiner Form erfolgreich durchgeführt hat, kann man auch eine Bioresonanz-Therapie machen, die fast immer sehr gut wirkt, speziell auch bei Kindern, die man ja möglichst wenig stechen möchte.

Bei Allergien gibt es zahlreiche Beispiele und Erfolgsberichte aus meiner Praxis, obwohl dieses Thema überhaupt nicht eine meiner Domänen war. Einige Male sind sie mit der Basisregeneration verschwunden, auch wenn ich manchmal davor warne, bei Allergien einfach einmal die Eigenblut-Injektionen mit Ozon zu verabreichen. Ich halte mich da anfangs zurück, weil es manchmal unerwünschte Reaktionen gibt, nämlich eine kurzzeitige Verschlechterung der allergischen Erscheinungen. Aber dennoch: Sowohl allergisches Asthma als auch Hauterscheinungen sind damit verschwunden. Einmal ist sogar die Allergie einer Dame auf ihren Hund verschwunden, so dass sie ihn nicht weggeben musste. Ich weiß gar nicht wodurch das geschehen ist, wahrscheinlich einfach nur als Nebenresultat einer Basisregeneration oder von Grundmaßnahmen.

Aber sehr viel öfter sind Allergien verschwunden, wenn der Darm saniert wurde, nämlich mit dem „Symbioflor Antigen", das es jetzt so nicht mehr gibt, aber in einer anderen Form. Spezifisch für Allergien ist die Behandlung mit „Allergostop 1" von der Firma Vitorgan.

Alkohol

Ich habe dieses Stichwort weniger wegen des Alkohol-Missbrauchs aufgegriffen als vielmehr deswegen, weil sich der ganz normale Alkohol in einer Konzentration von 70% sehr gut und ungiftig zur Desinfektion eignet. Ganz persönlich meine ich, dass es unnötig ist, sich kompliziertere alkoholische Verbindungen auszudenken und in Form von verkaufbaren Einzelstücken (zur Hautdesinfektion) oder in Desinfektionsflaschen auf den Markt zu bringen, es sei denn, man ist an Kompliziertheiten und an Geschäft interessiert, was mehr kostet und nichts bringt (was das Hauptinteresse in unserer Zeit zu sein scheint).

Man kann 70%igen Alkohol also als Arzt zur Hautdesinfektion vor dem Injizieren verwenden (wenn dies nicht schon illegal geworden ist und man etwas Teures kaufen *muss*), und man kann ihn zum Desinfizieren unter den Achseln verwenden, dann ist man die Geruchssorgen für einen ganzen Tag los. Als Arzt bekommt man den Alkohol in dieser Form unvergällt aus der Apotheke. Wahrscheinlich ist er für „Normalsterbliche" vergällt, damit man ihn nicht trinken kann...

Es erscheint mir die Bemerkung wichtig zu sein, dass der getrunkene Alkohol auch schädlich für die Darmflora ist, was zu einem negativen Verlauf und zu den unterschiedlichsten Erkrankungen beitragen kann, wie bereits hinlänglich beschrieben. Anderseits ist ein Schnaps zur Verdauung eine ausgezeichnete Sache.

Altersbeschwerden

Zunächst muss gesagt sein, dass man mehr und mehr für seine Gesundheit unternehmen muss, wenn man älter wird. Hat man in der Jugend noch den Eindruck, dass man alles tun darf, was man will, denn alles heilt ohnehin wieder (oder man hält es sowieso aus, ohne verletzt oder krank zu werden), so werden mir die älteren Menschen bestätigen, dass dies immer mehr nachlässt, so dass man etwa Wirbelsäulen-Gymnastik machen muss, um nicht ständig Kreuzschmerzen zu bekommen, dass man weniger Alkohol verträgt, oder dass man regelmäßig leichten Sport betreiben muss, damit der Blutdruck im Normbereich bleibt und vieles Ähnliches mehr. Dies gilt auch für die Ernährung, denn nicht wenige Menschen vertragen im

Älterwerden nicht mehr alles, was ihnen in jungen Jahren nichts ausgemacht hat. So gesehen wird es sehr einleuchtend, dass Altersbeschwerden ein dankbares Gebiet für die Basisregeneration (B6a) sind, denn beim Älterwerden spielt sich nichts Anderes ab als im Kapitel A3 beschrieben: Man wandert aus Alterungsgründen von der Gesundheit weg, hin zu Halbkrankheit und wird anfälliger für Krankheit. Auch die Heilfähigkeit nimmt natürlich ab, wenn man sich nicht gänzlich aus der „Zivilisation" ferngehalten und in irgendeiner außergewöhnlichen Weise autark gelebt hat.

Auffallend ist es natürlich, dass Menschen im Laufe des Älterwerdens alle möglichen Medikamente „brauchen", denn es steigt der Blutdruck, es verschieben sich Blutbefunde in einen Bereich, der als nicht mehr in Ordnung betrachtet wird (Cholesterin, etc.) oder es treten andere Beschwerden auf, weswegen Medikamente verordnet werden.

Wenn man nicht zu alt ist, sollte man diese Dinge als Patient selbst hinterfragen und herausfinden, was man tun muss, um die Gesundheit wiederzuerlangen, denn fast immer hat man diese selber verbraucht. Man wird es entdecken, wenn man sich selbst die Frage stellt, was man in den letzten Jahren versäumt hat, in seinem Leben rechtzeitig zu ändern, damit dies nicht auftritt, was aufgetreten ist.

Ich hoffe, dieses Buch gibt Ihnen alles, was Sie brauchen, um das herauszufinden, einerseits indem man die Prinzipien in den ersten Teilen des Buches kennen lernt, sowie indem man bei den Symptomen in diesem Teil des Buches Anhaltspunkte dafür findet, was man zu ändern hat. In die Tat umsetzen müssen Sie es dann selber.

In der heutigen Zeit leiden die Menschen oft auch an älter gewordenen Gelenken, die irgendwann früher kleine Verletzungen durchleiden mussten und jetzt längere Zeit danach Arthrosen entwickelt haben. Die Basisregeneration, Frischzellen oder Stammzellen oder Nahrungsergänzungen können da einiges verbessern.

Natürlich gibt es viele unterschiedliche individuelle Beschwerden, die aber alle zumeist auf verminderter Heilfähigkeit und auf einer allgemein herabgesetzten Organfunktion beruhen. Daher gibt es im Alter sehr gute Verbesserungen des Allgemeinzustandes mittels Vitaminen und Eigenblut-Injektionen mit Ozon, also mit dem, was ich „Basisregeneration“ genannt habe. Auf größere Ernährungsumstellung verzichte ich bei älteren Personen zumeist. Es geht den Patienten dadurch im Allgemeinen deutlich besser, was ihnen ein neues Lebensgefühl gibt. Das kann man einmal im Jahr durchaus machen. Das Geheimnis für die Verbesserung der Leistungsfähigkeit sind die Mitochondrien. Die Mitochondrien sind die kleinen Energie-Produktions-Maschinen in jeder Zelle des Organismus. Im Laufe der Zeit lassen auch diese Maschinchen nach und können nicht mehr genug Energie produzieren; dies geschieht durch das Altern alleine, wenn auch viele, viele andere Schädigungen zum Versagen der Mitochondrien beitragen können, was auch zum Krebs führen kann, wie im Kapitel „Krebs und Ernährung“ beschrieben wird. Bitte lesen Sie dort zum besseren Verständnis nach, wenn Sie das interessiert. Jedenfalls geht die positive Wirkung der Basisregeneration auf das Aufleben-Lassen der Mitochondrien zurück.

Es muss hier auch erwähnt werden, dass ältere Personen leicht an chronischen Entzündungen erkranken, die nicht mehr leicht ausheilen können. In diesen Fällen wird der Umstand leider sehr offensichtlich, dass es die heutige Medizin verabsäumt, das Immunsystem (besser: die Selbstheilungskräfte) im Sinne einer Basisregeneration aufzurichten. Man gibt diesen Patienten Antibiotika, Antibiotika, Antibiotika und wundert sich, dass die Erkrankung nicht ausheilt, wie es bei einem jüngeren Menschen sofort geschehen würde. Bei älteren Leuten liegt die Heilkraft nämlich nicht selten im Keller, und ohne sie mit einer Basis-regeneration aufzurichten, kann das Immunsystem die restlichen Bakterien nicht mehr in den Griff bekommen, und so sterben ältere Leute oft an einer einfachen Lungenentzündung, oder eine Bronchitis heilt nicht aus und man siecht vor sich hin, bis man aufgibt…

Das ist völlig unnötig. Ich habe viele Leute geheilt oder dem Körper die Heilung ermöglicht, nachdem sie eine Basisregeneration bekommen haben. Wenn man hört, dass in „Grippezeiten" so viele ältere Leute sterben, so liegt das an der herabgesetzten Abwehr. Vitaminmängel spielen da eine besondere Rolle, aber ohne das Ankurbeln der Heilvorgänge (Eigenblut-Injektionen mit Ozon) geht es bei älteren Menschen nicht mehr. Wir können es durchaus so betrachten, dass wir uns eigentlich im Mittelalter der Medizin mit nur minimalem Wissen und Verstehen (was chronische Krankheiten betrifft) befinden, und zudem befinden wir uns in der Phase des Verhinderns von wirklichem Fortschritt zugunsten von Business: Man ist auf Chemikalien limitiert und wenn es von dort her kein Angebot gibt, hat man keinen Plan mehr.

Aber selbstverständlich fällt es in vielen Fällen älteren Menschen schwer, sich aufzuraffen und sich in Richtung Gesundheit zu bewegen, sondern sie akzeptieren es, mit Medikamenten ein klagloseres Leben zu führen. Oft sind chemische Medikamente notwendig, um das Leben zu verlängern.

Das Älterwerden betrifft aber nicht nur alte Menschen, so dass auch „Mittelalterliche" davon profitieren, den Zucker merklich einzuschränken, Vitamintabletten zu nehmen und ein paar Eigen-blut-Injektionen mit Ozon zu bekommen.

Anämie - „Blutarmut"

Eine Anämie ist ein Mangel an roten Blutkörperchen, was im Blutbild gut zu sehen ist. Sie geht in den meisten Fällen mit *anderen* Erkrankungen einher und beruht auf solchen. Daher muss jene andere Krankheit ordnungsgemäß gefunden und behandelt werden.

Nicht selten ist jedoch keine eindeutige Erkrankung oder eine Quelle für Blutverlust zu finden, dann kann Eisenmangel bestehen (Blutbefund: „Ferritin" unter 20) und man sollte Eisen-Infusionen bekommen. Denn nicht selten gibt es eine Anämie, Müdigkeit und

Krankheitsanfälligkeit, bis hin zu Atembeschwerden aufgrund von Eisenmangel. Fast nur Frauen leiden daran, weil sie im gebärfähigen Alter regelmäßig Blut verlieren. Man kann aber auch aus anderen Gründen Blut verlieren, etwa weil man Medikamente nehmen „muss“. Bisher war die schulmedizinische Richtlinie bei Eisenmangel so, dass man Eisentabletten zu geben hatte und sonst nichts. Wenn das nichts brachte, waren die Patienten auf sich allein gestellt und versuchten es mit Tees, Kräutern und ähnlichen natürlichen Präparaten. Aber das half natürlich auch nichts.
Erst seit Dr. Beat Schaub in der Schweiz einige Entdeckungen gemacht, Bücher geschrieben und sich gegen die bestehenden Regeln durchgekämpft hat, beginnt sich zu etablieren, dass man Eiseninfusionen macht, um diesen Frauen ihre Lebensqualität wieder zu geben[76].
Es gibt diverse Präparate, die man dazu verwenden kann. Wenn jemand zu Allergien neigt, so muss der Arzt dabei aufpassen, nämlich antiallergische Maßnahmen zur Hand haben und die Patientin nicht sofort entlassen sondern einige Zeit nach der Behandlung beobachten. Bei dem Präparat „Fermed“ sind allergische Reaktionen am seltensten.
Ansonsten muss man bei Anämie die Grunderkrankung finden.

Angina, eitrige Halsentzündung

Bei Entzündungen, also auch bei dieser, muss man stets beachten, dass es zwei Aspekte gibt, nämlich einen „akuten“ und einen „chronischen“. Wenn man immer wieder an Anginen/Halsentzündungen leidet, hat man auch den chronischen Umstand.

Eine akute Entzündung, die durch Bakterien verursacht wird, kann man durchaus mit Antibiotika behandeln. Antibiotika sind gegen

---

76 Empfohlene Bücher: Schaub „Eisen, das unterschätzte Element“ , Schaub: „Lebendige Frauen“ und Schaub: „Die Eisen-Therapie“

den Feind gerichtet, also kämpfen Sie Seite an Seite mit dem Organismus. Trotzdem möge man bitte bedenken, dass Antibiotika auch eine gewisse Schädigung verursachen, vor allem im Darm, weil sie dort auch die „guten" Bakterien töten.

Wenn man keine Antibiotika geben oder einnehmen möchte, so hilft oft folgende Behandlung, speziell bei Kindern: Symbioflor I (das in der roten Verpackung, 3 x täglich 20 Tropfen in Mund und Rachen verteilen (bei Kindern entsprechend etwas weniger), dann erst schlucken; nichts nachtrinken; es handelt sich um eine Aufschwemmung von Bakterien, die dort hingehören, sie sollen das Milieu für die feindlichen Bakterien schädigen), Ascorbinsäure (Vitamin C; einen halben Teelöffel in ¼ Liter lauwarmem Wasser aufgelöst, trinken; am besten 2 – 3 x pro Tag), und Metavirulent als homöopathische Hilfe (letzteres ist besser bei grippalem Infekt (Virus-Infektion) geeignet aber dennoch...).

Sollte die akute Phase damit nicht rasch ausheilen, muss man bei der eitrigen Angina durch Bakterien auf Antibiotika zurückgreifen. Wenn die akute Erkrankung vorbei ist, sollte man hinterfragen, ob der Patient oder das Kind solche Anginen oder ähnliche Infektionen öfter bekommt.
Beim Kind genügt es, dass es den Zucker aus der Nahrung (und aus den Getränken) entfernt. Kinder ohne Zucker bleiben in der Regel gesund, denn sie haben eine hohe Heilfähigkeit. Kinder mit täglichen Süßigkeiten oder gezuckerten Getränken werden zu Krankheiten und Drogensucht neigen, schlechtere Laune haben und schlechter lernen; so einfach ist das. Dasselbe gilt auch für andere immer wiederkehrende Infektionen wie Mittelohrentzündungen, etc. Nach chronischem Zuckergenuss wird man die Bakterienflora aufpäppeln müssen (Symbioflor I für „oben", Omnibiotic und Flohsamenschalen für „unten", nämlich den Darm).
Auch bei Erwachsenen gibt es natürlich diesen chronischen Faktor, den man bedenken und behandeln muss, um künftige Krankheitsneigung zu vermeiden: Am besten tut man das bei ihnen mit der beschriebenen Basisregeneration.

Anschoppung

Anschoppung ist eine echte Diagnose in unserem Sinne. Siehe auch „Ablagerungskrankheiten".

Unter Anschoppung verstehe ich eine Ansammlung von etwas, das im Körper verbleibt. Irgendwelche Substanzen sammeln sich an, weil man zu viel zuführt und dies nicht abgearbeitet und abtransportiert werden kann. Das ist Anschoppung, egal wovon.

Alle möglichen Krankheiten können davon herrühren. Zum Beispiel ist ein erklecklicher Prozentsatz von erhöhtem Blutdruck darauf zurückzuführen, dass die Patienten zu viel essen. Speziell wenn der Patient übergewichtig ist, kann man davon ausgehen, dass die Anschoppung als Ursache zutrifft: Der Körper kommt nicht mit, das alles zu verarbeiten, ausscheidbar zu machen und dann auch auszuscheiden. Es geht ihm wie einer Person in einem Büro, die komplett überarbeitet ist und sich die Arbeit rund um sie aufstaut. Durch diese Anschoppung im Organismus müssen sich Stoffwechsel-Produkte ablagern und verursachen rheumatische Beschwerden, erhöhten Blutdruck, Leber-Überlastung und in der Folge alles Mögliche. „Anschoppung" ist insofern eine gute Diagnose, weil die Behandlung folgerichtig eine allgemeine Entgiftung sein muss. Es ist dabei uninteressant, was für Substanzen das sind. Eine Weile zu fasten und genügend zu trinken würde alleine schon genügen, denn wenn das übermäßige Zuführen aufhört, beginnt der Organismus damit, alles abzubauen und auszuscheiden. Wenn Sie also als Therapeut so einen Patienten vor sich haben – egal mit welchen Beschwerden –, bei dem Sie eine Anschoppung vermuten, oder die ihm anzusehen ist, dann empfehlen Sie ihm einfach eine derartige Entgiftungs- und Ausleitungs-Kur. Auch die „milde Ableitungsdiät" nach F.X. Mair geht in diese Richtung. Als Therapeut müssen Sie nur abschätzen, wie schwerwiegend der Zustand ist und wie ausgiebig Ihre Entgiftungs-Behandlung sein muss. Auch muss man in Betracht ziehen, was der Patient zu akzeptieren und zu tolerieren bereit ist. Viele Männer, auf die das zutrifft, wollen nicht auf Sie oder ihre

Frauen hören, denen das Prinzip klar ist und sich schwertun, dem Mann zuzuschauen, wie er sich ruiniert. Als Patient muss man ehrlich zu sich selber sein und erkennen, ob dieser Umstand auf einen selbst zutrifft. Dann handeln Sie entsprechend, indem Sie das Gegenteil dessen tun, was Sie über längere Zeit falsch gemacht haben. Es ist alles sehr einfach und daher wirkungsvoll.

Antibiotika

Zuerst ein Wort zugunsten der Antibiotika. Wir haben im Kapitel A7 gesehen, dass eine Krankheit aus zwei entgegengesetzten Faktoren besteht, dem feindlichen Einfluss und der Abwehraktion des Körpers. In der Hauptsache unterstützen Antibiotika den Organismus in seinem Bemühen, den Feind (in diesem Fall Bakterien) zu bekämpfen und zu besiegen. Nur in geringerem Grade gibt es berechtigte Einwände gegen Antibiotika in der Akutmedizin.

Wir haben uns gemerkt, dass wir die Behandlung einer Krankheit in die zwei Teile teilen müssen, den akuten und den chronischen Anteil. Um eine unmittelbare Gefahr abzuwenden, ist es nicht selten notwendig, mittels Antibiotika zu intervenieren und dem Organismus im Kampf gegen Bakterien zur Seite zu stehen.

Obwohl der Schaden meist zu vernachlässigen ist, darf man dennoch nicht vergessen, dass man damit auch einen gewissen Schaden setzt. Wenn man in den Jahren danach schlechter beisammen sein mag, Darmprobleme oder Rheuma bekommen hat etc., was manchmal erkennbar ist, dann kann das auf eine schon länger zurück liegende Antibiotika-Behandlung zurückzuführen sein. Wie an anderer Stelle ausgeführt, haben wir in unserem Darm idealerweise etwa 100 Billionen und etwa 500 verschiedene Arten von Bakterien. Das ist eine gehörige Vielfalt, die zu dem Zwecke dient, mit allen möglichen Ernährungs- und Belastungs-Situationen gut fertig werden zu können. Eine Behandlung mit Antibiotika eliminiert etwa 10 % der Artenvielfalt. Man hat etwa herausgefunden, dass Kinder, wenn sie eine Antibiotika-Therapie im ersten Lebensjahr bekommen haben, später deutlich mehr an den üblichen Zivilisationskrankheiten erkranken, als diejenigen, die verschont geblieben sind. Dies mag unterstreichen, dass auch eine Behandlung, deren Folgen man nicht unmittelbar sehen kann, dennoch nicht spurlos an einem vorüber geht. Man sollte also zugleich mit den Antibiotika ein gutes Präparat mit Probiotika und Präbiotika dazu geben. „Probiotika“ sind Präparate, welche „gute“ Bakterienstämme enthalten, und Präbiotika sind Präparate, welche das Milieu für die richtigen Bakterien bereiten. Im weitesten Sinne sind Präbiotika Pflanzenfasern, die nicht verdaut werden und früher als Ballaststoffe bezeichnet wurden.

Es kann selten vorkommen, dass eine Antibiotika-Behandlung einen großen Schaden setzt, wobei es mir schon untergekommen ist, dass der Darm einen ratzeputzen Kahlschlag erlitten hat, was natürlich fatal und fast nicht wieder gut zu machen ist. Aber wie gesagt: selten.

Zu bemerken ist auch, dass Antibiotika nur gegen Bakterien, jedoch nicht gegen Viren wirksam sind. Man sollte daher von vornherein unterscheiden, ob eine Krankheit durch Bakterien oder durch Viren verursacht wird. Im Falle einer Virus-Erkrankung würde man mit Antibiotika nichts ausrichten, so dass man in diesem Fall zuweilen mehr schadet als hilft. Als Faustregel oder Hinweis mag es helfen, wenn man schaut, ob der Auswurf (bei Bronchitis) oder andere Sekrete gelb, grün oder farblos sind. Gelb oder grün bedeutet eine Bakterien-Infektion, während ein farbloser Auswurf in der Regel auf eine Virus-Infektion hindeutet, die anders behandelt werden muss, siehe Grippe.

Arteriosklerose (Adern-Verkalkung)

Die Blutgefäße werden in die Arterien und die Venen eingeteilt. Die Arterien sind die Blutgefäße, welche das Blut vom Herzen in die

Peripherie transportieren. Diese haben viel dickere und kräftigere Wände als die Venen, die das Blut aus der Peripherie zum Herzen zurück tragen. Eine Verkalkung oder Arteriosklerose[77] betrifft die Arterien.

Wenn diese Arterien, welche das Blut vom Herzen nach außen tragen, verkalkt sind, kommt weniger sauerstoffreiches Blut hindurch, und die dahinter liegenden Organe werden schlechter versorgt. Außerdem steigt der Blutdruck, weil das ganze System durch die Verkalkung enger wird. Es wird aber nicht nur enger, sondern auch härter, weil die Arterien-Wände ihre Elastizität verlieren. Dadurch wird die Druckwelle, die vom Herzen kommt, nicht elastisch abgefangen.

Der Prozess der Verkalkung beginnt zunächst durch Vernarbung. Wegen schlechter Ernährung oder auch durch erhöhten Blutdruck aus anderen Gründen, lagern sich Substanzen in die Wände der Arterien ein. Unter anderem ist es auch das Cholesterin, welches nicht wirklich schuld ist, aber leider kristallisiert es und wird scharfkantig, sodass die elastischen Fasern der Arterien-Innenwände in winzigen Bereichen aufgeschnitten werden. Was darauf auf natürliche Weise folgt, ist eine Vernarbung. Dadurch werden die Wände schon einmal Härter. Diese Vorstufe nennt sich Atheromatose. Was mit Narben auf natürlicher Weise folgt, ist eine Verkalkung der Narben. So kommt es zur Verkalkung. Das ist dann die Arteriosklerose.

Auch diese Erkrankung ist eine Zivilisationskrankheit, wird also durch die neuen Lebensbedingungen der letzten hundert Jahre verursacht, in welcher sich der Mensch zu weit von der „art-gerechten“ Ernährung entfernt hat. Natürlich spielt das Rauchen ebenfalls eine große Rolle. Was die Ernährung anbelangt, ist es nicht bei jedem Patienten gleich, welcher Baustein am ehesten die Arteriosklerose ankurbelt. Am ehesten sind es die leicht auf-

77 Arteriosklerose heißt übersetzt: Verhärtung der Arterien

schließbaren Kohlenhydrate, also Zucker, wenn auch Forschungen von Professor Wendt, Frankfurt, auf tierisches Eiweiß hindeuten, wofür es im Organismus keinen Speicher gibt. Ein eindeutiger Hinweis auf Zucker als Hauptschuldigen für das Entstehen der Arteriosklerose ist der Umstand, dass die Arterien-Verkalkung eine normale Folgeerscheinung der Zuckerkrankheit ist. Wenn man also ständig erhöhten Blutzucker hat, folgt der beschriebene Prozess zur Verkalkung.

Die Folgen sind also Durchblutungsstörungen und hoher Blutdruck. Die Beschwerden, die von der Durchblutungsstörung herrühren, sind mannigfaltig. Meist kommen die Patienten mit akuten Beschwerden: Herzbeschwerden, weil die Herz-Kranz-Gefäße zu verstopft sind, oder mit der „Schaufensterkrankheit", wobei die Bein-Arterien betroffen sind und der Patient nach wenigen Schritten pausieren muss. Verkalkung kann an allen Stellen des Körpers überwiegen, aber diese beiden sind am vorrangigsten. Auch vornehmlich Verkalkung im Kopf kommt relativ oft vor, was zu Schlaganfällen führt.

Wenn bereits merkliche Beschwerden aufgrund von Arteriosklerose aufgetreten sind, ist die Krankheit so weit fortgeschritten, dass ein richtiges Gesundwerden natürlich nicht mehr möglich ist; der Kalk ist fest wie Stein. Dennoch ist es in vielen Fällen erreichbar, die im Rollen befindliche Erkrankung aufzuhalten, nämlich durch Chelat-Therapie[78], so dass sie sich nicht mehr vorwärts entwickelt. Wenn das erreicht ist, kann sich der Organismus erholen und die Durchblutungssituation kann sich wieder verbessern, weil der Organismus in seinem Heilbestreben immer versucht, neue Blutgefäße zu bilden; er kommt damit nur nicht nach, solange der Prozess der Verkalkung kontinuierlich fortschreitet.

---

78 Natürlich zusätzlich einige Korrekturen, wie Zucker eliminieren und Rauchen aufhören...

Wie immer bei chronischen Krankheiten mit akuter Gefährdung gehen wir so daran, dass wir zuerst die akute Gefährdung beseitigen und dann der chronischen Erkrankung den Boden entziehen. Speziell wenn lebensgefährliche Bedingungen vorliegen, so sind schulmedizinische Eingriffe die erste Maßnahme. In leichteren Fällen werden Röhrchen („Stents") eingesetzt, welche den Blutfluss wieder öffnen. In manchen Fällen – wenn etwa das Herz schwer unterversorgt ist – wird man einen Bypass machen müssen. Dabei wird ein Stück Vene aus dem Oberschenkel entnommen und im Herzen so eingebaut, dass die Verschluss-Stelle umgangen wird.

Aber mit diesen berechtigten akutmedizinischen Maßnahmen sind die Probleme nur vorübergehend beseitigt. Daher folgt erst jetzt unser „Gesundmachen": Man kann nun mit Erfolg zweierlei Maßnahmen treffen: Die Eigenblut-Behandlungen mit Ozon, zusammen mit Vitaminen, im Sinne der Basisregeneration, verbessert den Gehalt des Blutes, so dass auch bei verminderter Durchblutung oft eine spürbare Verbesserung eintritt.

Der nächste Schritt einer Heilbehandlung besteht aus der Chelat-Therapie: Diese macht die Arterien freier, so dass der Blutfluss verbessert wird. Es ist unsinnig anzunehmen, dass der Kalk damit verschwindet, aber bei einer allgemeinen Verkalkung liegt das Hauptproblem in den kleinen und kleinsten Gefäßen: Dort findet nämlich das hauptsächliche Blutversorgungsproblem statt. Aus meiner etwa 30-jährigen Erfahrung damit kann ich sagen, dass man Erstaunliches damit erreichen kann, speziell wenn nicht eine besondere Engstelle sondern eine allgemeine arteriosklerotische Durchblutungsstörung vorliegt. Ich habe Patienten, die nach einer Chelattherapie ihre Herz-Operation abgesagt haben und deren Füße nicht amputiert werden mussten sondern wieder normalfarbig und gut durchblutet wurden, auch bei Diabetikern.

Gewinnbringend ist die Chelat-Therapie auch, um Schlaganfällen vorzubeugen.

Die genannten Maßnahmen müssen natürlich in ein Behandlungskonzept eingebettet sein, bei welchem dem Patienten nicht wenige Aufgaben zukommen. Die hauptsächliche „Arbeit" besteht natürlich darin, die Ernährung so drastisch es geht umzustellen und seinen Körper langsam aufzutrainieren.

In der Praxis versuche ich bei der anfänglichen Befragung des Patienten herauszufinden, welchen Maßnahmen ich den Vorrang geben muss; dies ergibt sich daraus, inwieweit ein erblicher Faktor zur Verkalkung vorliegt. Man fragt einfach, ob Vater, Mutter, Geschwister an Verkalkung leiden oder gelitten haben. Und man findet heraus, was der Patient sonst für Fehler in der Ernährung und in der Lebensführung gemacht hat oder macht, ob er raucht, nie Sport betrieben hat, usw. Nun kann man ein folgerichtiges Programm zusammenstellen.

Je weniger der Patient bereit ist, für seine Gesundheit zu tun, umso mehr muss der Behandler machen. Am besten entwickelt sich die Besserung bei Leuten, die erkannt haben, worum es geht, und die als Erkenntnis daraus ihre Lebensführung und Ernährung bereitwillig umstellen und beginnen, sich leicht und schrittweise aufzutrainieren.

Da die Ernährung individuell unterschiedlich ist, kann diesbezüglich keine allgemeingültige Regel angegeben werden; ich habe früher sehr gute Erfahrungen mit Schnitzerkost gemacht, welche sehr natürlich ist und die ich schon beschrieben habe, mit einem hohen Anteil an Rohkost und mit wenig tierischem Eiweiß[79]. Aber auch andere Varianten können geeignet sein; hier muss auch je nach Beschaffenheit des Darmes agiert werden, und bei älteren Leuten kann man nicht so viel umstellen.

Vielleicht liegen oder lagen in der Vergangenheit des Patienten auch andere Symptome vor, aus welchen man Schlüsse auf die geeignete Herangehensweise ziehen kann. Unnötig zu erwähnen, dass Zucker

---

79 Es gibt darüber zahlreiche Bücher, vornehmlich von Dr. M.O. Bruker.

sowieso komplett gemieden werden muss. Wenn der Darm gesund ist, können auch frisch gepresste Säfte oder green smoothies wertvoll sein.

Der nächste Anteil einer guten Therapie sind die Nahrungsergänzungen. Als Basis nehme ich die Dosierungen vom Kapitel B6. Aber bezüglich des Vitamins B3 sollte man statt 100 mg Nikotinsäure-Amid besser die Nikotinsäure nehmen und höher dosieren, also 200 bis 300 mg „Niacin". Auch mit Vitamin E darf man nicht sparen. Manche Personen brauchen B12 und Folsäure als Injektionen. Vitamin C ist in der Chelat-Infusion drinnen.

Hat man die obigen Maßnahmen getroffen, ist man sehr gut unterwegs. Die Patienten fühlen sich schrittweise besser und besser, die Durchblutungsstörungen sollten langsam zurückgehen.

Auch wenn das Strophanthin keine ursächliche Behandlung der verkalkten Herz-Kranz-Gefäße ist, so erleichtert es dem Herzmuskel seine Arbeit. Es müssen eine Urtinktur oder Kapseln verwendet werden; homöopathische Verdünnungen helfen nicht gut genug.

Was die Chelat-Therapie betrifft: Es handelt sich um ein langsames Durchspülen des Organismus mit EDTA, 8 bis 10 Gramm Vitamin C, Magnesium und sonst einigem Beizeug, das jeder Therapeut ein bisschen anders macht, was aber nicht so wesentlich ist. Eine Infusion dauert 4 Stunden, damit Zeit genug zum Durchspülen vorhanden ist, und man sollte etwas zum Essen bekommen, weil der Blutzucker sinken kann. Ein Arzt sollte die Chelat-Therapie in einem Kurs gelernt haben; als Patient sucht man sich einen Arzt im Internet.

Bei der Verkalkung der Bein-Arterien und der resultierenden Mangeldurchblutung in Zehen, Füßen und Beinen sollte man das H2O2, Wasserstoffperoxyd, nicht vergessen, was aus Ostdeutschen Forschungen stammt. Es muss eine Salbe von 10 Prozent hergestellt und damit eingeschmiert werden[80].

---

80 Buch: „Wasserstoffperoxid – Anwendungen und Heilerfolge"; Dr. Jochen Gartz

Arthrose Siehe auch „Gelenkserkrankungen".

Arthrosen sind „Abnützungskrankheiten" der Gelenke; zumindest werden sie so genannt. Wenn man jedoch gesund lebt, nützen sich Gelenke sehr wenig ab. Meist entstehen Arthrosen als Folge von zu wenig Gebrauch und von stattgehabten kleinen oder größeren Verletzungen, etwa von einem Meniskus-Einriss im Kniegelenk.

Es wird Sie mittlerweile wenig erstaunen, dass Zuckerkonsum (und der Mineralien-Mangel als Folge) und allgemein mangelhafte Ernährung an der Entstehung von Arthrosen beteiligt sind.

In fortgeschrittenen Fällen muss man das Gelenk ersetzen, aber zum Konservieren von nur leicht geschädigten Gelenken hilft eine Basis-Regeneration sehr, zudem gibt es zahlreiche Nahrungsergänzungen, die gut helfen. Es helfen auch Injektionen von „Osteochondrin" von der Firma Dyckendorf und ähnliche Maßnahmen in der Richtung von „Frischzellen" oder Injektionen in das Gelenk mit PRP (Platelet Rich Plasma).

Bei den Heberden´schen Arthrosen der Finger-Endgelenke habe ich zufriedenstellende Erfolge mit einer 5-%igen oder 10-%igen H2O2-Salbe gesehen: Man braucht nur die Finger für ein paar Sekunden in die relativ flüssige Salbe hineinhalten.

Ascorbinsäure, Vitamin C

Es ist ganz gut, wenn hier die Liste der Krankheiten unterbrochen wird, denn es ist eigentlich keine „Liste der Krankheiten" sondern eine alphabetische Stichwortliste. Gut daran ist es vor allem, daß das Vitamin C jetzt schon, in der frühen Phase, an die Reihe kommt, weil es für alles Mögliche verwendet werden kann, also für alle möglichen Erkrankungen, die noch in der Folge genannt werden.

„Ascorbinsäure" heißt sie deshalb, weil sie das Skorbut geheilt hat. A(nti) Scorbut-Säure. Skorbut war eine schreckliche Erkrankung der

Seeleute, die nichts Frisches zu essen bekommen haben. Dann entdeckte man, dass Zitronen und Sauerkraut die Krankheit geheilt haben. Erst 200 Jahre danach konnte man die Ascorbinsäure isolieren und hat zudem entdeckt, dass der Mensch einen Fehler eingebaut hat, denn fast alle Säugetiere können diese Ascorbinsäure selber herstellen, der Mensch (und das Meerschweinchen) jedoch nicht!

Von der WHO wird eine tägliche Dosis von 100 mg Vitamin C empfohlen, aber das ist gerade genug, um Scorbut zu verhindern. Die heutigen Menschen leiden aber unter allem Möglichen, unter versteckten Entzündungen, schlechter Ernährung und psychischem Stress, so dass der Bedarf an Ascorbinsäure in Wahrheit sehr viel höher ist. Fast alle Krankheiten werden durch „oxydativen Stress" (freie Radikale) verursacht; das bedeutet, dass durch Sauerstoff, der auf Abwege gelangt, aggressive Moleküle entstehen und so Entzündungen verursachen. Genau dagegen wirkt die Ascorbinsäure. Aber sie ist vor allem ein Redox-Puffer, also schafft einen Ausgleich zwischen Oxydation und Reduktion (physikalisch-chemische Begriffe, die in unserem Zusammenhang nicht so wichtig sind.)

Allerdings benötigt man oft – speziell bei Erkrankungen - relativ viel davon, so dass man manchmal mit Infusionen arbeiten muss, um diesen aggressiven „freien Radikalen" entgegen zu wirken. Wenn man mehr als 5 Gramm Ascorbinsäure in Wasser löst und einnimmt, bekommt man Durchfall; außerdem werden nur 3 Gramm davon aufgenommen und 1 Gramm gleich wieder ausgeschieden. Sollte man daher mehr benötigen, was bei vielen Krankheiten oder im Falle von mehreren Medikamenten, die man täglich einnimmt, der Fall ist, so muss man dies durch die Vene künstlich zuführen, wenn man höher dosieren möchte.

Allgemein gesagt, kann man bei fast jeder Krankheit schadlos Vitamin C Infusionen machen (mindestens 7,5 Gramm), und sie helfen fast immer! Wenn man nicht krank ist, sondern nur halbgesund, so sollte man täglich etwa einen halben Teelöffel Ascorbinsäure (in lauwarmem Wasser aufgelöst) zuführen, die man relativ billig in Apotheken kaufen kann. Dies wirkt auf jeden Fall zumindest vorbeugend in Grippe-Zeiten.

Asthma bronchiale

Asthma bedeutet „Einengung". Das Asthma bronchiale ist daher eine Einengung der Bronchien, also der Kanäle, die in die Lunge führen. Die Ursache ist meist allergischer Natur; bei Kindern kommt das im Anschluss oder im Wechsel mit Neurodermitis vor, was beides allergische Erkrankungen sind.

Jedenfalls gibt es eine chronische Reizung und dadurch werden diese allergischen oder Allergie-ähnlichen Verkrampfungen der Bronchialmuskulatur ausgelöst. Bitte auch bei Allergien" nachsehen, dort gibt es die möglichen Behandlungsmethoden. „Schulmedizinisch" für den Akutfall, dann diejenigen Maßnahmen, die zur Ausheilung dienen können. Bei jüngeren Menschen ist der Darm zu behandeln. Bei älteren Personen wäre das natürlich genauso zu fordern, aber die Chancen sind dort geringer, dass man noch etwas Entscheidendes erreichen kann. Daher dort eher die Gegensensibilisierung nach Theurer anzuwenden („Allergostop").

Atemnot

Obwohl ich versprochen habe, nicht so viele einzelne Krankheiten (Symptome) aufzuzählen, sondern diese möglichst in verwandte, größere Themenblöcke zusammenzufassen, mache ich hier eine der Ausnahmen. Es gibt nämlich eine Art von Atemnot, deren Ursache sonst kaum jemand kennt und die einer unserer Grundlagen als Ursache hat.

Atemnot entsteht dann, wenn der Organismus zu wenig Sauerstoff bekommt. Das kann natürlich sein, wenn die Lunge nicht gut funktioniert; es kann sein, wenn das Herz das sauerstoffhaltige Blut nicht gut genug transportieren kann; es kann auch sein, wenn der Sauerstoff nicht gut bis zu den Organen transportiert werden kann, etwa weil die roten Blutkörperchen zu wenig oder mit Giften besetzt sind (z.B. Kohlenmonoxyd vom Rauchen), oder viele derartige Möglichkeiten. Denn in allen diesen Fällen kommt bei den Organen nicht genug an, was man als Atemnot spürt, wobei der Organismus möchte, dass man mehr Sauerstoff einatmet; das ist seine natürliche Lösung.

Aber es gibt noch eine andere Möglichkeit: Wenn man die Skizze im Kapitel Ernährung (B2) genau betrachtet, so wird klar, dass in unserem Organismus der eingeatmete Sauerstoff dazu verwendet wird, die Energie freizusetzen, welche aus der Ernährung gewonnen werden kann. Dies spielt sich aber erst in der Zelle ab, also weit weg von der Lunge, wo die Luft mit dem Sauerstoff eingeatmet wird. Der Sauerstoff muss transportiert werden, und das kann ziemlich weit sein, nämlich ein langer Weg, wo einiges passieren kann. Aber nicht nur auf dem Weg kann der Sauerstoff zum Teil verloren gehen, sondern es kann auch sein, dass er in der Zelle, nachdem er dort angekommen ist, nicht richtig verarbeitet werden kann, auch das ist noch immer „Atmung", man nennt es „Zellatmung". Sollte auf dem Weg oder ganz am Ende irgendetwas davon passieren, meldet die Zelle immer noch: „Hallo, ich bekomme keine Luft!!", – und das empfindet der Patient als Atemnot.

Das Symptom ist sehr charakteristisch: In diesem Fall besteht keine andere Krankheit, insbesondere keine Herz- oder Lungenerkrankung, für welche die Atemnot charakteristisch wäre; die Patienten werden untersucht, haben keine Krankheit und keinen Eisenmangel, sondern werden für gesund erklärt. Man übersieht, dass auch dieser letzte Schritt der Energiegewinnung – ganz am Ende, bereits in der Zelle – durch starken Vitaminmangel nicht ablaufen kann. Man empfindet Atemnot, charakteristischerweise so, dass man *„versucht tief durchzuatmen aber es hilft nicht"*.

Nicht selten entstehen auf diese Weise „Panikattacken", weil der Patient es wie „Ersticken" wahrnimmt.

Speziell bei Leuten, die gerne Süßes kombiniert mit Koffein zu sich nehmen, kann sich so etwas entwickeln. Das Koffein wirkt dabei als Beschleuniger, wobei mehr Vitamine verbraucht werden, die aber nicht zugeführt werden... Die Abhilfe ist natürlich die Basis-regenration, denn es besteht ein Vitaminmangel in der Zelle, so dass die Gewinnung der Energie nicht wie auf der rechten Seite der Skizze beschrieben ablaufen kann. Sobald man damit beginnt, geht dieses – für die Patienten sehr unangenehme, oft beängstigende – Symptom rasch vorbei. Sollte das nicht der Fall sein, liegt es an einem der anderen Dinge oder gar einem verschobenen Wirbel oder einer verrenkten Rippe (das gibt es auch).

Auto-Immunerkrankungen, Auto-Aggressions-Erkrankungen

„Auto-Aggression" bedeutet, dass der Körper sich selbst angreift. „Auto-Immun" deutet darauf hin, dass die Krankheit aus dem eigenen Immunsystem kommt. So ist es auch, daher sind diese Bezeichnungen auch richtig.

Wie kommt es dazu?

Nicht selten gibt es eine gewisse genetische Voraussetzung, aber das ist nicht der Punkt, an welchem man ansetzen kann. Viel eher muss man sich Dingen zuwenden, an welchen man etwas ändern kann und sich daran orientieren, dass man (als Patient) zumindest zusätzlich dazu etwas getan haben muss, damit die Krankheit überhaupt ausbricht. Natürlich ist man sich dessen heutzutage nicht bewusst, denn die meisten Menschen leben auf der Basis, wie es die anderen tun, wie es üblich ist, was die Werbung anbietet, und sie sind sich daher gar keiner Fehler bewusst.

Das Prinzip dieser Erkrankung ist folgendermaßen: Irgend eine Schädigung wird so lange einwirken, bis das Immunsystem, das verzweifelt an einer Lösung arbeitet, dies heftiger und heftiger versucht, bis dann die Abwehr schließlich – in überschießendem Engagement - auch körpereigenes Material angreift. So ist diese Erkrankung konstruiert. Das sagt nichts über die Ursache aus, denn diese kann sehr unterschiedlich sein, so wie wir es im Kapitel A9 besprochen haben; deswegen habe ich von „irgend einer" Schädigung gesprochen. Zumeist sind es eine „Ablagerungs-krankheit" im Bindegewebe (dem Ort des Immunsystems)[81] oder eine nachhaltig geschädigte Schleimhaut und Flora des Darmes. Es können auch Impfungen und versteckte Infektionen sein. Bei erworbenen Auto-Aggressions-Krankheiten ist es immer eine zu lange angedauerte Herausforderung des Immunsystems. die zur Erkrankung führt. Es werden daher bei jedem Patienten unterschiedliche Behandlungsmaßnahmen zum Ziel führen.

Sowohl ein Arzt als auch ein Patient, der sich selber heilen möchte, sollte das Konstrukt einer Auto-Aggressions-Erkrankung so gut wie möglich kennen, damit sich die geeigneten Behandlungsmaßnahmen folgerichtig ergeben. Es ist sehr interessant, die Abhandlung in Wikipedia zu lesen, wo Sie auch eine lange Liste von Erkrankungen finden können, welche man zu den Auto-Immun-Erkrankungen zählt, die ich hier nicht alle aufzählen werde und die Sie daher im Einzelnen in diesem Buch auch nicht aufgeführt finden werden. Bitte sehen Sie daher nach, ob Ihre Erkrankung zu dieser Kategorie dazu gerechnet wird. Dort hat ein Fachmann auch die Mechanismen gut beschrieben. Aber es ist ebenso interessant, wie genau all die mechanischen Aspekte erforscht und ins Detail gehend aufgeführt werden, ohne dass man irgendetwas dagegen unternehmen kann. Also erscheint mir der Schluss gerechtfertigt, dass die Antwort nicht in den Details der mechanischen Abläufe steckt, einfach weil sie nicht zur Lösung führen. Sie muss irgendwo übergeordnet zu finden sein...

---

81 Siehe „Ablagerungskrankheiten", erstes Kapitel im Abschnitt C

Der grundlegende Faktor, der hier und in zu vielen Teilen der Medizin übersehen wird, ist es, dass die Funktion die Struktur bestimmt. Zuerst kommt das Tun, daraus folgt als Ergebnis die materielle Struktur. Eigentlich wäre das sonnenklar, aber man verhält sich in der Medizin so, als wäre das Gegenteil der Fall. Man sieht sich die Struktur an und will die Struktur verändern... In fast allen Gebieten der heutigen Medizin (außer in der Orthopädie[82]) verhält man sich so.

Zum besseren Verständnis hier ein Beispiel: Ein Marathon-Läufer wird zum Beispiel sehr schlank sein, weil er dauernd lange Strecken läuft; ein Gewichtheber wird stämmig und muskulös sein, weil er mit schweren Gewichten gearbeitet hat. Zuerst kommt also das Tun, *danach* kommen erst die Form und die Beschaffenheit des Körpers (Struktur). – Folglich wird auch eine Erkrankung davon abhängen, was zuvor passiert ist. Die inneren, mechanischen Abläufe, die im Falle einer Erkrankung nicht stimmen, sind also die FOLGE. In der Orthopädie weiß man das, in der inneren Medizin offenbar nicht. Die Details zu beschreiben und mit Medikamenten in sie eingreifen zu wollen (wie es die „Wissenschaft" versucht), ist also sehr spät in der schrittweisen Abfolge der Dinge, so dass man nicht allzu gute Chancen hat, etwas Wesentliches daran zu ändern.

Dies ist sehr beruhigend, weil man als Patient etwa mit „übergeordneten Tätigkeiten", wie etwa mit extremer Schnitzer- oder Bruker-Kost, all die Details überrennen und so den Organismus zur Gesundheit zurückführen kann.

In Wikipedia steht auch richtigerweise zu lesen, dass sich die Erkrankung sowohl aus genetischen als auch aus „umweltbedingten Faktoren" zusammensetzt. Daher gilt hier auch das, was bei Allergien gesagt wurde, nämlich dass die naturmedizinische Therapie vorerst leider nur auf den erworbenen Teil abzielen kann,

---

82 Dort rät man meist zu Sport oder Gymnastik, um Probleme zu beseitigen.

nicht so sehr auf den genetischen. Natürlich entstehen genetische Faktoren ebenfalls aus umweltbedingten Faktoren, jedoch in den früheren Generationen.

Aber man darf es auch da nicht so betrachten, dass Umweltfaktoren etwas verursachen, denn das tun sie nicht; „Faktoren" verursachen gar nämlich nichts, sondern Menschen verursachen etwas. Es ist quasi die Frage, ob das Getreide schuld ist oder dass ich es esse. Wenn ich sage, dass das Getreide schuld sei, so sind es „umweltbedingte Faktoren" und ich kann nichts daran ändern. Aber wenn ich sage, es liegt bei mir, es zu essen oder nicht, dann kann ich etwas ändern. Das klingt jetzt sehr trivial, aber die gesamte Hilflosigkeit in der „schulmedizinischen" Forschung und Therapie liegt an diesem Punkt begraben, nämlich ob man sagt, dass der Patient etwas tun kann oder nicht. Im „wissenschaftlichen" Denken fällt die Initiative des Patienten (wo man natürlich logischerweise ansetzen müsste) gewöhnlich vollständig durch den Rost, denn dort haben Krankheiten keine Ursachen; man schaut nur, welche Maßnahmen von außen man dem Patienten angedeihen lassen kann, wobei dieser immer passiv bleiben soll.

Aber Menschen sind anders als etwas Lebloses und sogar anders als Tiere: Sie können von sich aus etwas verursachen, und wenn man diesen Gedankengang weiterführt (nämlich inwieweit der Mensch ursächlich sein kann), kommt man zu dem Ergebnis, dass sie vielleicht sogar zuweilen selbst ihre Krankheiten verursachen – wie schon gesagt, durch Nichtwissen, Nichtbeachten, Faulheit... Das kann wie eine Beschuldigung oder schlechte Nachricht klingen, aber anders betrachtet ist es eine sehr gute Nachricht, nämlich dass man es nun selbst in die Hand nehmen und sich selbst gesund machen kann! Das gibt uns Hoffnung, nicht wahr? Aber es sagt uns Ärzten auch, dass wir weniger tun können, als es der Patient selbst kann; es liegt vornehmlich in SEINER Hand.

Ich habe nicht viele Patienten von Auto-Immun-Erkrankungen gesund werden gesehen, aber DASS ich welche gesund werden gesehen habe, beweist mir, dass die Theorie nicht stimmen kann, nämlich dass man nichts dagegen tun kann, als das Immunsystem als Ganzes mit „Immunsupressiva" auszuschalten (was die schulmedizinische Herangehensweise ist), nur weil es angefangen hat zu randalieren. Warum hat es denn angefangen zu randalieren? Es muss misshandelt worden sein!

Ich bin mir sicher, dass sehr viele Kranke mit gewissen genetischen Voraussetzungen zur Welt kommen; es kommt jedoch auf andere Sachen an, ob die Krankheit ausbricht oder nicht: Wie stabil und selbstsicher ist die Person? In welcher Umgebung wächst sie auf, was macht sie daraus? Wie ernährt sie sich? Was lernt sie über das Leben? Was weiß sie über Ernährung, Impfung, medizinische Behandlung, was weiß sie nicht?

Ich habe eine „Auto-Immunkrankheit" bei einer älteren Dame plötzlich ausbrechen sehen, die sich von ihrem Neffen, der im Wiener Allgemeinen Krankenhaus beschäftigt war, einreden hat lassen, sich als Versuchsperson für eine Impfung zur Verfügung zu stellen. Am Tag nach der zweiten Impfung hat sie ihren aller ersten Rheumaschub in allen Gelenken bekommen, hoch schmerzhaft, hoch entzündlich, so wie man es bei älteren Leuten praktisch nicht sieht. Der zuständige Arzt im AKH hat (auf meinen Anruf hin) abgelehnt, das überhaupt zu notieren, weil es nicht im Zusammenhang mit der Impfung stehen kann; er untersuche nämlich nur die Leberwerte (weil es sich um eine Hepatitis-Impfung gehandelt hat). – Wahrscheinlich sind AKH-Ärzte aus genetischen Gründen weise und brauchen nicht zu wissen, dass sie mit einer Impfung im Immunsystem herumwerken und nicht in der Leber... Aber offenbar hat es das Design der Studie heimtückischer Weise vermieden, dass solche Dinge notiert werden.

In diesem Fall hat die Person „nicht gewusst", dass sie sich in Gefahr begibt, oder sie hat ihrem Neffen etwas Gutes tun wollen, oder sie hat der Pharma-Industrie vertraut, oder sie wollte sterben und es war ihr egal wie, oder sie hat aus irgendwelchen anderen Gründen wider die Vernunft gehandelt, vielleicht nur weil sie diese Welt und die in ihr lauernden Gefahren nicht richtig eingeschätzt hat...

Hier will ich einfach nur deutlich machen, dass das Leben in den verantwortlichen Händen der Person selbst liegt. Das Gute an dieser Einstellung ist es, dass man sich daher auch selber helfen und oft sogar aus schlimmen Situationen wieder herausarbeiten kann! Man bestimmt selbst, was passiert, und daher kann man es auch andersrum bestimmen. Das ist die grundsätzliche Botschaft. Wie bei der Krebserkrankung ist nach meinen Beobachtungen eine echte Heilung nur solchen Leuten gelungen, die ihr Schicksal in die eigenen Hände genommen und ihren Weg gefunden haben. Es handelte sich dabei zum Beispiel auch um Fälle von entzündlichem Gelenksrheuma, um Lupus Erythematodes oder Morbus Basedow (eine Erkrankung der Schilddrüse; die Augen waren schon sehr weit herausgequollen, sie wurde aber ganz ohne medizinische Therapie gesund. Ich rate jedoch nicht zur Nachahmung ohne ärztliche Betreuung, denn ich erwähne es hier nur, um zu zeigen, dass Heilung durch die Person selbst möglich ist!).

Warum habe ich hier so viele Worte gemacht? - Ich hoffe natürlich, dass diese kleine Anmahnung dazu führt, dass einige Leute mehr ihr Schicksal in die eigenen Hände nehmen und nicht nur an die „Wissenschaft" glauben, dass nichts zu machen sei, als sich Kortison, Methotrexat und derlei Dinge spritzen zu lassen, auch wenn dies „wissenschaftlich anerkannt" sei, auch wenn es die sogenannte „richtige Therapie" ist und auch wenn einem Arzt nicht erlaubt ist, anders behandeln zu dürfen. Dennoch: Selbst wenn es *dem Arzt* verboten wird, anders als „wissenschaftlich richtig" zu behandeln, so ist es der Person natürlich erlaubt, sich selbst zu behandeln, solange wir nicht Leibeigene geworden sind. Oft sehe ich, dass Patienten auch auf dem naturmedizinischen Sektor verzweifelt nach Heilmitteln Ausschau halten. Auch das ist eine blindlings übernommene Idee aus der Schulmedizin, nämlich dass das Gesundwerden von außen oder von irgendeinem Mittel kommen müsse, dass etwas von außen sie gesund machen müsse. Nein, die

Gesundheit kommt von innen. Ich meine, dass Sie mit diesem Buch alles mitbekommen haben, um sich selbst aus dem Schlamassel herauszuziehen. Ohne die Initiative des Patienten und ohne die eigenständigen Korrekturen der Lebensführung im Sinne der Grundmaßnahmen (Kapitel B6b) ist die Gesundheit nicht erreichbar. Wenn man davon ausgeht, dass ein Organismus nicht anders kann, als gesund zu sein, so MUSS man etwas falsch gemacht haben, und daher muss es korrigiert werden. Sehr oft genügt die vollständige Korrektur der „Grundmaßnahmen", um alles wieder wettzumachen, aber leider nicht immer, speziell nicht bei allen Auto-Immunkrankheiten. Wie man die Folgen von schädlichen Impfungen wieder in Ordnung bringen kann, weiß ich nicht (manche behaupten, es mit Nosoden zu können, vielleicht auch mit Bioresonanz); aber bei einigen anderen ursächlichen Faktoren, wie etwa bei Schwermetall-Vergiftungen, Zucker- oder Weizenkonsum oder bei geschädigtem Darm kann man selber etwas machen. Jedoch fast nie ohne die Grundmaßnahmen!

Was man selber machen kann:
Bei der Entstehung der Auto-Immun-Erkrankungen spielen der Darm und die Bakterien-Flora des Darmes zumeist eine tragende Rolle. Ob es nach längerer Krankheit gelingt, diese vollständig auszuheilen, wenn man Darm und Bakterien in Ordnung bringt, bleibt dahingestellt, nach meiner Beobachtung ist es aber sehr wohl möglich. Weil aber oft andere Faktoren mitbeteiligt sind, kann man nicht hundertprozentig sicher sein; der Gesundheitszustand einer Person mit einer Auto-Immun-Krankheit ist schon sehr weit von der Gesundheit abgeglitten.

Schlechte Darmbakterien, etwa nach Antibiotika-Behandlung in Kindheit und Jugendalter (meist weil man zu viel Süßes zu sich genommen hat), macht den Darm entzündet, macht ihn löchrig (siehe „Leaky Gut"), so dass sich die Entzündlichkeiten im Köper verbreiten können, der Organismus sich in der Folge dagegen wehren muss, und weil er sich nicht erfolgreich wehren kann, kommt es zu einem Übergreifen der Antikörper auf körpereigenes Material: „Auto-

Immun-Erkrankung". Bitte lesen Sie das Kapitel über den Darm (B3), dann sollten Sie wissen, was Sie als Patient tun können; den Darm und die Bakterienflora langsam aber konsequent in Ordnung zu bringen, ist sicherlich diejenige Maßnahme, mit welcher die Erfolgsaussichten am größten sind.
Da die Ursachen sehr breit gestreut sind, muss der Therapeut oder der Patient bei diesen Erkrankungen selbst herausfinden, was ihnen zugrunde liegt, mehr kann ich nicht tun. Weitere heilkundliche Verfahren, die ich als zusätzlich erfolgreich erlebt habe, wären Eigenblut-Injektionen mit aqua bidest[83] oder andere; weitere naturheilkundliche Impfstoffe im Sinne minimaler Reizungen (Nosoden); das völlige Meiden von tierischem Eiweiß; den Darm komplett sanieren (Kapitel B3); Bioresonanz-Therapie, asiatische Pilze, etc. Im Grunde all das, was unter „Allergien" gesagt wurde, weil derselbe Mechanismus zugrunde liegt, Vitamin-C-Infusionen über längere Zeit.

Das Beste, das ich beobachten konnte, war allerdings, mit Ausdauer eine „ideale Ernährung" zu machen, so wie die Schnitzer Kost oder extreme Ernährung nach Dr. Bruker. Ich würde allerdings empfehlen, wenigstens den Weizen durch Dinkel zu ersetzen!

Freilich gilt wie immer, dass akute Situationen „schulmedizinisch" zu behandeln sind, um rasch einzugreifen und gröberen Schaden abzuwehren, und dass man meist erst danach oder zugleich an echte Heilung herangehen kann (A10).

Man darf auch nicht vergessen, dass Gesundung nur erzielt werden kann, wenn alle geistigen Faktoren ausgeschaltet sind, die mit der Entstehung von Krankheit zu tun haben, falls dies so ist. Manchmal muss man die Umgebung ändern, so dass man aus dem Wirkungsbereich schädlicher Personen heraus kommt.

---

83 Eine Basisregeneration darf bei Autoimmunerkrankungen nicht vorbehaltlos in der von mir beschriebenen Weise durchgeführt werden, sondern mit Eigenblut-Injektionen oder Eigenblut-Injektionen mit Aqua Bidestillata. Die Verfahren werden im Anhang beschrieben.

Vieles von dem hier Gesagten stimmt für viele andere Krankheiten, aber ich muss zugeben, dass diese Abteilung (Auto-Immun) die schwierigste für einen Ganzheitsmediziner ist. Er ist hier in besonderem Maße gefordert und auch davon abhängig, dass die Patienten möglichst intensiv selbst an ihrer Rehabilitation arbeiten, nicht selten einfach zur „schulmedizinischen" Therapie dazu. Bitte lesen Sie hierzu auch das Kapitel „Medikamente, Behandlung und Heilmittel"!

Babies

Selbstverständlich sollen Babies gestillt werden, damit sie die vorgesehenen wertvollen Substanzen aus der Muttermilch bekommen. Eine normale Geburt ist wichtig, denn Babies, die mittels Kaiserschnitt zur Welt gebracht wurden, haben eine deutlich schlechtere Darmflora als geborene Kinder. All das wirkt sich erst später aus, außer wenn das Kind durch Kaiserschnitt zur Welt gebracht UND nicht gestillt wurde, dann kann es recht bald schwer leiden, speziell wenn es dabei auch noch überimpft wurde. Weiters möchte ich sagen, dass Drogen, Medikamente, Nikotin und andere Gifte, welche die werdende Mutter zu sich nimmt, ganz etwas Schlimmes für das Kind bedeuten, denn das Neugeborene muss dann in seinen ersten Lebenstagen einen schweren Entzug durchmachen, was die Entwicklung stört und sofort den Boden für Krankheiten bildet. Früher waren Frauen in dieser Hinsicht sehr verantwortungsvoll, während man heute damit schlampiger wird; daher möchte ich es hier erwähnen.

Unter uns gesagt sind Babies auch deswegen sehr arm, weil sie sehr wahrscheinlich gerade eben erst gestorben sind. Man muss sie willkommen heißen und ihnen sagen, dass sie sich sicher fühlen können und jetzt hier bleiben dürfen. – Wenn Sie mich deswegen für verrückt halten, so dürfen Sie das gerne tun; es schadet jedoch nichts, wenn Sie es dem Baby trotzdem mitteilen, denn es kann ja sein, dass es stimmt.

Auch ist das Baby natürlich deswegen arm, weil es den Körper nicht bewegen kann und vollständig auf die Hilfe von außen angewiesen ist. Das einzige, was man hier zu tun können scheint, ist es zu lieben und zu ernähren und wenn es schreit herauszufinden, was ihm nicht passt...

Bakterienflora, Darmbakterien, das „Mikrobiom"

Alle drei obigen Ausdrücke meinen dasselbe, nämlich dass wir mit einer großen Anzahl Bakterien zusammenleben. Mit unserem Verhalten, speziell der Ernährung natürlich, bestimmen wir weitgehend, welche Bakterien vorwiegend in unserem Darmsystem leben und arbeiten. Fleischesser haben mehr die einen, Vegetarier mehr die anderen Arten. Alle Extreme haben Nachteile, aber das bedeutet nicht, dass Mittelmaß gut ist. Für ein gutes Milieu sorgt man dadurch, dass man faserreiches Gemüse zu sich nimmt, welches durch die Ballaststoffe den anaeroben Bakterien – die man ja nicht in Form von Medikamenten zuführen kann – gute Lebensbedingungen liefert; diese sorgen dann für einen gesunden Darm.

Dennoch ist die übrige Umwelt, mit ihren vielen bakterientötenden Substanzen (Antibiotika von Ärzten, Konservierungsmitteln und anderen Chemikalien in Nahrung und in Umwelt), die ständige Hygiene mittels Antiseptika, Waschmitteln, Putzmitteln, etc. ein schädlicher Faktor, so dass ich der Meinung bin, dass man heute nicht mehr gesund bleiben kann, ohne dass man die Bakterienflora regelmäßig mit Präparaten und faserreichen Ballaststoffen unterstützt, ähnlich wie man aus ähnlichen Gründen die Nahrung mit Vitaminen aufbessern muss. Dies ist ein wesentlicher Faktor bei der Behandlung fast aller Krankheiten und sollte nie übersehen werden! Wenn die Darmbakterien gestört sind, entwickeln sich entzündliche Vorgänge im Darm, was dann in der Folge zu „Leaky Gut" („Löchriger Darm", siehe dort) und zu allen möglichen schweren Erkrankungen an anderen Orten im Körper führt. Das erste Organ ist die Leber, welche durch diese Missverhältnisse leidet. Aber sie ist sehr regenerationsfähig, so dass meist zuerst andernorts erkennbare Krankheiten entstehen, vor allem entzündliche und auto-immun-Erkrankungen und Krebs. Diese „allgemeine Entzündlichkeit" im Körper ist es, die zu den Krankheiten führt und auch die Entstehung von Krebs fördert.

Dass die Gesundheit im Darm gemacht wird, ist eine alte Weisheit in der Naturheilkunde. Es zeichnet sich ab, dass nun die „Wissenschaft" beginnt, nachweisen zu können, dass dies wahr ist und inwiefern das wahr ist. Dass sich die allgemeine Medizin dieser Erkenntnisse bedient, wird nicht so bald stattfinden, vor allem deswegen, weil die Politik dazu da ist, die Interessen der Industrie zu schützen, die von Krankheit und schlechter Industrie-Kost lebt. – Also verbleibt es wieder einmal dem Einzelnen, sich um seine eigene Gesundheit zu kümmern.

Die Abhilfe und das Regenerieren des Darmes sind unter Kapitel B3 (Darm) beschrieben. Dieses Wissen anzuwenden, ist bei fast allen Erkrankungen notwendig, auch wenn der Darm selbst heimtückischer Weise keine vorrangigen Beschwerden verursacht.

Bildung

Ich habe Sie gewarnt, dass ich einige „politische" Anmerkungen machen werde, die auf den ersten Blick nicht unmittelbar mit Heilkunde zu tun haben.

Aber dennoch: Bildung hat in steigendem Maße mit Gesundheit zu tun. Der Umstand, dass Sie dieses Buch lesen, hat damit zu tun, dass Sie gebildet sind. Viele andere Leute nehmen kein Buch zur Hand, weil sie es sich nicht zutrauen oder weil sie es einfach nicht lesen können. Sie schrecken vor Büchern zurück und somit entgeht ihnen das, was drinnen steht.

Es bleibt ihnen nichts anderes übrig, als sich auf Medien wie das Fernsehen zu verlassen, und das ist in vielerlei Hinsicht eine

Katastrophe für uns alle und ein Segen für diejenigen, die uns ein X für ein U vormachen wollen.

Ein derartiges Analphabetentum oder Halb-Analphabetentum ist wesentlich weiter verbreitet, als man glauben sollte, nämlich auch in unseren europäischen Ländern. Zudem geht es mit der Bildung in den Schulen weiter bergab, und sie wird durch psychologische Beeinflussung (Konditionieren) und dummes Eintrichtern ersetzt, was selbständiges Denken weiter untergräbt und aggressive oder drogenabhängige Jugendliche hervorbringt.

Die grundlegendste Bildung besteht also darin, dass man Lesen und Schreiben lernt und es dann auch kann und gerne tut. Dies bildet die Basis für weitere Ausbildung, so dass man die Dinge nicht nur nachahmen sondern sich selbst erarbeiten und verstehen kann. Wenn man sie versteht, kann man eigenständig oder gar künstlerisch mit dem Gelernten umgehen, auf seinem Gebiet weitere Fortschritte einführen und sogar Erfindungen machen.

Eine weitere Bildung sollte eine Allgemeinbildung sein, so dass man grundlegendes Verstehen über verschiedene Gebiete des Lebens bekommt. Warum ist das wichtig? - Ich gebe ein einfaches Beispiel zur Demonstration: In der Schweiz ist es mir passiert, dass der Kühler meines Autos leck wurde. Ich konnte mir zwar helfen, indem ich immer wieder Wasser nachgefüllt habe, aber das war mühsam, weil ich immer warten musste, bis der Kühler halbwegs abgekühlt war, damit ich den Wassertank mit seinem Überdruck aufmachen und nachfüllen konnte. Außerdem war es unsicher, wie lange das noch gut gehen kann. Also fuhr ich zu einer Werkstätte. Die Besitzerin kannte sich nicht aus und verwies mich an ihren Chefmechaniker. Ich erklärte ihm, dass ich ein Leck hätte und er mir bitte herausfinden sollte, wo es ist und ob ich da noch weiter fahren könne. Er ging zu meinem Auto, fand den Kühler, versuchte ihn zu öffnen. Er war zu heiß, also nahm er ein Tuch und öffnete den Verschluss. Natürlich spritze das kochende Wasser wild heraus. Da meinte er: „Sie haben nicht zu wenig Kühlflüssigkeit, Sie haben zu viel!" – Er hatte nicht einmal verstanden, dass heiße Dämpfe einen Überdruck verursachen, weswegen man die ganze Sache vorher abkühlen lassen muss, bevor man das System öffnet. – Damit war mir klar, dass ich diese Werkstätte sofort verlassen musste. Ich warnte noch die überforderte Chefin, dass ihr Chefmechaniker sich nicht auskenne, aber das kam verständlicherweise nicht gut an; die arme Frau muss es selber herausfinden, möglicherweise durch baldigen Bankrott. Ich schaffte es schließlich bis nach Hause.

In einer guten Ausbildung lernt man diese physikalischen Verhältnisse zu verstehen, so dass man damit umgehen kann. Wenn man diese Ausbildung nicht hat, wird man nicht erkennen können, wenn ein „Fachmann" ahnungslos ist, und wird sich ein X für ein U vormachen lassen, etwa das Auto stehen lassen, 30.000 € bezahlen müssen und womöglich mit kaputtem Kühler weiterfahren... Und was den Chefmechaniker anbelangt, so war er wahrscheinlich schon von der Schule auf ungebildet, sodass ihm Wesentliches entgangen ist und er dann in seiner Mechaniker-Lehre nur nachahmen konnte, was andere tun, ohne es zu verstehen. Da hat er die logischen physikalischen Verhältnisse nicht verstanden, weil man sie VERSTEHEN muss, um damit arbeiten zu können. Vielleicht hat mancher das Glück, dass einem die Kollegen alles genau und geduldig erklären, aber damit ist selten zu rechnen.

Ich war in diesem Fall aufgrund einer ausreichenden Allgemeinbildung in der Lage, den Mechaniker zu beurteilen und mich vor Schaden zu bewahren. Es ist auf allen Gebieten das Gleiche, leider auch in der Medizin. Bildung macht selbstsicher und schützt vor Schaden. Gute Bildung vermittelt also die Fähigkeit, Dinge zu verstehen, so dass das Leben einfacher wird, dass man sich seine eigene Meinung bilden kann, dass man seine Ziele definieren und darin erfolgreicher werden kann, sie zu erreichen. Schlechte Bildung stopft unnötige Informationen in ein Gedächtnis und fragt ab, ob es brav auswendig gelernt wurde. So werden brave Automaten herangezüchtet, die weniger und weniger verstehen können.

Speziell in der heutigen Zeit ist es besonders wichtig, Dinge zu verstehen, indem man sich selbst die relevanten Informationen sucht. Man benötigt sie, um im Leben weiter zu kommen oder Probleme zu lösen, in die man hineingeraten wird. Bildung ermöglicht es, das Dargebotene zu beurteilen. Diese Lösungsmöglichkeiten GIBT es, wahrscheinlich für alles, aber sie werden ihnen im Fernsehen nicht angeboten, sondern man muss sie selber finden. In dieser Medienlandschaft, die die Interessen einiger gegen die unseren fördert, wird im Gegenteil sogar Medienhetze gegen solche Personen, Gruppierungen oder Institutionen betrieben, welche wirkliche Lösungen anbieten, wenn solche Lösungen der Industrie oder anderen, etablierten Interessengruppen finanziell schaden würden.

Gerade in einer „Informationsgesellschaft" müssen wir mehr und mehr selbst beurteilen können, was richtig und was falsch ist, denn man muss bedenken, dass man uns nur solche Informationen ins Haus liefert, welche ANDERE wollen, dass wir sie bekommen.

Wie kann man sich selber helfen, wenn die Schulbildung schon lange vorbei ist?

Bildung hat sehr viel mit Wörtern zu tun, die man definieren kann – oder eben nicht. Ich hatte das Glück, einen Vater gehabt zu haben, der Altgriechisch und Latein gelernt hatte. Er half mir, Wörter dadurch zu verstehen, dass er mir die Herkunft klar machte, die meist im Altgriechischen oder Lateinischen zu finden war. So verstehe ich manchmal englische Texte besser als englischsprachige Menschen, denn sehr viele Wörter haben auch in dieser Sprache lateinischen Ursprung; eine englischsprachige Person verwendet sie meist einfach, ohne sie wirklich exakt verstanden zu haben.

Wenn man einen Text nicht versteht, so gibt es zwei Möglichkeiten: 1) Der Text ist Unsinn, oder: 2) Es befinden sich ein oder mehrere Wörter im Text, deren Bedeutung man nicht exakt kennt. Wenn man ein Wort so definieren kann, dass man es leicht mittels anderer Wörter beschreiben kann (und dies auch stimmt), dann hat man es verstanden. Zögert man oder fühlt sich unsicher, dann sollte man es in einem (einfachen) Wörterbuch nachschlagen und ein paar Male in Sätzen gebrauchen, so dass man es sich ganz zu eigen macht. Auch sollte man die Herkunft des Wortes nachschlagen und nachvollziehen, wie es zu diesem Wort gekommen ist. So wird man gebildeter. Das ist eigentlich sehr einfach, nicht wahr? - In der Tat bräuchte man *nichts* anderes zu tun, als Wörter zu definieren, um intelligenter und gebildeter zu werden. – Ja, auch intelligenter! Denn Dummheit kommt davon, dass man Wörter nicht versteht. Eine Möglichkeit wäre es, täglich 10 Wörter nachzuschlagen und die exakten Definitionen so zu studieren, dass man sie zum Schluss leicht versteht und in eigenen Sätzen gebrauchen kann. Man sollte das auch mit Wörtern tun, die man schon kennt. Einfach 10 pro Tag!

Wie gesagt, Bildung hat zum Ziel, dass man Dinge *verstehen* kann, denn die Wahrheit ist im Grunde immer einfach. Wenn etwas verwirrend wird, stimmt etwas nicht. Wenn Sie die ersten zwei Teile dieses Buches gelesen haben, so wird ihnen sicherlich sehr Vieles klargeworden sein, indem Unsicherheiten verschwinden. Das Thema mag einem früher sehr komplex vorgekommen sein (so wie mir am Anfang, nach Abschluss meines Studiums), aber nun sollte dies durch eine klare, einfache Sichtweise ersetzt worden sein, nicht wahr? – Das hoffe ich doch! Die Heilkunde ist im Grunde sehr einfach. Komplexitäten lösen sich auf, wenn man Verstehen einführt.

In diesem Zusammenhang muss speziell vor „Autoritäten" gewarnt werden. Wir sind daran gewöhnt, dann Autoritäten Glauben zu schenken, wenn wir eine Sache nicht verstehen, weil sie uns zu kompliziert ist. Die meisten Dinge werden jedoch absichtlich kompliziert gemacht, so dass sie niemand mehr versteht, und dann glauben wir, was ein „Experte" sagt. Solche haben uns 1972 erklärt, dass im Jahre 1984 die Erdölreserven aufgebraucht sein werden, und sie sagen uns und unserer Regierung, dass man kleine Kinder, wenn sie lästig sind, mit Medikamenten zudröhnen müsse... Es ist also MEISTENS sehr irreführend, Experten zu vertrauen. Sie sind meistens dazu da, uns ein X für ein U vorzumachen. – Beginnen Sie zu hinterfragen, und Sie werden entdecken, wie Recht ich habe!

So wie Sie es in diesem Buch auf dem heilkundlichen Sektor tun, nämlich die Dinge zu hinterfragen, sie einfach und erklärbar zu machen, so muss man auch mit anderen Kompliziertheiten im Leben verfahren, bis man den gemeinsamen Nenner findet, durch den alles erklärbar wird. Wenn man etwas nicht versteht, sollte man es so lange hinterfragen, bis es Sinn macht. Dann versteht man. - *Verstehen zu können*, sollte das Ziel einer guten Ausbildung sein. Dazu ist das exakte Verstehen der einzelnen Wörter unabdingbar. So wird man wachsamer, schluckt nichts Unverständliches, und kann sich so vor kommendem Schaden bewahren. Wenn man hingegen bereits in der Jungend eine Ausbildung erfährt, in der man nicht hinterfragen sondern alles Unverständliche akzeptieren, assimilieren und nachplappern muss (und dafür mit guten Noten belohnt wird), dann wird man mit Chaos und Unverständlichem leben lernen und prädestiniert sein, in Schwierigkeiten zu geraten!

Gute Bildung bedeutet, *verstehen* zu lernen, so dass man selbständig denken kann. Und sie ist ein Grundbaustein zu einem erfolgreichen Leben mit geistiger und körperlicher Gesundheit.

Blähungen, Verdauungsstörungen

Kehren wir zu etwas Banalem zurück... Viele Leute leiden darunter, auch wenn sie sich oft schon so daran gewöhnt haben, dass sie gar nicht vermuten, dass etwas nicht stimmt. Vor allem ist das Thema Darm ein so grundlegendes, weil davon Krankheiten oder Beschwerden andernorts entstehen, wie wir es im Abschnitt B gelesen haben.

Bei der Suche nach den Ursachen für Blähungen und Verdauungsstörungen gibt es zwei Kapitel: 1) Bestandteile der Ernährung und der Abschnitt über den Darm, und 2) die Psyche.

Bei der Ernährung gelten die Kapitel Zucker, Ernährung und Darm (B 2-4). Zucker ist immer ein Verursacher von Problemen (schädigt den

Darm), Getreide und Milch sind weitere Gefahrenquellen bei bereits etwas geschädigtem Darm, und der Umstand, dass man viele Sachen durcheinander isst, kann die Erscheinungen verursachen (Lösung: Trennkost). Es kann auch sein, dass man durch obiges Verhalten das Baktierum Helicobacter Pylory gezüchtet hat, sodass auch dieses behandelt werden muss (siehe „Gastritis")

Vielen Patienten ist es bewusst, dass ihre Darmprobleme psychisch bedingt sind. Es „schlägt sich auf den Magen". Hier folgt eine kleine Abhandlung, um diese Umstände besser verständlich zu machen: Es gibt zwei gegensätzliche „nervliche Einstellungen", in welchen sich ein Organismus befinden kann, den sogenannten Sympathikus und den Parasympathikus. Diese zwei Nervensysteme (die eigentlich zusammengehören), arbeiten als Gegenspieler. Sie arbeiten als Gegenspieler, damit – je nach Situation im Leben - eine stets passende Balance entsteht.

Die Sympathikus-Einstellung ist die Stress-Einstellung; die Parasympathikus-Einstellung ist die Ruhe- Entspannungs- und Ernährungs-Einstellung. Wenn jemand arbeitet, wenn sich sein Organismus also in Arbeits-, Kampf- oder Flucht-Einstellung befindet, kann er nicht gut verdauen. Zur Verdauung benötigt es eine entspannte Einstellung, also einen vornehmlichen Parasympathikus-Zustand; nur darin kann eine ordnungsgemäße Verdauung stattfinden.

Blähungen bedeuten, dass nicht ordnungsgemäß verdaut wird, sondern dass das Gegessene entweder gärt oder fault. In beiden Fällen entstehen Gase; die übelriechenden kommen von faulendem tierischem Eiweiß (Fleisch), die nicht-übelriechenden von gärenden Kohlenhydraten oder Obst. Speziell wenn Obst oder Salat (Rohkost) nach etwas Erhitztem genossen wird, dann liegt das oben drauf, muss warten, bis es zur Verdauung drankommt und beginnt im warmen Darm zu gären. Aber selbstverständlich entstehen sowohl Gärungs- als auch Fäulnis-Gase dann, wenn keine nervliche Verdauungseinstellung (Parasympathikus) vorhanden ist: Wenn jemand im Stress isst, dann weiter im Stress bleibt, kommt es nie zum ordnungsgemäßen Verdauen, und Gärung und Fäulnis finden statt. Wenn man ständig Probleme mit sich herumschleppt, so kommt man oft mehr oder weniger gar nicht in den Entspannungsmodus, Blähungen und Verdauungsstörungen sind die Folge, aber nun beginnt der Darm, von Giften und nicht verdauten Resten geplagt zu werden, und beginnt nun, davon Schaden zu erleiden, was zu weiterem Bergabgehen des Darmes führt – und wie wir des Öfteren erläutert haben – zu weiteren Krankheiten, weil diese ja (nach einer alten naturmedizinischen Weisheit) „im Darm erzeugt werden". Ein angenehmer Entspannungszustand ist also für eine ordentliche Verdauung vonnöten.

Siehe auch: „Reizdarm-Syndrom, chronisch entzündlicher Darm".

Aber selbstverständlich ist das Hauptaugenmerk auf Ernährung (erster Schritt: Trennkost) und auf Darmbakterien (Probiotika und Präbiotika[84] einnehmen) zu richten, mit gutem Kauen und Einspeicheln, was der erste Schritt der Verdauung ist.

Blasenentzündung

Gemeint ist die Harnblase. Die akute Harnblasen-Entzündung drückt sich durch ständigen Harndrang, Ziehen im Unterbauch und Brennen beim Wasserlassen aus. Man behandelt sie mit Zinnkrauttee und viel Trinken, etwas Vitamin C dazugeben, um den pH–Wert zu ändern, und wenn das nicht hilft, mit der kurzzeitigen Gabe von Antibiotika. Sollte eine schwerere Infektion vorliegen, muss man ein Antibiogramm machen lassen, damit herausgefunden wird, welche

---

84 Präbiotika sind Substanzen, welche das Milieu so gestalten, dass auch die anaeroben Bakterien gute Lebensbedingungen vorfinden. Anaerobe Bakterien heißen so, weil sie ohne Sauerstoff leben, daher sind sie unter Luft nicht haltbar und können daher nicht in Präparaten verabreicht werden. Sie müssen über den Umweg des für sie günstigen Milieus gezüchtet werden, welches mit Präbiotika erzeugt wird. Ballaststoffe sind übrigens auch solche Milieu-Verbesserer, vielleicht sogar die geeignetsten. Probiotika sind Präparate, welche die richtigen Bakterien fördern.

Antibiotika man verwenden muss. Das ist aber alles „Schulmedizin" (Akutmedizin).

Grundsätzlich ist es egal, wo eine chronische Entzündung stattfindet, denn immer ist es das Immunsystem, welches die Ausheilung bewerkstelligen kann. Nur wenn es darniederliegt, kann es dies nicht, und man muss so etwas wie die Basisregeneration zur Anwendung bringen.

Aber die Blasenentzündung hat manchmal etwas Spezielles an sich, weswegen ich sie hier speziell anspreche: Es können sich Bakterien in die Blasenschleimhaut einnisten, die sich manchmal vermehren und Beschwerden verursachen. Das ist dann keine neue, sondern ein Aufflammen einer bereits vorhandenen Infektion. Leider ist es fast unmöglich, diese völlig auszumerzen. Man könnte es mit einem Ausspülen mit Insulin und Antibiotika versuchen, oder mit 3 prozentigem H2O2 ausspülen; aber beides ist nur eine Theorie von mir.

Blutdruck, hoher

Aus rein körperlicher (nicht psychischer) Sicht steht an erster Stelle der Ursachen natürlich die Verkalkung, wobei es eine Verhärtung der Arterien gibt, also derjenigen Blutgefäße, die vom Herzen in die diversen Organe führen. Durch diese Verengung steigt der Druck, aber er steigt auch deswegen, weil am Ende der verengten Arterien nicht genug Blut ankommt, so dass die Zellen melden „zu wenig Druck" oder „zu wenig Sauerstoff", und der Organismus daher mehr Druck machen muss, damit in den minderversorgten Regionen genügend ankommt. Die Verkalkung der Arterien ist natürlich eine „Zivilisationskrankheit", wird hauptsächlich durch unpassende Ernährung herbeigeführt, wenn auch andere Ursachen mitspielen, wie genetische Veranlagung, Zigarettenrauchen, u.ä. Die korrekte Behandlung ist es dann natürlich, die Ursachen auszumerzen, und als Therapien das einzusetzen, was im Kapitel „Arteriosklerose" angeführt wurde. Mit Fortschreiten der dort geschilderten Therapie (speziell Chelat-Therapie) wird man weniger blutdrucksenkende Mittel nehmen müssen (welche eigentlich nur Teil einer „akuten" Therapie sind) bzw. diese vielleicht ganz absetzen können.

Als zweithäufigste körperliche Ursache sehe ich eine unpassende Ernährung, welche aber zu einer Art „Anschoppung" bei deutlichem Übergewicht führt. Wenn diese Patienten abnehmen, sinkt auch der Blutdruck. Mit „Anschoppung" meine ich, dass sich zu viele Substanzen im Körper ansammeln, die nicht rasch genug abgebaut werden können und daher abgelagert werden (Siehe Kapitel „Ablagerungskrankheiten", auch „Anschoppung"). Meist sind solche Personen überernährt, übergewichtig und machen keinen oder zu wenig Sport. Dazu kommt meist auch, dass Kaffee und derartige Aufputschmittel verwendet werden, was zu hohem Blutdruck beiträgt.

Es wäre sehr gut, wenn Ärzte dies wüssten, denn der hohe Blutdruck ist eine richtige Seuche unter den langsam älter werdenden Menschen geworden und zugleich ein Anzeichen von absinkendem Gesundheitszustand und sich verschlechternder Durchblutung: Wenn man das nicht behebt sondern Medikamente gibt, verschlechtert sich der Zustand weiterhin und schleichend. Ich denke doch, dass Ärzte das richtig machen würden, wenn sie es gelernt hätten; nur die Pharmaindustrie ist verständlicherweise dagegen, weswegen sie sich natürlich in die Aus- und Fortbildung der Ärzte weltweit eingemischt hat, bis zu dem Umstand, dass die Verabreichung von Chemikalien bei erhöhtem Blutdruck zur „richtigen" Therapie gestempelt wird. Mein Rat: Machen Sie zusätzlich die „falsche", damit Sie gesünder werden! - Man muss sich also auch hier auf die eigenen Beine stellen, selbständig denken und sich vom passiven Patienten zum aktiven Agenten verwandeln!

Oft trinken die Menschen zu viel Kaffee, genießen andere Aufputschmittel und sind im Stress, ohne die daher vorhandenen Stress-Hormone abzuarbeiten. Dort hilft es, die Substanzen abzusetzen und so lange Sport zu machen, bis der Blutdruck in Ordnung gekommen ist.

Nicht selten kommt der erhöhte Blutdruck auch von einem kranken Darm. Auch eine versteckte Schilddrüsen-Überfunktion kann die Ursache sein.

Der psychische Faktor ist bei einem erhöhten Brutdruck viel häufiger beteiligt, als man denkt. Nach meiner Erfahrung leidet mehr als die Hälfte der Blutdruck-Patienten an psychisch erhöhtem Blutdruck. Man muss verstehen, dass bei Stress sogenannte Stress-Hormone ins Blut abgegeben werden. In der Natur entsteht Stress nur dann, wenn man entweder kämpfen oder weglaufen muss. Da moderne Menschen aber nur im Stress leben, sich aber die körperliche Bewegung darin erschöpft, die Beine übereinander zu schlagen oder ins Auto einzusteigen (und dort auch Stress zu haben), stauen sich die Stresshormone auf und erschöpfen sich nie, weil sie nicht durch die Bewegung abgearbeitet werden, wie es in frühesten Zeiten war und so vorgesehen ist (kämpfen, weglaufen). Das führt also zu chronisch erhöhtem Blutdruck. In logischer Folge muss daher genügend Sport gemacht werden, um die Stresshormone abzubauen, und es müssen die „stressigen" Situationen des Lebens nicht verdichtet sondern locker genommen oder in Ordnung gebracht werden. Sport ist lebenswichtig und sollte eher nicht auf kurze Anstrengung sondern auf längere Ausdauer angelegt sein.

Wenn man blutdrucksenkende Medikamente verschrieben bekommen hat, so sollte man wissen, dass man diese eigentlich nur zu dem Zweck einnehmen sollte, um richtig gefährlich hohe Spitzen zu vermeiden. Den Rest des hohen Blutdrucks sollte man mittels der folgerichtigen Maßnahmen herunter bekommen.

Bitte lesen Sie diesbezüglich auch den letzten Absatz im (folgenden) Kapitel über niedrigen Blutdruck!

Blutdruck, niedriger

Wem „niedriger Blutdruck" als Ursache für seine Beschwerden bescheinigt wurde, dem wurde keine Lösung präsentiert. Wann immer keine Lösung vorhanden ist, ist keine Diagnose (Durchblicken der Situation) gemacht worden. „Niedriger Blutdruck" ist also eindeutig nur ein Symptom, das einzige, was der untersuchende Arzt erkennen konnte. Aber die anderen Symptome kommen nicht vom niedrigen Blutdruck, sondern dieser UND die anderen Symptome kommen von einer gemeinsamen anderen Ursache. Meist besteht der Symptomen-Komplex aus „niedrigem Blutdruck" plus: Müdigkeit, Schwächegefühl, man neigt zum Zusammenklappen, Schwindel, etc.

Der Grund liegt in der Regel an Zucker-Konsum und Vitaminmangel, sowie Mangel an Sport - sofern dies jüngere Leute betrifft (was meist so ist). Blutdrucksteigernde Mittel einzunehmen oder sich mit Cola und Kaffee aufzuputschen ist zugleich falsch und weiter krankmachend. Krankmachend ist sowieso immer alles, was nicht die Ursache behandelt, weil falsche Maßnahmen die Ursache weiterwirken lassen. In diesem Falle ist es besonders schlimm, weil man mehr Zucker und mehr Cola oder Kaffee verwendet (was jedoch genau zu dem Problem geführt hat), und weil es jüngere Leute betrifft, die durch die falsche Diagnose und falsche Therapie heutzutage zu mehr Krankheit, chronischem Leiden, Psychopharmaka und anderen Drogen geführt werden.

Dieses Problem mit großer Tragweite ist in Wahrheit ein so einfaches und kleines, dass es mir weh tut, die jungen Leute ins Unglück schlittern zu sehen. Fast könnte man meinen, dass es in jemandes Absicht steht, unsere Jugend und unsere Zukunft zu zerstören...

Keinen Zucker zu konsumieren, Vitamine zu nehmen und Sport zu betreiben, gehören zu den Grundlagen unserer heutigen Existenz. So einfach ist es. Erinnern Sie sich an eine unserer grundlegenden

Prämisse, nämlich dass ein Organismus nicht anders kann, als gesund zu sein, wenn man ihn korrekt (artgerecht) erhält. Dies gilt umso mehr für Kinder und Jugendliche, denn sie können unter normalen Umständen überhaupt nicht krank werden. Am Zustand unserer Jugend können wir daher direkt erkennen, wie erschreckend ignorant unsere „Technologie“ der Lebensführung in dieser zusammenstürzenden Zivilisation in Wahrheit ist!

Symptome von niedrigem Blutdruck sieht man aber auch oft bei älteren Leuten, wenn sie blutdrucksenkende Mittel nehmen. Sie waren ursprünglich wegen erhöhtem Blutdruck zum Arzt gegangen, oder der Arzt hat es bei einem Besuch aus anderen Gründen durch Messen entdeckt. Wie „vorgeschrieben“ hat er dann blutdrucksenkende Mittel verschrieben. Man muss jedoch verstehen, dass ein erhöhter Blutdruck oft ein Zeichen davon ist, dass der Organismus meint, dass er eine korrekte Durchblutung nur dadurch gewährleisten kann, dass er den Druck erhöht. Ihn mittels Medikamenten künstlich zu senken bedeutet, dass jetzt die Durchblutung nicht mehr ausreicht und die Symptome von niedrigem Blutdruck auftreten. Viele Schlaganfälle beziehungsweise „passagere Durchblutungsstörungen“ des Gehirns kommen davon (von Übertherapie des hohen Blutdrucks).

Ein Patient wird zumeist selber sagen können, welches Maß an Blutdruck-Senkung er als angenehm empfindet und ein kluger Arzt wird es ihm auch so einrichten – wenn man schon blutdrucksenkende Mittel nehmen muss.

Brustkrebs

Hier werde ich nicht mehr ausladend darauf eingehen, denn in meinem Buch „Brustkrebs–Heilungschancen und Alternativen“ habe ich sehr ausführlich darüber geschrieben, und im Kapitel „Krebs“ wird auch einiges dazu gesagt. Trotzdem nehme ich dieses Stichwort hier auf, weil ich mich viel mit Brustkrebs beschäftigt habe.

Zunächst möchte ich auch hier das Prinzip in den Vordergrund rücken, dass man beim Krebs am Anfang immer danach trachten sollte, den gesamten Krebs mit einem Schlag zu eliminieren. Dies ist durch nichts zu ersetzen, gilt aber für beide Seiten, nämlich für das, was wir heute als „Schulmedizin“ bezeichnen, als auch für den Patienten. Sehen wir uns beide Seiten kurz an:

a) Die Schulmedizin könnte in vielen Fällen den Brustkrebs durch eine weitreichende Operation „mit einem Schlag“ erledigen. Sie operiert nach meiner Meinung jedoch zu riskant, indem sie zu sehr darauf achtet, möglichst wenig wegzuschneiden, also zu sehr „brusterhaltend“ vorzugehen. Weil sie in der Regel knapp und riskant operiert, versucht sie dies dann nachher mittels Chemotherapie, Bestrahlung und Hormonblockern auszugleichen. Das finde ich keine gute Idee, auch wenn es als derzeit EU-weit als das „richtige“ Vorgehen bezeichnet wird. Die Frage ist: „richtig“ für wen? Die ärztliche und chirurgische Maxime hat immer gelautet, dass man Krebs „weit im Gesunden[85]“ operieren müsse, und sie wird weiterhin so lauten, auch wenn man beim Brustkrebs aus seltsamen Gründen diese Regel verlassen hat. Vielleicht will man die Frauen schonen, aber ich finde, hier ist „Schonung“ fehl am Platz, sondern es müsste dem Überleben der Frau der Vorrang gegeben werden, so wie es früher gewesen ist. So kommt es, dass Ärzte diese Regel heute missachten, alles dafür zu tun, den Krebs mit dem ersten Schlag zu eliminieren! Sie operieren zu knapp und meinen, dass die Nachbestrahlung das schon erledigen wird.

b) Was die Patientinnen in dieser Beziehung (den Krebs mit einem Schlag zu eliminieren) angeht, so sehe ich immer wieder, dass Frauen sich manchmal scheuen, den wichtigen ersten effektiven Schritt zu machen, sondern nicht selten ihren Krebs geheim halten, vielleicht glauben, dass es kein Krebs ist, oder ihn so lange mit

---

85 „Weit im Gesunden“ bedeutet, dass man einen breiten Rand an gesundem Geweben rund um den Tumor mit entfernen sollte, damit auch die nicht sichtbaren Ausläufer des Krebses mit entfernt werden.

„natürlichen“ Verfahren zu behandeln versuchen, bis es zu spät ist, alles auf einen Schlag zu entfernen. – Auch das ist ein Verstoß gegen diese Regel.

Man muss unbedingt wissen, dass die derzeitige Methode[86], den (nicht sehr großen) Brustkrebs zu behandeln, darin besteht, nach der Biopsie[87] den Tumor zu entfernen, dann Chemotherapie zu machen, danach zu bestrahlen, und dann über mindestens 5 Jahre Hormonblocker zu verabreichen. Das ist die übliche Vorgangsweise[88]. Dies ist deshalb wichtig zu wissen, weil eine Patientin im Bilde sein muss, was die andere Seite denkt, weil es schwerwiegende Auswirkungen auf einen haben kann. Der Arzt trägt diese Vorstellung mit sich herum und plant mit ihr. Um etwas mehr in Details zu gehen: Es wird knapp operiert, weil man ohnehin vor hat, nach der Operation zu bestrahlen. Wenn die Patientin hört, dass operiert werden soll, so ist sie meist gern damit einverstanden, weil sie denkt, dass der Krebs auch tatsächlich entfernt wird. Weil das bei dieser Operationsmethode aber nicht so ist (zumindest unsicher ist), kommt danach die Meldung an die erstaunte Patientin, dass man nun Chemotherapie machen müsse und danach eine Bestrahlung. Warum?? Ja, weil diese Art der Operation (zu riskant und zu knapp zu operieren) automatisch nur dann erfolgreich ist, wenn man nachbestrahlt. Da man aber etwa 8 Wochen warten muss, bevor die Wunden verheilt sind, schiebt man die Chemotherapie dazwischen. Diese macht man vor allem in jenem Fall, wenn man meint, dass die Gefahr einer stattgehabten Verbreitung des Krebses (Metastasen) bereits vorhanden ist - nämlich in der Hoffnung, den Restkrebs dadurch zu vernichten. Damit ist jedoch leider nicht zu rechnen, was

---

86 Geschrieben in den Jahren 2012 bis 2018, jedoch ist nicht zu erwarten, dass sich hier viel ändert…

87 Biopsie: Ein kleines Stück Gewebe entnehmen und unter dem Mikroskop nachsehen, ob es sich um Krebs handelt.

88 Bei einem größeren Brustkrebs schiebt man vor die Operation NOCH eine Chemotherapie ein. Das habe ich in diesem Zusammenhang gar nicht mehr geschildert, es wäre zu kompliziert geworden. Nachzulesen auf der Homepage oder im Buch „Brustkrebs – Heilungschancen und Alternativen“.

später beschrieben wird. Nach der Bestrahlung folgt dann die Hormonblockade, weil man noch immer nicht sicher ist, dass alles vernichtet ist und wenn der Tumor hormonaktiv war, was er meistens ist. Diese letzte Behandlung dient dazu, einen eventuell vorhandenen Krebs ein paar Jahre am Wachstum zu hindern und einen neuen gleichartigen zu verhindern.

Der Reihe nach, um Ordnung zu schaffen:

1) Man macht eine Operation, die zu knapp ist, weil man sowieso nachbestrahlen wird. Hier ist folgendes zu beachten: Der Arzt müsste in seiner anfänglichen Aufklärung einbeziehen, dass man knapp operiert und sofort dazu sagen, dass diese Operation nur so gemacht werden kann, wenn man nachbestrahlt. Entweder er tut es nicht, dann ist es nach meiner Meinung schwere Körperverletzung, weil die Aufklärung mangelhaft war. Oder er bezieht es in die Aufklärung mit ein, aber die Patientin überhört es, weil sie automatisch denkt, dass bei einer Operation ja sowieso der Krebs entfernt wird. In beiden Fällen besteht die Gefahr, dass sich die Frau nach der Operation nicht nachbestrahlen lässt, weil sie Angst vor der radioaktiven Strahlung hat. Das ist dann eine hohe Gefahr, weswegen ich ja meine, dass schwere Körperverletzung vorliegt, wenn nicht die Operation und die Bestrahlung in EINER gemeinsamen Aufklärung behandelt werden.

2) Wie kommt man als Patientin aus der Misere heraus, wenn man keine Bestrahlung will - und zwar rechtzeitig? Mein Vorschlag: Verlangen Sie eine weitreichende Operation, weil Sie sich keine Nachbehandlung geben lassen werden, wenn dies so ist. Legen Sie das schriftlich nieder, schreiben Sie das auf den Revers, den sie vom Spital aus vorgelegt bekommen, um ihn vor der Operation zu unterschreiben. Oder Sie machen die vorgeschriebene Vorgangsweise mit der Bestrahlung.

3) Chemotherapie: Zumeist kommt der Chirurg nach der Operation mit sehr erfreuter Miene und sagt, dass alles gut gegangen sei; man müsse jetzt „zur Sicherheit" Chemotherapie machen und sich danach bestrahlen lassen. Dies ist der Moment, wo die Frau aufwacht und bemerkt, dass etwas nicht nach ihren Vorstellungen läuft. Sie weiß nicht, dass es schon von Anfang an nicht nach ihrer Vorstellung gelaufen ist, aber sie war nicht wachsam genug und hat nicht genug gewusst. Oder man hat es ihr schonungsvoll verkauft und nicht alles gesagt, um sie nicht zu beunruhigen (eigentlich um sie in die vorgesehene Schiene hinein zu ködern), weil die Ärzte ja auch schon wissen, dass die Patientinnen sich sträuben, wenn man ihnen gleich alle Karten auf den Tisch legt. Wiederum: Schwerer Mangel in der Aufklärung und Körperverletzung – wenn es nicht EU-weit üblich wäre und dadurch gedeckt wäre, dass es überall so gemacht wird. Beamtenmentalität...). Zugegeben: Manchmal stellt es sich heraus, dass der Krebs fortgeschrittener war, als man zuvor gedacht hatte; dann ändert sich natürlich die ursprünglich vorgehabte Therapieabfolge. – Der Chirurg kommt also und meint, dass man „zur Sicherheit" eine Chemotherapie machen sollte. Jetzt stellt sich die Frage: Welche Sicherheit? Gemeinhin kann man sagen, dass die Chemotherapie in ca. 4 Prozent der Fälle Krebs vernichten kann. Man erkauft sich diese 4 Prozent mit schweren Nebenwirkungen, Haarausfall und Schädigung von Zellen und Gebieten, die man nicht so sehr bemerkt wie den Haarausfall; ich mag nicht alles aufzählen. Zudem verschießt man jetzt das Pulver[89], das man später vielleicht

89 Chemotherapeutische Substanzen

noch brauchen könnte, denn – WENN tatsächlich noch ein Krebs vorhanden ist, kommt er ja zu 96 Prozent wieder, und dann spricht das Zeug deutlich weniger an, weil man es der Patientin bereits verabreicht hat. Summa summarum verzögert die Chemotherapie, welche nach der Operation verabreicht wird, das Krebswachstum um etwa ein Jahr (weil die Serie der Chemotherapie schon fast ein halbes Jahr in Anspruch nimmt), - was den Ärzten Recht ist, weil es ihre Statistik deutlich verbessert und die Patientin über die 5 Jahre hinwegschwindelt, welche den Beobachtungszeitraum darstellen, nach welchem man als „geheilt" bezeichnet wird. – Die Frage ist, ob es der Patientin wirklich egal ist, ob der Krebs nach 4 oder nach 5 Jahren wiederkommt, denn sie möchte sicherlich, dass er gar nicht wiederkommt! Daher ist zu erwägen, ob man die Chemotherapie nicht erst dann einsetzen sollte, wenn feststeht, dass tatsächlich nicht alles entfernt hat werden können oder dass Metastasen vorhanden sind.

4) Als letzte Behandlungsmethode kommt die Hormonblockade dran. Das sind Substanzen, welche in der Lage sind, das Krebswachstum für einige Zeit zu behindern. Sie waren ursprünglich zur Behandlung von bereits fortgeschrittenem Brustkrebs auf den Markt gekommen, nämlich wenn der Krebs nach Operation usw. wiedergekommen ist. Das hat auch in vielen Fällen gut funktioniert und hat das Leben dieser Patientinnen dann ansehnlich verlängert. Jetzt verwendet man diese Substanzen bereits sofort nach der Operation. Dies hilft, die Patientin über den 5-Jahreszeitraum hinauszubewegen, wo sie dann als „gesund" betrachtet wird. Das hebt den Erfolg der beschriebenen Vorgangsweise drastisch, wenn es auch im Gesamtüberleben wahrscheinlich kontraproduktiv ist, so wie ich das sehe: Wenn wir nämlich davon ausgehen, dass diese Mittel 4 Jahre lang

wirken, dann wirken sie jetzt 4 Jahre, bis der Krebs wiederkommt (sofern noch einer da ist), gerechnet vom Zeitpunkt nach der Bestrahlung aus. Würde man hingegen abwarten, ob er überhaupt wiederkommt, und er kommt nach – sagen wir – 3 Jahren wieder und man gibt die Medikamente erst dann (wie ursprünglich vorgesehen), dann kommen jetzt die 4 Jahre dazu und man hat insgesamt 7 Jahre gewonnen, nicht wahr? – Allerdings würde der Krebs in diesem Fall nach 3 Jahren wiederkommen, also innerhalb des Beobachtungszeitraums, bevor die Patientin als gesund erklärt wird, was ein schlechtes Bild auf die Methode und die Ärzte werfen würde: Wenn man die Hormonblocker bald nach der Operation verabreicht, hat man 5-Jahres-„Heilungen" erzielt und kann nun Statistiken vorweisen, dass diese Vorgangsweise viel besser sei, als wenn der Krebs im Beobachtungszeitraum wiederkommt. Und man hat überdies auch jenen Frauen, die nach der Operation überhaupt keinen Krebs mehr hatten, die Medikamente verkaufen können. Ich denke, dass eine Patientin (um die es hier doch vornehmlich geht) von einem anderen Therapiekonzept mehr profitieren würde, zunächst indem sie die Hormonblocker erst später beginnt, nämlich dann, wenn man sieht, dass sie überhaupt notwendig sind.

Andere Möglichkeiten wären unter anderem die IPT als akutmedizinische Behandlung, sowie danach Mistel, Energie-restriktive ketogene Diät und Medikamente, die den Stoffwechsel der Krebszelle behindern - als „chronische" Therapie.

An dieser Stelle gehe ich nur kurz auf die Insulin Potenzierte Therapie (IPT) ein, welche bei der Behandlung des Brustkrebses eine vorzügliche Waffe wäre. Dies ist eine leichte Form der Chemotherapie, wobei bei der nüchternen Patientin zuerst Insulin gespritzt wird, damit sich die Krebszellen öffnen und sie den chemotherapeutischen Substanzen keine Gegenwehr mehr entgegen setzen. So kann man das Gift wesentlich geringer dosieren, hat deswegen kaum Nebenwirkungen und kann vor allem (wegen der wenigen Nebenwirkungen) gleich in der darauffolgenden Woche eine weitere Behandlung nachfolgen lassen. Durch die *wöchentlichen* Behandlungen hat man Chancen, den Krebs damit auf recht einfache und elegante Weise ganz zu eliminieren. Der Grund dafür liegt darin, dass sich der Krebs nach einer normalen (hoch dosierten) Chemotherapie schneller als der übrige Organismus erholt. Er leidet zwar mehr unter einer Chemotherapie, erholt sich aber rascher. Weil der gesunde Körper länger zur Erholung von der Giftwirkung bei der normalen, hoch dosierten Chemotherapie benötigt, muss man diese Zeit abwarten, damit man dann erst die nächste Chemotherapie verabreichen kann. Das sind üblicherweise drei bis vier Wochen. Inzwischen hat sich aber der Krebs etwas erholt, so dass man quasi von vorne anfangen muss; so kommt man mit den üblichen 6 Chemotherapie-Zyklen sicher nicht bis zum Ausmerzen. Bei der IPT jedoch hat man diese Nebenwirkungen auf den gesunden Organismus nicht, so dass man im Rhythmus der Krebszelle behandeln kann, was etwa einmal pro Woche ist. So erwischt man den Krebs immer dann, wenn er sich zu erholen beginnt und kann ihn mit der Zeit ganz auf null hinunter bringen, allerdings mit deutlich mehr als mit 6 Behandlungen. – Ich erzähle Ihnen hier keinen Schmäh, denn es ist mir beim Brustkrebs wiederholt gelungen.

Leider wird diese Therapieform wahrscheinlich keinen Eingang in die Schulmedizin finden, nicht nur weil man weniger Chemie verkaufen würde, sondern vor allem weil diese Behandlungsart wesentlich arbeitsaufwändiger ist, als einfach nur Infusionen anzuhängen und die Patienten dabei sitzen zu lassen; bei der IPT muss ein Arzt ständig dabei sein. – Bitte lesen Sie alles Übrige in dem Buch: „Brustkrebs – Heilungschancen und Alternativen" oder im Kurzkapitel über Therapien am Ende dieses Buches.

Ansonsten finden Sie alles Wichtige im Kapitel „Krebs" und den beiden darauf folgenden Kapiteln in diesem Buch.

Eine Patientin ist hier sehr gefordert, wenn sie sich den besten Weg für ihr Überleben aussuchen möchte. Die heutige Medizin ist eine Routine-Medizin und kann daher nicht auf individuelle Gegebenheiten oder gar auf individuelle Wünsche eingehen. Man muss als Patientin eine gewisse Ruhe, Aufnahmefähigkeit (beim Sammeln von Informationen) und Selbstsicherheit besitzen, um einen eigenen Standpunkt zu gewinnen und dann auch zu vertreten, damit sie aus der Reihe springen und von den Ärzten das verlangen kann, was nach ihrem eigenen Verstehen[90] das Beste für sie ist. Es gibt tatsächlich Methoden und Wege, die manchmal besser sind als das, was derzeit angeboten wird; jedoch muss man das Wirrwarr zuerst durchblickt haben, bevor man mit der Behandlung beginnt. Ich hoffe, dass ich wenigstens einigen Frauen durch meine Niederschriften das Leben gerettet habe!

Noch einmal betonen möchte ich, dass eine weitreichende Operation bzw. das Entfernen der Brust (Mastektomie) wesentlich besser sind, als ein zu knappes Operieren und dann zu versuchen, das Loch mit anderen Methoden zu stopfen...

Burnout

Auch dies ist ein neuer Begriff, mit dem sich die Psychiatrie bemüht, eine neue Krankheit zu erschaffen, damit man sie unlogisch und unzusammenhängend (nicht folgerichtig) mit Psychopharmaka behandeln kann.

Dem entgegen hat natürlich auch das „Ausgebrannt-Sein" einer Person handfeste Ursachen, aber es handelt sich in keinem Fall um eine Psychopharmaka-Mangel-Erkrankung.

---

90 Die Betonung liegt auf „VERSTEHEN". Denn viele Frauen entscheiden sich nicht nach dem Verstehen, sondern nach einem unbestimmten Gefühl. Etwa ein ungutes Gefühl ist keine verlässliche Information, man weiß nicht woher es kommt, und es basiert oft auf vergangenen schlimmen Erlebnissen. Man muss die Sachlage mit Vernunft und mit Verstehen analysieren.

Nach meiner Beobachtung liegen die Ursachen auf drei Gebieten:

1) Körperlich: Im Allgemeinen führt die (heute übliche) leere Ernährung zu Vitaminmängeln, so dass man – in dieser Art Halbgesundheit - sehr viel anfälliger auf alles Mögliche wird; so auch sehr viel weniger belastungsfähig! Auf diese Weise kommt es dann, dass man weder auf beruflicher noch auf privater Ebene den erhöhten Anforderungen der modernen Zeit standhalten kann. Was in jüngeren Jahren kein Problem darstellt, ist nach 20 weiteren Jahren eine Belastung für den Organismus, speziell wenn er nicht gut ernährt wurde und (möglicherweise unterschwellige) Darmprobleme hat.

2) Eine Virus-Erkrankung, welche die Mitochondrien (oder andere Bausteine im Organismus) lähmt, so dass Energiegewinnung aus Nahrung nur schwer möglich ist. Auch das kann die Grundlage für ein Burnout bringen, aber seltener.

3) Freilich kommen dann auch noch andere, psychische Ursachen dazu, welche dazu führen, dass das Leben über einem zusammenstürzt. Die Ursachen sind hier natürlich vielfältig, beruflich oder privat, so dass ich hier keine weiteren Ratschläge geben kann. Aber eines kann man sicher sagen: Man hat zumeist verabsäumt, eine ungute Situation rechtzeitig in Ordnung zu bringen. Denn mit Sicherheit handelt es sich auch hier nicht um eine Psychopharmaka-Mangel-Erkrankung.

Als junger Mensch kann man einiges an Arbeitsbelastung, an Ungerechtigkeiten oder misslichen Situationen ertragen. Wenn man dies – etwa in seinem Job - längere Zeit durchhält, geht es eigentlich nicht mehr, aber man ist ja brav und zwingt sich weiter. Wenn es sich nur um Arbeitsüberlastung handelt, sollte man seine Aufgabenbereiche im Laufe der Jahre immer wieder dem anpassen, was man gerne auf sich nimmt.

Ich konnte als 68-jähriger bei weitem nicht das bewältigen, was ich als 45-jähriger leisten konnte. Ich kam nie zu einem Burnout, weil ich es rechtzeitig korrigierte und die Menge und die Art der Belastungen in meinem Leben so anpasste, dass ich es gut bewältigen konnte und noch genug Spaß hatte. Erfolg zu haben ist ebenfalls sehr wichtig! Seltsamerweise geraten Männer öfter in ein Burnout, weil Frauen einfach ausdauernder sind und sich zwar eigentlich bereits ausgebrannt fühlen sollten, obwohl sie mehr arbeiten, sich aber immer noch um alles kümmern und sich selber vorwärts treten, weil die Dinge getan werden müssen. Dies ist alles sehr ehrenhaft, aber es ist dennoch nicht sinnvoll.

Wegen der angesprochenen Halbgesundheit helfen in einem relativ frühen Stadium fast immer die Basisregeneration (siehe dort) und ein kleiner Urlaub, um Abstand zu gewinnen. Man wird eine Lebenssituation analysieren und neu ordnen müssen, daran kommt man nicht vorbei. Dieses Vorgehen funktioniert immer, wenn man es bald zur Anwendung bringt. – Wenn man wartet, bis die Situation unerträglich wird, hat man sich schon so verstrickt, dass diese einfache Lösung zwar merkliche Hilfe für den Allgemeinzustand bringt, aber oft nicht mehr genügt.
Anstatt eine Lebenssituation rechtzeitig in Ordnung zu bringen, lässt man es oft anstehen, bis man die Lösungen aus den Augen verloren hat und sich einfach nur überwältigt fühlt. – Jetzt steht man mit „Burnout" da, fühlt sich ausgebrannt und überlastet und lässt sich von Experten womöglich Beruhigungsmittel oder andere Drogen einreden. Wenn diese medizinischen Drogen nicht nur für etwa eine Woche zur Beruhigung dienen (Akutsituation handhaben), sondern für längere Zeit oder gar als „Lösung" gedacht sind, handelt es sich nur um einen weiteren Schritt zu „Nichts-mehr-davon-Wissen-Wollen", und daher ist man anfällig für den Konsum von Drogen. Das ist jedoch deswegen fatal, weil man sich noch weiter von der Lösung entfernt, weiter hinein in „Vergessen" und in „weniger Bewusstsein" begibt.

Im Gegensatz zu „weniger Bewusstsein“ (offenbar die Lösung der Psychiater) plädiere ich für MEHR Bewusstsein, denn nur so kann man seine Situation wirklich in Ordnung bringen. Man muss sie sich anschauen und mit Freunden oder Coaches einen Ausweg finden. In einer misslichen Lage, depressiv und etwas verzweifelt, sollte man keine Entscheidungen treffen.

Man muss Abstand gewinnen, eine Basisregeneration machen oder zu den Vitaminen Vitamin-C-Infusionen mit Kalzium und Magnesium machen. Auf jeden Fall muss man zu seiner Lebenssituation Abstand gewinnen, um sich dann neu zu orientieren, so dass man es in Ruhe machen kann. Lösungen kommen oft allein dadurch, dass man sich die Lage und das Problem lange und gut genug ANSCHAUT und von vielen Seiten betrachtet!

Drogen wäre das Gegenteil, nämlich wegschauen...

Was einen Virus-Befall anbelangt, so muss man all das anwenden, was Viren nicht mögen oder was die Gesundheit so weit fördert, dass der Organismus den Virus erfolgreich bekämpfen kann: Vitamine, speziell Vitamin C, H2O2, vielleicht auch MMS oder Clordioxyd, Eigenblut-Injektionen.

Chlordioxyd, ClO2, CDL, MMS

Eher aus rechtlichen Gründen habe ich diese Sache in den meisten Teilen dieses Buches nicht erwähnt. Auch habe ich es meinen Patienten nicht direkt empfohlen, aber ich konnte vielfach miterleben, wie Patienten von dieser Therapie profitiert und geschwärmt haben. Ich muss auch zugeben, dass ich nicht genug davon verstanden habe.

Erst bei der Corona-Pandemie[91] wurde ich darauf aufmerksam, als ich versuchte, Ärzte und Intensivstationen darauf aufmerksam zu machen, dass man mit 3 Infusionen H2O2 eine starke Corona-Infektion vollständig ausheilen kann. Aber das hat niemanden interessiert, ebenso wenig wie die erfolgreichen Bemühungen von Andreas Kalcker gegen dieselbe Krankheit, der es mit Chlordioxyd geschafft hatte. Man ließ die Patienten lieber sterben und setzte auf die Pharma-Industrie mit ihrer seltsamen „Impfung"…. Erst bei dieser Gelegenheit lernte ich die Sache besser kennen.

Das MMS (Miracle Mineral Solution), das ich schon länger gekannt habe, wurde von Jim Humble so genannt, weil er entdeckt hatte, dass es auf wundersame Weise viele Krankheiten heilen konnte. Er nahm NaClO2 (Natrium Chlorit) setzte Zitronensäure dazu, sodass Chlodioxyd entstand, welches ein sehr starkes Desinfektionsmittel ist, welches aber auch eingenommen werden kann. Als erstes wurde es als Mittel bekannt, mit welchem man Malaria behandeln konnte. Aber es tötet alle möglichen Keime, während es im Organismus in einer gewissen Konzentration keinen Schaden anrichten kann. So nannte er es Miracle Mineral Solution, die Wundersame Mineralien Lösung.

Andreas Kalcker, der sich mit Jim Humble anfreundete, fand dann heraus, dass man das Natriumchlorit statt mit Zitronensäure besser mit einer 4 prozentigen Salzsäure aktiviert. Das ergab weniger Nebenwirkungen, weil einfach Kochsalz übrigbleibt, wenn der Sauerstoff seine Arbeit getan hat.

Die verschiedenen Wirkungsweisen und was diese Substanz alles kann, lesen Sie bitte in den Schriften von Andreas Kalcker nach. Chlordioxyd ist eine sehr wertvolle und interessante Substanz und hat ähnliche Wirkung wie Ozon oder H2O2, das Wasserstoff-

---

91 Bei Corona-Infektionen habe ich kürzlich - nachdem ich meine Praxis krankheitshalber bereits aufgegeben hatte - mehreren infizierten Personen Chlordioxyd empfohlen. Die Symptome haben sehr rasch aufgehört und die Patienten sind sehr bald gesund geworden.

Peroxyd. Wahrscheinlich ist es sogar besser einsetzbar.
„Gesundheit Verboten“ ist ein sehr interessantes Buch von Kalcker. Bitte unbedingt lesen!

Cholesterin

Gehen wir schrittweise an das Thema heran:

In den letzten Jahrzehnten wurde eine regelrechte Hetzjagd auf das Cholesterin gemacht. Es muss eine sehr, sehr böse Substanz sein!

In der ersten Zeit dieser Hetzjagd gab es noch die Richtlinie für Ärzte, zuerst die Ernährung zu korrigieren, dann erst Medikamente zu geben. Heute ist die Korrektur der Ernährung in der Praxis bereits weggefallen; es ist ja auch einfacher und schneller, ein Rezept zu schreiben.

Aber man muss auch zugeben, dass die empfohlene Ernährungskorrektur in der Vergangenheit kaum geholfen hat, was möglicherweise durchaus beabsichtigt war, damit die Medikamente zum Zug kommen; denn die empfohlenen Ernährungsmaßnahmen sind rundweg falsch gewesen: Es wurde empfohlen, weniger Fett zu essen, speziell weniger tierisches Fett, weil sich darin das Cholesterin befindet. Aber das im Blut messbare Cholesterin setzt sich nur zu 10 Prozent aus zugeführtem, jedoch zu 90 Prozent aus im Organismus erzeugtem Cholesterin zusammen! Was - meinen Sie - sollte man daher verändern, wenn man wirklich etwas bewirken möchte? – Selbstverständlich sollte man demzufolge danach trachten, das im Körper erzeugte Cholesterin zu reduzieren. Dazu muss man wissen, dass das Cholesterin vermehrt produziert wird, wenn man vermehrt Kohlenhydrate konsumiert, speziell kurbelt Zucker die Produktion über die Maßen an! Nicht also das Fett ist der Teufel, sondern der Zucker und die vermehrten, leicht aufschließbaren Kohlenhydrate. Die korrekte Ernährung bestünde also aus dem Einschränken der Kohlenhydrate und dem Eliminieren von Zucker, wobei Fett eine gesunde Energiequelle ist.

Worum es mir hier – in einem Buch, welches das Verstehen der Zusammenhänge in den Vordergrund rückt – aber geht, das ist der Umstand, dass das Herausgreifen eines einzigen Symptoms (erhöhtes Cholesterin) natürlich nicht richtig ist. Das wirklich erhöhte Cholesterin ist eine Erscheinung, die sich aus falscher oder unpassender Ernährung und aus einem halbkranken Darm-Verdauungssystem ergibt (abgesehen von seltenen erblichen Ursachen). Also bitte die Kapitel B2 und B3 studieren und auf sich anwenden! Was ich sagen möchte: Erhöhtes Cholesterin ist nur ein weiteres Zeichen von überlastetem, sich in Schräglage befindlichem Stoffwechsel (die Fähigkeit des Organismus, die Stoffe zu wechseln, also aus einem Stoff einen anderen zu machen, was sich hauptsächlich in der Leber abspielt), also einer allgemeinen Halbgesundheit oder Halbkrankheit!

Das Symptom alleine zu behandeln, ist also überhaupt unsinnig. Das ganze Tamtam ist nur zum Verkaufen von Medikamenten erzeugt worden, anstatt es als ein Symptom aufzugreifen und die Person zu einer gesünderen Lebensführung anzuhalten. Das wäre die richtige, heilkundliche Maßnahme gewesen.

Wir sind also wieder am Anfang, nämlich dass es hauptsächlich der Zucker ist (und eine allgemeine Fehlernährung), der ein erhöhtes Cholesterin produziert. Er produziert aber auch Zuckerkrankheit, Gereiztheit, hohen Blutdruck, Verkalkung, Schlaflosigkeit und alles Mögliche. Daher ist das Cholesterin Schuld an gar nichts, sondern nur eines der vielen weiteren Symptome, die eine Fehlernährung und ein halbgesunder Stoffwechsel in der Leber mit sich bringen.

Wer unter dieser selbstgemachten Stoffwechselstörung leidet, sollte neben der Ernährungskorrektur auch die richtigen Vitamine einnehmen, wie in Kapitel B5 beschrieben, inklusive Niacin, Nikotinsäure (Vitamin B3)[92] und Sport betreiben. Erhöhtes Cholesterin ist

92 „Choleserol Control Without Diet", leider auch nur auf Englisch, es handelt von Niacin. Auf Deutsch (nicht über Niacin): „Die Cholesterin-Lüge"

also – so wie die vielen anderen Halbkrankheiten und Erkrankungen - ebenfalls keine Medikamentenmangelerkrankung...!

Jedoch erscheint es mir überhaupt sehr fraglich, ob dem Cholesterin denn wirklich jene Bedeutung zukommt, die ihm von offizieller Seite beigemessen wird. Gäbe es keine Chemikalien, die das Cholesterin auf kosmetische Weise senken, wäre es mit Sicherheit nie zu einer Kampagne gekommen. Ich würde mir stattdessen eine Kampagne gegen den Zucker wünschen, aber ich muss natürlich zugeben, dass solch eine Maßnahme nur die Gesundheit verbessern, dagegen das Geschäft mit den Pharmaka und somit Bruttosozialprodukte und dergleichen beeinträchtigen würde. Wir dürfen nicht vergessen, dass Geschäfte umso besser gehen, je mehr Schwierigkeiten es gibt; daher muss grundsätzlich stets danach getrachtet werden, echte Lösungen zu vermeiden und falsche Lösungen zu fördern. Ich persönlich denke, dass die EU als Überregierung genau zu diesem Zwecke eingerichtet wurde.

Ob das Cholesterin wirklich die Verkalkung verursacht, ist natürlich genauso fraglich, denn es kann genauso gut sein, dass sowohl das erhöhte Cholesterin als auch die Verkalkung *gemeinsame* Ursachen haben, nämlich eine unpassende Ernährung und das geschädigte Verdauungssystem mit leichter Leber-Entzündung. Wenn „die Wissenschaft" also misst, dass erhöhtes Cholesterin und Verkalkung miteinander vorkommen, so kann es ein Trugschluss sein, dass das eine die Ursache und das andere die Wirkung davon ist. Nach meiner Betrachtungsweise ergeben sich beide aus schlechter Ernährung, und DIESE macht die Erkrankungen.

Auf jeden Fall sollte man nicht aus reiner Routine und künstlich aufgestellten Richtlinien automatisch und ohne zu denken Cholesterinsenker verschreiben oder einnehmen, nur um das Cholesterin kosmetisch im richtigen Bereich zu halten, nämlich auch ohne dass jemand zu Verkalkung neigt oder dass überhaupt eine Gefahr vorhanden wäre. Man gibt hier Medikamente einfach nur, weil es Richtlinie ist. Das ganze Thema wurde von zwei

„Wissenschaftlern" losgetreten, die ihr Geld von der Pharma-Industrie bekamen und zu dem unlogischen Schluss kamen, dass das Cholesterin die Verkalkung fördere. Dies wurde nie ernstlich nachgeprüft, sondern zur medizinischen Wissenschaft erklärt, so dass jeder ältere Mensch seinen Beitrag leistet, indem er es brav einnimmt, und jeder jüngere Mensch, indem er es finanziert. Ich erlebe viele Patientinnen, die mit 65 Jahren keinen hohen Blutdruck haben, nur geringe Spuren von Verkalkung, die aber von den Hausärzten unter schweren Drohungen und Warnungen zur Einnahme von Cholesterin-Senkern verpflichtet werden. Man darf nicht vergessen, dass die ersten zwei Generationen der Cholesterinsenker vom Markt genommen werden mussten, weil ihre Einnahme zu vermehrten Todesfällen und schweren Nebenwirkungen geführt hatten. Nur weil die jetzige Generation noch nicht vom Markt genommen wurde, sollte man sie dennoch nicht unkritisch einsetzen! Sie schädigen nachgewiesenermaßen den Darm weiter, so dass die eigentliche Mit-Ursache einer Verkalkung oder der Stoffwechselstörung durch die Medikamente auf lange Sicht verschlechtert wird.

Und als Sahnehäubchen möchte ich zu bedenken geben, dass das Cholesterin einen Gehirnschutz darstellt. Es kann also sein, dass der Organismus das Cholesterin genau zu diesem Zweck erhöht. Das unkritische und kurzsichtige Unterdrücken des Symptoms „erhöhtes Cholesterin" ist also eine sehr fragwürdige Tätigkeit und hat mit Wissenschaft nichts zu tun. Was das sogenannte „schlechte" Cholesterin, das „LDL-Cholesterin" anbelangt, so ist es kein Cholesterin sondern ein Lipoprotein und dient dazu, das wertvolle Cholesterin ins Gehirn zu bekommen!

Ich habe den dringenden Verdacht, dass hier einfach nur zugunsten eines großen Geschäfts die Gesundheit der Bevölkerung untergraben wird und dass wir Ärzte und Patienten von jemandem in großem Stil getäuscht und an der Nase herumgeführt werden. Davon muss ja ohnehin generell ausgegangen werden.

Als Ausweg aus der Misere würde ich daher vorschlagen: Es ist besser, die körperlichen Verhältnisse – in eigenverantwortlicher Weise - zum Gesunden hin zu korrigieren, als zu einem bereits vorhandenen Schaden zusätzlich noch chemisch in einen Organismus einzugreifen!

Bedenken wir, dass von der Industrie Fette absichtlich schlecht gemacht wurden und Kohlenhydrate als Nahrungsbaustein Nummer eins eingeführt wurden, weil sie leicht gewonnen, hergestellt und als haltbarer Unsinn zur „Ernährung" beworben werden können; aber das entspricht nicht der geschichtlichen Entwicklung des Menschen, ist also unnatürlich und muss daher für die meisten Menschen als falsch betrachtet werden. Genau dieser Schwenk zu den Kohlenhydraten hat zur Erhöhung des Cholesterins geführt.

Heutzutage muss man sehr wachsam sein, denn die höchste Ethik auf diesem verkommenden Planten ist das Geschäft.

CFS (chronic fatigue syndrome), Chronisches Müdigkeits-Syndrom

Siehe auch „Fibromyalgie" und „Burnout".

Auch dieses Symptom hat sicherlich unterschiedliche Ursachen. Ich hatte nicht viele Fälle, so dass ich auch nicht viel Erfahrung damit gemacht habe. Man sollte die Möglichkeit einer Virus-Erkrankung mit einbeziehen. Auch Auto-Immun-Prozesse können dahinter stecken.

Man fühlt sich SEHR müde und ausgebrannt. Nur hin und wieder konnte ich mit einer Basisregeneration durchschlagend helfen, aber meist ist die Sache schwerer und komplizierter. Man kann es natürlich dennoch versuchen!

COPD

Der Begriff COPD (Chronic Obstructive Pulmonary Disease) wird gebraucht, um asthma-artige Zustände zu beschreiben, die nicht allergischer Natur sind, oder wo die allergische Komponente nicht sehr ins Gewicht fällt. Zigarettenrauch, andere Schadstoffe in der Luft (Berufskrankheit) und wiederkehrende Entzündungen führen zu diesem Zustand, der dann auch bakteriell überlagert ist.

Natürlich ist daher das rechtzeitige Aufhören zu rauchen oder das Meiden der Schadstoffe die ursächlichste Behandlung. Die meisten Menschen übersehen jedoch diesen Zeitpunkt, so dass sich eine automatische Verschlechterung einstellt.

Die chronisch wiederkehrenden Entzündungen gehören dann dazu. Die Entzündungen kann man sehr gut mit Kurzwelle und mit Inhalieren von Wasserstoffperoxyd mittels Diffusor behandeln.

Es gibt auch die Methode mit dem Inhalieren einer Blut-Aufbereitung, wie sie auch in der Orthopädie bei Arthrosen verwendet wird (PRP - Platelet Rich Plasma). Man gewinnt dabei etwa 3-4 Milliliter dieser Schicht aus dem Blut-Serum und inhaliert es einmal pro Woche oder alle zwei Wochen. Diese Methode ist sehr anzuraten und kann entscheidende Verbesserungen bringen!

Wenn man alles verschlampt hat, wird man als Hilfe immer wieder schulmedizinische Medikamente nehmen müssen, um den Zustand erträglich zu halten, weil es wiederkehrend zu akuten Zuständen kommt. Auch regelmäßig Sauerstoff-Atmen.

Depressionen

Es ist modern, von Depressionen als einer Krankheit zu sprechen. Wie immer dient das Symptom fälschlicherweise gleich als „Diagnose", so dass man sofort mit Psychopharmaka zu therapieren beginnen kann.

Ich denke jedoch, dass das Leben Herausforderungen stellt, durch welche man hohe Freuden und auch tiefe Traurigkeit empfinden kann. Genauso wenig, wie man bei Erfolg im Leben und bei Freude von einer Krankheit spricht, sollte man das auch bei Traurigkeit und Versagen nicht tun.

Ich drücke das absichtlich so aus, denn wenn man bei einer Depression von Krankheit spricht, ist es gleich der nächste Schritt zu einer Behandlung, und diese besteht heute sofort aus einer nicht-ursächlichen, nämlich aus Drogen (Psychopharmaka). Viel näher der Wahrheit ist man, wenn man die Sache nicht als Krankheit bezeichnet.

Wenn wir sonst ja bei unserer Diagnoseführung immer auf Ursachen aus sind, so muss ich zugeben, dass es sehr schwer ist, in der Psyche Ursachen zu finden, ja praktisch unmöglich. Daher ist es besser, es anders zu lösen, oder es zumindest zu versuchen:

Man muss verstehen, dass man in „Bildern" denkt. „Bilder" sind Aufzeichnungen der Vergangenheit und beinhalten alles Mögliche, auch die Emotionen. – Nun steht natürlich nicht das ausgereifte Bild vor den Augen des Betrachters, so dass man sagen könnte: „Aha, das ist dieses Geschehnis, welches ich da vorgehalten bekomme", sondern es zeigt sich nur schemenhaft oder gar nicht (bleibt im Verborgenen), sondern man erhält nur die traurige Emotion oder die nackte Angst aufgedrückt, die es enthält. – Es kann sein, dass das bloße Wissen, dass es nur irgendein „Eindrucksbild" aus irgendeiner unwesentlichen Vergangenheit ist, einer Person schon hilft, es einfach zu negieren oder zu akzeptieren und sich nicht weiter darum zu kümmern. Es ist besser, danach zu trachten, im Leben mit positiven Dingen in Kontakt zu kommen oder sie sogar selbst zu erschaffen, lustig zu sein, Spaß zu haben, auch wenn einem vorerst nicht danach ist. Mit der Zeit verschwindet die ungewünschte Emotion. Das ist kein blöder oder obergescheiter Rat, sondern Schauspieler machen uns das täglich vor: Sie müssen in einer Komödie auch auftreten, wenn einem nicht danach ist, und es gelingt ihnen hervorragend! Sie beweisen uns, dass man ungeliebte „Eindrucksbilder" einfach zur Seite schieben KANN und sie einem nicht das Leben vergällen lassen!

Denn man ist eigentlich Herr über seine eigenen Gedanken! Nur wenn man sagt, dass man es nicht ist, dann ist man es natürlich nicht und sucht Hilfe von außen; aber da die Hilfe von außen heute in Psychopharmaka besteht, ist das keine gute Idee; es ist eine Falle. Selbst wenn man sich damit zuerst erleichtert fühlt, dass das Bild nicht mehr da ist oder man die enthaltene Emotion nicht mehr wahrnimmt: Die Folgen kommen erst später, man wird mehr brauchen und man wird sie nicht mehr absetzen können, und man wird in seiner Fähigkeit eingeschränkt bleiben (weil Bilder im Allgemeinen unterdrückt werden, nicht nur dieses eine), auch wenn man das als Patient oft so nicht wahrnimmt.

Wenn es sich um kein „vorgehaltenes Eindrucksbild" handelt, sondern man im Leben von Mitmenschen gepeinigt wird und so zu einer „Depression" kommt, muss man sich natürlich wehren und das Leben behandeln und ebenfalls keine Drogen schlucken. Man sollte bedenken, dass man das Recht auf Privatsphäre hat und sich ein Leben nach seinem eigenen Geschmack aussuchen kann, in welchem man mit denjenigen Personen Kontakt hat, mit denen man Kontakt haben MÖCHTE.

Wenn jemand schon länger in solch einem Schlamassel mit chronisch negativen Personen steckt, wird dies zu einem „normalen Leben" und man neigt dazu, sich nicht mehr daraus zu befreien und weiterhin depressiv zu sein.

Die Psychiater verkaufen einem die Krankheit so, dass es einen Fehler im Gehirn gäbe, den man nur mit ihren Drogen behandeln könne. Das ist eine pure Behauptung, für die es keine Beweise gibt, und ein Verkaufsschmäh.

Wenn man tatsächlich glaubt, dass Serotonin im Gehirn fehle, so sollte man zu den anderen Vitaminen L-Tryptophan einnehmen, nämlich diejenige Aminosäure, aus der Serotonin erzeugt wird, oder vor allem das NIACIN, welches das Vitamin ist, das solche Dinge regelt. Professor Hoffer war der einzige Psychiater, der den Sachen auf den Grund ging, und er hatte in den 60er-Jahren alle möglichen psychiatrischen Probleme mit Niacin und Vitaminen erfolgreich behandelt[93].

Ich hoffe, dass ich mit diesen kurzen Ausführungen wenigsten einigen Menschen etwas helfen konnte.

Diäten

Im Rahmen dieses Buches habe ich einige Diäten erwähnt. Zum Unterschied von Ernährungsrichtlinien sind Diäten dazu da, um spezielle Situationen zu behandeln.

Die Hay´sche Trennkost ist dazu da, um dem Darm die Verdauung zu erleichtern, indem er jeweils nur Gemüse zusammen mit Kohlenhydraten bzw. Salate zusammen mit Proteinen verdauen muss, so tut er sich leichter. Man trennt Proteine von Kohlen-hydraten bei ein und derselben Mahlzeit. Zudem findet man durch das Trennen leichter heraus, was man nicht verträgt und daher meiden muss, wenn man nicht vieles zusammen mischt.

Die Budwig-Diät besteht aus Gemüse zusammen mit einer Creme aus Topfen (Quark) und Leinöl. Das ist sehr bekömmlich und gibt Energie; ich esse sehr gern das Müsli mit geriebenem Apfel und dieser Creme. Diese Diät wird für Krebs propagiert, aber da muss man zuerst die ketogene Diät verstehen, um die Budwig-Diät zur Krebsbehandlung zu adaptieren. Ein Journalist hatte ein vielbeachtetes Buch geschrieben, wo diese Diät zur Krebsheilung

---

93 Meines Wissens gibt es das Buch nur auf Englisch: NIACIN, the real story. Möglicherweise gibt es andere Veröffentlichungen von Hoffer oder einem seiner Mitarbeiter. Soweit ich weiß, ist Hoffer gestorben, bevor er alles niederschreiben konnte.

empfohlen wird; mir sind nicht wenige Patienten untergekommen, die geglaubt haben, dass man davon gesund wird, wie es in dem Buch propagiert wird, bis sie so todkrank waren, dass ich sie nicht mehr behandeln konnte. Journalisten tun sich oft leicht, Behauptungen aufzustellen, sie haben aber keine Erfahrung mit Patienten und schreiben Bücher, um Eindruck zu schinden oder diese in großer Stückzahl zu verkaufen. Es kümmert sie wenig, was dann mit den Lesern passiert, die sich an ihre leicht dahin gesagten Ratschläge halten. Wenn ein Krebspatient diese Diät machen kann (relativ viel Fett), so fühlt er sich zweifellos energiereicher.

Die milde Ableitungskost nach F.X. Mayer ist – ähnlich wie die Trennkost - dazu da, um den Darm zu pflegen, ihn zu erleichtern und gesunden zu lassen, sowie die Leber zu entgiften.

Die Ketogene Diät und die Paleo-Diät habe ich an anderer Stelle beschrieben, siehe die alphabethische Abfolge.

Über alle Diäten, Magen- und Leber-Schonkost gibt es einschlägige Bücher, meine Aussagen sollen zur Orientierung dienen, in den Büchern liest man dann Genaueres.

Dickdarm-Divertikel

Das sind Auswölbungen im Dickdarm, dem unteren Abschnitt des Darmsystems. Der „Dickdarm" heißt so, weil der Speisebrei in diesem Abschnitt des Darmes eingedickt wird. Die Ausbuchtungen entstehen, indem kleine Schleimhaut-Abschnitte durch die Darm-Muskulatur hinausgedrückt werden, so dass der Inhalt nicht weiter transportiert wird, sondern liegen bleibt und sich entzünden kann. Die Ursache liegt in unpassender Ernährung, so dass der Darm Mühe hat, den Speisebrei weiter zu transportieren und solche Ausbuchtungen durch seine muskuläre Anstrengung hinauspresst. Es kann auch sein, dass jemand zu wenig trinkt oder zu wenig Magnesium oder Kalzium bekommt, so dass sich der Darm verkrampft.

Diese Divertikel selbst machen kein Problem, sondern nur wenn sie sich entzünden. Wenn es dazu bereits gekommen ist, so hilft vielleicht dennoch, im Nachhinein die Ernährung zu korrigieren und die Verhältnisse im Darm in Ordnung zu bringen (Kapitel B2 und B3), aber das führt natürlich nicht zur Rückbildungen dieser Ausbuchtungen. Man kann die Entzündungen aber mit Kurzwelle bestrahlen, wenn sie chronische oder mittelmäßig akute Probleme bereiten. Das kann man in physikalischen Instituten bekommen. Es hilft sehr oft, aber wenn der Zustand bestehen bleibt oder zu oft wiederkommt, kann man nur mehr operieren.

Dickdarm-Entzündung (Colitis, Colitis Ulcerosa)

Alle Erkrankungen, die im Laufe des Lebens entstanden sind, sollten auch wieder in Ordnung gebracht werden können, zumindest halbwegs, denn manchmal ist bereits Schaden entstanden.

Wenn die Erkrankung akut ist (es handelt sich grundsätzlich um eine chronische Krankheit, aber sie wird meist entdeckt, wenn die akuten Beschwerden auftreten), gilt das in Kapitel A10 Gesagte, nämlich dass „schulmedizinische" Behandlung für den akuten Zustand geeignet ist, und dass man zugleich beginnen kann, natürliche Verhältnisse im Sinne der Kapitel B2 und B3 einzuführen. Speziell ist auf das Züchten der richtigen Darmbakterien zu achten, was recht lange dauern kann.

Man rechnet sowohl diese Erkrankung als auch den Morbus Crohn (ähnliche Erkrankung am Ende des Dünndarms) manchmal zu den psychosomatischen und manchmal zu den Auto-Immun-Erkrankungen[94]. Dem will ich nicht widersprechen, denn unterschiedliche Ursachen können zu „ein- und derselben" Krankheit führen. Man muss die individuellen Ursachen wahrnehmen. Ich habe aber auch

94 Bitte dort nachsehen, wenn auch das Hauptaugenmerk bei der Colitis auf der Korrektur des Darmmilieus und der Ernährung liegt.

Quecksilber-Vergiftung als Hauptursache einer blutigen Colitis gesehen, also darf man nicht wieder beginnen, in Schablonen zu denken: Vielmehr muss man im Laufe der Behandlungen beobachten, worauf sich etwas verbessert und worauf nicht. So nähert man sich einer letztlichen Diagnose an. Auf jeden Fall sollte man zumindest mit einer Hay'schen Trennkost beginnen, so dass sich der Darm leichter tut und man herausfinden kann, welche Bestandteile der Nahrung einem nicht gut tun. Wen würde es verwundern, wenn man ein Zucker-Konsumierer ist, dass man später eine Dickdarm-Entzündung bekommt. Es ist nicht immer so, aber oft. Es gibt sodann - neben dem Zucker - auch andere Nahrungsmittel, die man möglicherweise nicht verträgt, da kommen einem immer Milchprodukte und Weizen in den Sinn. Wenn man die schulmedizinische Akutbehandlung macht und währenddessen Industriezucker wie den Teufel meidet und den Darm wie beschrieben in Ordnung bringt, so kann es sein, dass man diese Krankheit ein für allemal gehandhabt hat. Die Regeneration des Darmes wird im Kapitel B3 beschrieben.

Dickdarm-Polypen

Polypen sind Schleimhaut-Gewächse, die sich wie Kegel auf der Schleimhaut bilden oder sogar nur an einem Stiel an der Schleimhaut festhängen. Sie werden als Vorstufe von Krebs angesehen und bei der Untersuchung (Koloskopie) meist chirurgisch abgetragen und auf Krebszellen untersucht.

Um weitere Bildungen von diesen Polypen (und Entstehung von Dickdarm-Krebs) vorzubeugen, müssen die Darmverhältnisse *nachhaltig* in Ordnung gebracht werden (Kapitel B3).

Ich habe Dickdarm-Krebs fast nur bei deutlichem Zucker-Konsumenten gesehen; Statistiken zeigen auch, dass es sich um eine Zivilisationskrankheit handelt, die in primitiven Kulturen mit natürlicher Ernährung praktisch nicht vorkommt.

Dickdarm-Krebs

Im Kapitel „Krebs" wird das meiste gesagt. Der Dickdarm-Krebs wird meist entdeckt, wenn er schon größer ist und oft bereits Metastasen (Tochtergeschwülste) in andere Organe geschickt hat, fast immer ist es die Leber. Diese sind meist noch nicht zu entdecken, kommen etwas später zum Vorschein. Am besten ist es, rechtzeitig zu operieren.

Auch Dickdarm-Krebs tritt gehäuft bei Zucker-Konsumierern auf.

Drogen und Psychiatrische Medikamente

Es mag Sie verwundern, dass ich Drogen und psychiatrische Medikamente in einem Atemzug nenne und in die gleiche Kategorie stecke. Wenn man die Sache jedoch ohne Schönreden oder wissenschaftliches Getue ansieht, so treffen auf psychiatrische Mittel all die Definitionselemente von Drogen zu. Um nur die wichtigsten zu nennen: Sie machen süchtig, sie sind persönlichkeitsverändernd, sie setzen die Verantwortung einer Person herab, sie erzeugen erhebliche Entzugserscheinungen bis hin, dass man gar nicht mehr davon loskommt, etc.

Das beste Beispiel ist das Heroin und die von der Psychiatrie dafür verwendete Ersatzdroge Methadon: Im Ernst: Um von der einen Sucht weg zu kommen, setzt man die Leute auf eine andere Sucht. Beide sind sehr verwandte Substanzen, und der Hauptunterschied besteht darin, dass das Methadon eine wesentlich längere Entzugszeit hat. Heroin zu entziehen, wäre nicht schwierig, wenn auch dramatisch. Aber es dauert weniger als eine Woche, wenn man es ernst nehmen würde, und die Entzugserscheinungen halten sich in Grenzen, wenn man hohe Dosen von Vitaminen, sowie Kalzium und Magnesium als Entzugshilfe gibt.

Aber beim Methadon würde es Jahre dauern – was man natürlich gar nicht versucht, denn der Zweck dieser „Therapie" liegt für die

Psychiater natürlich darin, nun lebenslange Patienten zu haben. Wenn sie es gut meinten, würden sie ja einen Entzug durchführen. Sie haben das Methadon zur Wissenschaft erhoben, und die Politiker sind so dumm oder aus anderen Gründen kooperativ, dieses Vorgehen nicht in Frage zu stellen sondern es uns sogar finanzieren zu lassen; und das – liebe Leute - ist richtig teuer[95]!

Beide Substanzgruppen - die illegalen Drogen und die legalen psychiatrischen Mittel - fallen unter die Kategorie der „psychotropen Substanzen[96]"; das sind persönlichkeitsverändernde, das Bewusstseins ändernde Drogen. Sie verändern vieles, aber unkontrolliert, auf jeden Fall so, dass die Person weniger bis keine Kontrolle mehr über sich und ihre Belange hat. Bei schweren Drogen wird es sehr deutlich, denn die Süchtigen kümmern sich nicht mehr um ihre Belange, bei schwächeren Drogen wird es nicht so deutlich. Aber dass das Verantwortungsniveau bergab geht, ist typisch für Drogensüchtige und ist auch von den Psychiatern erwünscht: Eine Person fühlt sich vielleicht wohler, wenn sie weniger Verantwortung hat, aber sie entfernt sich von der echten Lösung. Eine Person, die psychische Probleme bekommt, hätte vor langer Zeit etwas im Leben verändern sollen, um nicht in diese Situation zu geraten. Viele von ihnen sind noch in der Lage, ihr Leben so zu beeinflussen, dass es sich bessert und sie aus der Situation herauskommen. Aber die Droge – wenn sie verabreicht wird – verhindert das: Es wird der Person ein Stück mehr egal. Im Vollksmund (Österreich) nennt man es auch die „rosarote Brille", oder „Wurschtigkeitsdroge" weil es einem wurscht[97] wird. Vom Blickpunkt des Betroffenen ist es natürlich fast unmöglich, davon loszukommen, denn es würde viel

---

95 Gemeint ist: Es ist teuer, alle Drogensüchtigen zu lebenslangen psychiatrischen Patienten zu machen. – Im Übrigen macht man das auch in zunehmender Anzahl mit Verbrechern (sie zu psychiatrischen Patienten zu machen), was die Kosten des Justizministeriums bereits jetzt vervielfacht!

96 Definition: Jede von außen zugeführte Substanz, die Veränderungen der Psyche und des Bewusstseins eines Menschen bewirkt, wird als „psychotrop" bezeichnet (psyche: Seele; trope: Wendung) (Wikipedia).

97 egal

Energie und Entschlossenheit benötigen, aber genau das raubt die Droge.

Wenn sie das lesen, so kann Ihnen der Gedanke kommen, dass eine Wurschtigkeitsdoge ja etwas Wünschenswertes sei. Nun, sehen wir es uns logisch an: Die Person gerät weiter weg von seiner Lösung, wird weniger bewusst darüber, „vergisst" es, wird es nie wieder lösen, und bekommt nun das Problem der Abhängigkeit dazu: Denn wenn sie damit aufzuhören versucht, würde sie das ursprüngliche Problem plus verlängerter Nicht-Handhabung vor die Nase gesetzt bekommen, plus Entzugserscheinungen wie Schlaflosigkeit, Nervosität, Zittern etc. Nur wenn sich das Problem zufällig „von selbst erledigt", hat sie eine gewisse Chance, aus dem Schlamassel herauszukommen, was aber sehr selten der Fall ist.

Diese Nichtverantwortung (Wurschtigkeit) von Drogen sehen wir als krasses Beispiel in besonders verrückten Verbrechen, wie bei dem norwegischen Massenmörder oder Kindern in den USA, die in Schulen Mitschüler umbringen, oder der Pilot, der ein Flugzeug voller Kinder in den Berg gestürzt hat. - Folgen von Psychiatrie und deren Drogen! Sehr oft, wenn Sie hören, dass jemand einen verrückten Mord oder mehrere begangen hat, heißt es, er sei „psychisch krank" oder „bereits in psychiatrischer Behandlung" gewesen; aber vergessen Sie nicht, dass er dann ja in Behandlung ist und bereits in unter psychiatrischen Drogen steht! Die Psychiater stellen es so hin, dass die Person verrückt sei und man ihr leider nicht helfen hatte können (was sowieso klar ist), aber in Wahrheit stand die Person unter den psychiatrischen Drogen, welche das Verantwortungsniveau der Person soweit herabgesetzt und die natürliche Blockade entfernt hat, dass ihr eine solche Tat möglich wurde!

Die Aufdeckung davon wird erschwert, weil der Polizei und den anderen Behörden, welche Verbrechen behandeln, die Krankenakte nicht zugänglich gemacht wird. So bleibt der verheerende Einfluss der Psychiatrie weiterhin verborgen.

Mit Nichtverantwortung oder Wurschtigkeit ist gemeint, dass man das Gefühl hat, die Dinge hätten nichts mit einem zu tun, hätten keine Konsequenzen, man könne das irgendwie machen, wie vom Balkon springen (LSD) oder die Mieten nicht bezahlen, nicht zur Arbeit zu gehen, Versprechen nicht zu halten, sich nicht zu waschen, alles verkommen zu lassen (Straßendrogen), oder das Leben irgendwie laufen zu lassen, dahinzuvegetieren, Selbstmord oder Morde zu begehen (psychiatrische Drogen). Es gibt eine Art unreale Entfernung zu dem, was man tut, ohne logischen Zusammenhang zu irgendwelchen Konsequenzen (German-Wings-Pilot). Nicht bei allen Drogen wird es offensichtlich, aber jede Droge geht in diese Richtung, und die Person selbst ist sich dessen aber selbst nicht bewusst!

Wer nicht in diese Falle geraten möchte, möge die Grundprinzipien des Lebens beachten und anwenden: Natürliche Ernährung, ausreichend Vitamine nehmen, ehrliche und unterstützende Aufgaben im Leben erfüllen, sich mit positiven Menschen umgeben und diese unterstützen, lohnende Ziele zu haben und diese schrittweise erreichen.

Halten Sie sich und andere von Drogen fern, in dem Bewusstsein, was diese sind und tun, dass Zucker als Einstiegsdroge dienen kann, und dass Nichtstun oder unehrliches Tun günstige Voraussetzungen für Drogen darstellen, weil man sich betäuben möchte, wenn man sich als „nichts wert" betrachten muss.
Wenn Betroffene diese Zeilen lesen, so mögen Sie bitte verzeihen, denn ich sage das vornehmlich, um zukünftige Opfer zu verhindern, habe aber keine Lösung für Menschen, die sich bereits in psychiatrischer Behandlung befinden. Ich habe auch keine Entzugsbehandlungen von psychiatrischen Medikamenten durchgeführt, weil ich schon weiß, dass dies in einem Schlamassel mündet und insofern rechtliche Schwierigkeiten bringen kann, als ich ja – rechtlich gesehen - jemanden von der „richtigen" Therapie wegholen würde...

Durchblutungsstörungen

Ich nehme dieses Stichwort hier kurz auf, weil im Volksmund nicht selten alle möglichen Beschwerden als Durchblutungsstörungen gedeutet werden und man daher vielleicht unter diesem Stichwort sucht. In meinem Buch „Naturheilkunde" bzw. in „Heilung statt Pillen" gehe ich auf die diversen Ursachen ein. Aber dieses Buch hat einen anderen Schwerpunkt und soll in keiner Weise eine Wiederholung von bisherigen Büchern sein.

Verwiesen sei auf das Kapitel über Arteriosklerose, die hauptsächlich für echte Durchblutungsstörungen verantwortlich ist (unter „A") und auf „Chelattherapie" am Ende des Buches, wo Therapieverfahren beschrieben werden.

Natürlich sind „Durchblutungsstörungen" meistens durch andere Umstände verursacht, so dass man diese suchen und finden muss. Manchmal gibt es aber auch Leute, die von klein auf dazu neigen, indem ihre Finger und Zehen oft sehr kalt und schlecht durchblutet sind (Morbus Raynaud).

Die Basisregeneration hilft meistens, weil dadurch alles besser durchblutet wird; so verbessern sich auch Gelenksbeschwerden und viele andere Dinge. Auch kalt-warm-Wasseranwendungen nach Kneipp sowie Sport helfen bei Durchblutungsstörungen. Sport ist natürlich das beste und billigste Mittel, um die Durchblutung ganz allgemein zu fördern.

Durchfall

Dieses Stichwort greife ich nur deswegen auf, weil ich im Rahmen dieses Buches zu wenig auf die verschiedenen Mechanismen (Reaktionen) eingegangen bin, welche der Organismus zur Bekämpfung von Krankheiten zur Verfügung hat. Die einfachste Maßnahme ist für ihn die Entgiftung: Führt man sich Gift zu, so will er es wieder loswerden. Er tut des mittels Durchfall, wenn das Gift in den Darm gelangt ist. Erst wenn er Gift nicht loswerden kann, folgen andere Reaktionen wie Entzündung, Ablagerung und bösartige Neubildungen[98].

Einen Durchfall sollte man daher eher fördern als behindern, es sei denn, er hört nicht auf und wird durch das Entwässern des Organismus lebensbedrohlich. Durchfälle treten auch gerne auf, wenn man ungewohnte und feindliche Keime aufgenommen hat; auch da will der Darm das mit Recht loswerden.

Aber Durchfälle gibt es auch, wenn der Darm sehr stark geschädigt wurde, wie nach Chemotherapie oder manchmal auch nach einer Behandlung mit Antibiotika. In letzterem Fall kann es vorkommen, dass die Darmzotten nachhaltig und schwer geschädigt werden, so dass man viel Mühe und Geduld aufbringen muss, ihn wieder hoch zu päppeln. Das ist dann wirklich nervig, weil er anfangs fast nichts verträgt, und durch die Mangelernährung, die dabei entsteht, die Heilfähigkeit wiederum gering ist. Man muss ihn schrittweise und mimosenhaft wieder an Nahrung gewöhnen, mit Aloe Vera zum Trinken, mit Leinsamen im Ganzen (etwas eingeweicht) und mit Probiotika nachhelfen ...

Eisen

Das Eisen ist das zentrale Element im menschlichen Körper! Unter Eisenmangel geht gar nichts. Natürlich kann man sich dahinschleppen und man kann alle möglichen Unbilden überwinden, auch

---

98 Siehe auch „Ablagerungskrankheiten“. Dieses Know-how geht auf den naturheilkundlichen und homöopathischen Arzt RECKEWEG zurück, der alle Erkrankungen auf das Prinzip der Vergiftung zurückgeführt hat. Die diversen unterschiedlichen Krankheiten ergeben sich aus den unterschiedlichen Reaktionen, dessen der Organismus befähigt ist. Dabei gibt es sechs Mechanismen, also sechs Gruppen (und zugleich Schweregrade) von Krankheiten. In meinem Büchlein „Alternativ-Medizin, Ganzheitsmedizin – Naturheilkunde, was ist das? – Ein Skriptum für Studenten“ habe ich diese Mechanismen beschrieben. Natürlich kann man das vor allem in Werken von Reckeweg nachlesen.

wenn es einem schlecht geht. Aber das Eisen ist so wichtig, dass auch eine Basisregeneration unter Eisenmangel nicht funktionieren wird und dass der Organismus nichts anständig heilen oder korrigieren kann, wenn Eisen mangelt.

Das Eisen wird am besten mittels „Ferritin“ gemessen, welches deutlich über 50 sein muss. Wenn es unter 10 ist, muss man es als Notfall betrachten.

Viele Menschen können das Eisen nicht gut aufnehmen, nämlich dann, wenn der Darm krank oder halbkrank ist, was meist deswegen unbemerkt bleibt, weil es „normal“ ist... In diesen Fällen muss man Infusionen machen. Es gibt allerdings die Möglichkeit, dass man auf Infusionen allergisch reagiert, was oft bei Patienten vorkommt, deren Darm „löchrig“ ist, weil dies eine Mitbedingung für allergische Reaktionen ist. Um es zu verhindern, kann man einen Milliliter Fenistil (ein anti-allergisches Medikament) vorspritzen.

Ekzem

Ekzeme gehören eigentlich ins Kapitel Allergien, weil sie meist allergischer Natur sind, aber man wird sie möglicherweise dort nicht suchen. Meist sind sie also allergische Haut-Erscheinungen, daher gilt, was in jenem Kapitel gesagt wurde. Zusätzlich möchte ich anmerken, dass man sie oft mit Eigenharn erfolgreich behandeln kann[99]. Da Hauterkrankungen nur Erscheinungen sind, kann man sie oft nicht gut auseinanderhalten; oft können es Infektionen sein oder Pilzerkrankungen, in welchen Fällen sie gut auf kolloidales Silber oder auf 3%iges H2O2 ansprechen könnten, oder natürlich auch auf entsprechende anti-biotische oder Anti-Pilz- Salben.

Zu erwähnen ist auch die Faustregel, dass Hautprobleme stets mit dem Darm in Zusammenhang stehen: So wie die Haut außen

---

99 Morgenharn einige Stunden mit einem getränkten Tuch auflegen. (Man kann auch Harn von tagsüber nehmen und nachts auflegen.)

aussieht, so sieht die „Innenhaut“ aus, nämlich der Darm. Äußere Erscheinungen sollte man daher auch im Zusammenhang mit inneren Vorgängen sehen und den Darm behandeln.

Auch sollte man natürlich nach Substanzen suchen, auf die man reagiert haben mag, wie etwa neue Waschmittel, etc.

Entzündungen

Dieses Buch ist den chronischen Erkrankungen gewidmet. Akute Entzündungen werden heute auch meist gut beherrscht, wenn auch die Probleme leicht im Steigen sind, weil man in der Vergangenheit zu leichtfertig mit dem Gebrauch von Antibiotika umgegangen ist und es nun vermehrt zu „antibiotika-resistenten Keimen“ gekommen ist.

Grundsätzlich können Entzündungen von zweierlei unterschiedlichen Keimen verursacht werden, nämlich durch Bakterien oder durch Viren. Antibiotika wirken nur gegen Bakterien; bei Viren gibt es so ein Medikament nicht (wenn es auch mehr und mehr Virostatika[100] gibt), aber meist kommt der Organismus gut damit zurecht, denn er heilt von den Virus-Infekten gewöhnlich von selber aus. Vitamin C ist das einzige, was wir gegen Viren haben und das sollte ausgiebig verabreicht werden. In gefährlichen Fällen rate ich, H2O2 zu verwenden, siehe dort. Leichter damit umzugehen ist das Chlordioxyd nach Andreas Kalcker, weil es oral eingenommen werden kann.

Aber bei Entzündungen spielen auch psychische Faktoren mit. Zum einen ist man anfälliger, wenn es einem schlecht geht oder wenn man gerade von jemandem geärgert oder niedergemacht wurde, zum anderen gibt es Körperregionen, die sozusagen „psychisch belastet“ sind, wie etwa Blasentzündungen oder chronische Entzündungen der Sexualorgane bei den Frauen oder die Prostata-

100 Medikamente, welche die Vermehrung oder Arbeitsweise von Viren stoppen.

Entzündung bei empfindlichen Männern. Diese Dinge können mit Reizungen beginnen und erst später oder gar nicht infiziert werden; dabei ist die Heilung oft sehr schwer, weil die körperlichen Maßnahmen nicht ausreichen, auch nicht mittels Basisregeneration etc., um sie komplett auszuheilen. Kurzwellen-Bestrahlung hilft am ehesten, siehe weiter unten.

Für unsere Zwecke ist der Ort der chronischen Entzündung nicht sehr wichtig, denn immer gelten die gleichen Prinzipien: Die akute Entzündung heilt normalerweise aus, die chronische heilt deswegen nicht, weil die Abwehrkräfte darniederliegen, weswegen wir ja da die Basisregeneration machen. Aber auch bei der akuten sollte man daher in vielen Fällen auch ein wenig Aufmerksamkeit darauf legen, gleich von Vornherein die Abwehr zu unterstützen, damit die Erkrankung nicht chronisch wird. Bei Bakterien würde man es als eine Zusatzbehandlung zu den Antibiotika verstehen, bei Viren sowieso mit Vitamin C und Eigenblut-Injektionen[101] oder homöopathischen Mitteln[102], um Heilung zu beschleunigen.

Es gibt natürlich auch Entzündungen, die wegen ihrer Lage nicht gut ausheilen können, wie Zahnherde oder in den Nebenhöhlen oder größere Eiterungen an anderen Orten, die man chirurgisch öffnen und bereinigen muss.

Bei der Ausheilung von Entzündungen, die nicht heilen wollen oder die auf Antibiotika nicht ansprechen, kann man neben der Basisregeneration natürlich auf alles Althergebrachte zurückgreifen, wie Wickel, Packungen, Kräuter mit antibiotischer Wirkung, etc. All das ist in Verzeichnissen, anderen Büchern oder im Internet zu finden und ist nicht Thema dieses Buches.

Aber ich möchte hier auf etwas Wichtiges verweisen, das dabei ist, in Vergessenheit zu geraten: Es ist die Behandlung mit Kurzwelle nach dem Würzburger Professor Schliephake. In weiten Teilen

---

101 Genügt ohne Ozon, siehe Anhang.
102 Zum Beispiel „Metavirulent".

Europas hat man vor der Ära der Antibiotika Entzündungen, Phlegmonen, Abszesse und andere, hauptsächlich chronische Entzündungen und Leiden damit sehr erfolgreich behandeln können.

Man hat nach der Entdeckung der Antibiotika geglaubt, dass man nun alles beherrsche und in einer unangebrachten Euphorie alles Bisherige über Bord geworfen, aber erstens war dies unberechtigt und zweitens gibt es heute mehr chronische Leiden als früher, zudem noch die erwähnte Antibiotika-Resistenz, sodass man wieder darauf zurückgreifen sollte. – Leider sind im Zuge der neueren EU-Verordnungen alte Geräte nicht mehr erlaubt, und eine Anschaffung neuer Geräte ist sehr teuer, weil die Nachfrage gering geworden ist. Man muss da als Arzt schon wissen, dass man es häufig gebrauchen wird können und was das Gerät in Wahrheit Wert ist; ich rate jedem Arzt zu einer solchen Investition. Allerdings weiß ich nicht, wie gut die neueren Geräte sind, denn die angesprochenen Verordnungen wurden vor allem von anderen Interessen motiviert, speziell um zu vermeiden, dass man Krebs damit heilen kann, wie es Professor Schliephake in den 60er Jahren gemacht hatte und in einiger wertvoller Literatur beschreibt, die völlig missachtet wird. Die geforderten Veränderungen haben nun jedenfalls dazu geführt, dass die modernen Geräte nicht mehr das können, was die alten „Ultratherm“ von Siemens konnten.

Aber bezüglich Entzündungen ist davon auszugehen, dass auch neuere Geräte chronische Prostatitis, Nebenhöhlen-Entzündungen oder chronische Bronchitis ausheilen helfen können, dies ist eine sehr machtvolle und gute Behandlungsmethode - neben der Mobilisierung der Heilkräfte durch die in Kapitel B6 beschriebene Basisregenration. Kurzwellen-Geräte werden jetzt wohl zumeist nur mehr in physikalischen Instituten zu finden sein.

In dem Kapitel „Entzündungen“ bleibt noch zu erwähnen, dass man vor allem im Volksmund sehr viel als Entzündung bezeichnet, was in Wahrheit keine ist.

Zum Beispiel kann es sich um eine Auto-Immun-Erkrankung handeln, wo sich tatsächlich eine Entzündung abspielt, aber das ist in heilkundlichem Sinne keine Entzündung sondern ein Geschehen, wo das eigene Immunsystem körpereigenes Gewebe attackiert.

Das sieht aus wie eine Entzündung, fällt aber nicht in dieses Kapitel, weil die Krankheit anders konstruiert ist. Hier wird „Entzündung" als das einfache und korrekte („gesunde") Auseinandersetzen des Organismus mit „Feinden" wie Bakterien oder Viren verstanden und nicht als Erscheinungsform im Rahmen anders gearteter Krankheiten.

Fasten

Fasten ist ein wichtiger Faktor bei der Erhaltung der Gesundheit, vor allem einmal deswegen, weil es einen wertvollen Kontrapunkt gegen die heute so deutliche Überernährung darstellt: Durch Fasten kann man all die Schlacken ausscheiden, die man die übrige Zeit angesammelt hat. Außerdem reguliert man durch das Fasten – ohne weitere Behandlung – den Darm, seine Zotten und die Bakterienflora in nicht unerheblichem Ausmaß, und es reguliert den Stoffwechsel in Richtung Erholung und Gesundheit. Es ist auch antientzündlich! Jeder, der einmal gefastet hat, hat die Erfahrung machen dürfen, dass es einem nach einigen Tagen sehr viel besser geht; dies ist auf die Gehirnnahrung „Ketone" zurückzuführen, welche durch den Fettabbau in den Kreislauf gelangen und den (nicht zugeführten) Blutzucker ersetzen. Fasten hebt den Gesundheitszustand eines Organismus erheblich an!

Fasten ist auch bei Krebs sowohl eine Therapie als auch eine Vorbeugung. In unseren Breiten ist die Breuss-Kur noch bekannt, wo empfohlen wird, 6 Wochen zu fasten. Ich habe einige Leute damit gesund werden gesehen, aber auch welche, die es nicht geschafft haben, weil sie natürlich nicht lange genug fasten konnten, um den Krebs ganz weg zu machen (sechs Wochen hätten nicht genügt).

Krebse haben auch unterschiedliche Beschaffenheit, was ihre Nahrung betrifft, sodass man nicht alle Krebse durch Fasten weg bekommen kann. Bitte lesen Sie im Kapitel „Krebs und Ernährung" mehr darüber.

Was die Vorbeugung anbelangt, kann Krebs (wie die meisten anderen Krankheiten) unterschiedliche Ursachen haben. Man muss also die unterschiedlichen möglichen Ursachen meiden, um gegen Krebs gewappnet zu sein. Dies schließt Strahlung, Gifte, Medikamente, Rauchen und vieles andere ein, aber eben auch die Ernährung, speziell in der heutigen Zeit der Überernährung an minderwertiger Nahrung. Daher ist eine gute Ernährung zusammen mit periodischem Fasten eine sehr gute Vorbeugung vor Krebs.

Beim Fasten wird zumeist empfohlen, Bittersalz einzunehmen, um eine Verstopfung zu vermeiden. Ich empfehle da viel eher das Holisan Colosan POWDER aus den USA oder die Kapseln, die im Internet erhältlich sind. Man muss individuell so viel nehmen, dass man gut Stuhl generiert.

Fibromyalgie

Lange Zeit liefen die armen Patienten (meist Frauen) mit Ihren Schmerzen von Arzt zu Arzt und wurden als psychisch krank abgestempelt, weil es diese Krankheit nicht gab. Als es sie dann „gab", wurde sie als Krankheit anerkannt, aber weil man immer noch nichts darüber wußte, bekamen die Patienten wieder hauptsächlich Psychopharmaka. Diese halfen zu einem gewissen Grad, weil sie ja die Fähigkeit herabsetzen, mentale Bilder anzusehen, welche bei diesen Patienten ja hauptsächlich die Schmerzen enthielten.

Ich meine, dass diese Krankheit nicht selten in die Kategorie der versteckten Infektionen fällt; ich meine, dass es ein Virus ist oder mehrere Viren. Da jede Krankheit unterschiedliche Ursachen haben kann, ist es auch möglich, dass andere Ursachen im Spiel sind.

Ausgelöst wird die Krankheit oft durch einen Schock irgendeiner Art, aber ich meine, dass ein Virus bereits geschlummert hat, und die Krankheit (Kampf gegen den Virus) hat da dann begonnen. Auch dass sich die Krankheit verschlechtert und wieder nachläßt, spricht dafür.

Ich habe nicht oft Gelegenheit gehabt, mich mit dieser Krankheit zu beschäftigen, aber soweit ich Erfahrungen machen konnte, hilft es, eine konsequente Basisregeneration zu machen, wobei der Schwerpunkt auf das Weglassen von Zucker und Kohlenhydraten liegt. Man muss auch dem Darm seine Aufmerksamkeit schenken, weil die Verhältnisse im Darm sehr wichtig für die Gesundheit und für das Wiedererlangen der Gesundheit sind, und man muss mit diesen Maßnahmen leider konsequent sein und längere Zeit durchhalten. Nach meiner Erfahrung sind die betroffenen Personen ebenfalls Zucker-Esser, und es kann sein, dass dies das gute Milieu für den Virus geschaffen hat, sodass dieser sich bereits eingenistet hatte, bevor die Krankheit ausgelöst wurde. Die Behandlung wird dadurch erschwert, dass die meisten betroffenen Personen unter dem Einfluss der schweren Medikamente nicht in der Lage sind, eine konsequente Behandlung an sich selbst durchzuführen. Ich habe oft mit der Ernährungsumstellung zu viel von ihnen verlangt, so dass sie es vorgezogen haben, bei den Medikamenten zu bleiben. Unter dem Einfluss von Psychopharmaka neigt man dazu, apathisch zu sein, und da ist es viel leichter sich behandeln zu lassen als selbst etwas zu tun.

Als mögliche Ursache war auch einmal die Schilddrüse im Spiel. Ich weiß auch, dass die Erkrankung in Norwegen gehäuft vorkommt, so dass ein Virus ebenfalls nahliegend ist (endemische Erkrankung). Ich habe leider nie H2O2 oder insbesondere Chlordioxyd probiert, denn dann wäre meine Virus-Theorie auf dem Prüfstand gestanden. Aber meine Erfahrungen liegen längere Zeit zurück. Einen Versuch mit Chlordioxyd ist es wert.

Mein Rat ist es ansonsten, einfach die Prinzipien in diesem Buch zu befolgen, das Milieu im Organismus strikt zum Positiven zu verändern, also die Gesundheit zu fördern (anstatt Krankheit zu behandeln), Vitamine, Kalzium und Magnesium zu nehmen, auf jeden Fall genügend Vitamin C zuzuführen, eventuell als Infusionen. Zucker ist ganz sicher kontraproduktiv, zumeist auch alle möglichen Kohlenhydrate, so dass man sich sehr umstellen muss. Ob die heftigen Eigenblut-Injektionen mit Ozon bei jedem Fall geeignet sind, bezweifle ich, bitte seien Sie vorsichtig, es kann sein, dass sie zu stark sind. Auch wird man Geduld benötigen, weil die Veränderung des gesamten Milieus im Körper einige Zeit dauert und Rückschläge verständlich sind; auch ein Virus wehrt sich...

Ich weiß von einem Arzt in den USA, der diese Erkrankung angeblich erfolgreich mit IPT und Virostatika behandelt hat; auch das spricht für meine Theorie. Ich selbst habe das nie gemacht, obwohl ich die IPT sehr gut beherrscht habe, aber die Virostatika waren so teuer, und die Kasse hat sie nicht bezahlt, so dass ich es nie versucht habe. Vielleicht greift jetzt diese Methode jemand auf, wo diese Medikamente deutlich billiger geworden sind. Aber der Versuch mit Chlordioxyd, 6 – 8 x täglich einen Milliliter in einem achtel Liter Wasser, wäre wesentlich billiger.

Die Krankheit wird oft mit CMF (chronische Müdigkeits-Syndrom) in Zusammenhang gebracht bzw. in einen Topf geworfen, vielleicht mit Recht. Möglicherweise ist CMF dann nur eine leicht veränderte Spielart des gleichen Virus. Dann gilt das oben Gesagte auch dort.

Fieber

Wie schon gesagt, ist Fieber ein sehr wertvoller Abwehrmechanismus des Körpers. Es entwickelt ein Milieu, in welchem Viren vernichtet werden und Bakterien besser bekämpft werden können. Man sollte das Fieber nicht unterdrücken, weil es zur Heilung dazu gehört und ein Mittel dafür ist. Man kann es sogar fördern, indem man sich einwickelt und so die Temperatur steigern kann.

Kinder fiebern sehr hoch, so dass man manchmal bremsend eingreifen muss, um Krämpfen oder Bewusstlosigkeit vorzubeugen (Wadenwickel).

Wenn man Fieber hat, so sollte zunächst die Quelle der Entzündung gefunden werden. Ist es eine allgemeine Infektion („Grippe"), gelten die obigen Maßnahmen (Kapitel „Infekte"). Die Heilkraft des Fiebers kann auch therapeutisch genutzt werden, indem man den Körper mit Geräten aufheizt (Hyperthermie), was aber nicht ganz das selbe ist wie mit einer Impfung durch Bakterien-Toxine („aktive Fiebertherapie"). Bei rheumatischen Erkrankungen ist nach meiner Meinung ersteres besser geeignet, für die Behandlung von Krebs letzteres.

Um die Wirkung des Fiebers zu verbessern, kann man mit großem Gewinn DCA (Desoxy-Cholsäure) geben, 100 mg alle zwei Stunden (bei Kindern kleinere Einzeldosis). Der Wirkmechanismus ist der, dass das Fieber nicht so hoch gehen muss, um die gleiche Wirkung zu erzielen. Die Entzündung wird mit dieser Hilfe viel schneller beendet, so dass das Fieber viel früher aufhören kann. Es ist eine natürliche Substanz, die von den richtigen Darmbakterien erzeugt wird; sie kann aus Apotheken bezogen werden, ist aber wegen der geringen Nachfrage zumeist nicht lagernd[103].

Furunkel, Abszesse

Das sind bakterielle Herde, wobei die eitrige Einschmelzung nicht gut ablaufen kann. Eigentlich wäre das kein Thema für dieses Buch, wenn es da nicht zwei Blickpunkte gäbe, die ich beitragen kann. Zum einen kann man das außer den üblichen Methoden (chirurgisch aufschneiden oder Zugsalben) sehr erfolgreich mit Kurzwelle

---

103 Buch: DCA – Die Überlebensformel; Bohuslav Vlcek; Edition Tomek. Falls Sie es in der Apotheke bestellen, bitte darauf achten, dass sie nicht die Abkürzung verlangen, sondern „Desoxycholsäure"!

behandeln. Sobald sie entstehen oder auch wenn sie schon weiter ausgebildet sind, heilen sie viel schneller ab.

Der zweite Umstand: Manche Menschen leiden viel darunter, nämlich an immer wiederkehrenden Eiterungen. In diesen Fällen muss man einen Herd suchen, von welchem aus immer wieder Streuungen ausgehen können (meist ist es das Bakterium „Staphylokokkus aureus"), oder man kann ihn im Darm vermuten: Kapitel B3, speziell wenn es kleine Eiterungen sind, die immer wieder auftreten, im Sinne von falscher Akne. Als Faustregel gilt: So wie der Darm beisammen ist, so ist auch die Haut beisammen... Wenn man nichts findet: Immer wieder Kurzwelle!

Gastritis

„Gastritis" bedeutet Magenentzündung. Das sagt zunächst nichts über die Ursachen aus, nur dass der Magen entzündet sei. Meist hat man Sodbrennen als Symptom.

Im Normalfall hat man es mit dem Essen so lange übertrieben, bis die Unordnung so weit fortgeschritten ist, dass der Magen weh tut, man Säure aufstößt, etc. Oft beschuldigt man das Bakterium „Helicobakter", und tatsächlich wird der Zustand besser, nachdem das Bakterium mittels Antibiotika vernichtet ist. Wenn man das nicht möchte, hilft oft auch Heilerde oder auch Chlordioxyd nach Kalcker, oder beides zusammen. Dennoch ist nicht das Bakterium schuld, sondern der Esser, welcher das Milieu geschaffen hat, wo dann auch das Bakterium ebenfalls gerne lebt. Man kann also das Bakterium töten oder das Milieu wechseln, am besten beides.

Man muss verstehen, dass der Magen alleine nicht existiert, aber er revoltiert am ehesten. Es ist zu beobachten, dass man den Darm verschlechtert und verschlechtert, bis der Magen revoltiert. Also verbessert man das Darmmilieu, so dass sich der Magen wieder beruhigt und heilt. Das funktioniert[104]! Jedenfalls wäre es kurzsichtig, zu sagen, man habe eine Gastritis, diese dann mit Medikamenten behandeln zu lassen, ohne darüber nachzudenken, ob man mit der Ernährung etwas falsch macht. Wenn der Magen revoltiert, hat man ziemlich sicher etwas falsch gemacht! – Also finden Sie es besser heraus! Trennkost ist immer ein guter Anfang.

Nicht selten genügt es einfach, den Zucker wegzulassen, auch Kaffee; speziell bei jüngeren Leuten ist das so. Bei etwas älteren Menschen wird es oft notwendig sein, zusätzlich die Kohlenhydrate einzuschränken, den Weizen und das Getreide zu streichen. Und Hay´sche Trennkost.

Aber selbstverständlich kann eine Gastritis auch andere Ursachen haben, wie Medikamente, oder sie kann seelischen Ursprungs sein, was die Patienten selber meist am besten wissen. Auch wenn man Verstopfung hat, kann der Magen revoltieren, einfach weil es einen Rückstau gibt; siehe dort. Das Problem ist meistens nicht groß (wenn auch unangenehm), daher braucht man nicht viele Worte machen, zumal wir schon vieles öfter abgehandelt haben. Aber es ist lästig und man muss als Patient schauen, was man nicht verträgt, oder was man ändern sollte.

Gelenkserkrankungen

Es gibt zahlreiche Gelenke im Körper, die allesamt Schaden erleiden können. In der Medizin macht man den Unterschied, ob ein Gelenk „abgenützt" ist, oder ob es entzündet ist. Im Falle der „Abnützung" heißt es Arthrose, im Falle von Entzündung Arthritis. Die Endung „-ose" steht recht unspezifisch für „Erkrankung", die Endung „-itis" immer für Entzündung. Man sollte jedoch wissen, dass auch Arthrosen durch die ständige Reizung in der Folge leichte Entzündungen in sich tragen.

---

104 Beginnen Sie mit Hay´scher Trennkost, ansonsten weiter mit Kapitel B2 und B3.

Arthrosen

Bei den Arthrosen ist zu sagen, dass sie vorwiegend nicht durch „Abnützung" entstehen, wie es der Volksmund nahelegt, sondern eher durch zu wenig Gebrauch des Gelenks, wenn nicht vorangegangene Verletzungen vorliegen. Degeneration von Gelenken werden jedoch auch durch Ernährungsfehler begünstigt. Ich habe das Wort „Abnützung" am Anfang deswegen unter Anführungszeichen gesetzt, weil die Ursache eigentlich eher im Gegenteil liegt als in tatsächlicher Abnützung.

Gelenke dienen dem Organismus aber auch als Schock-Absorber, um das Gehirn zu schützen: Wenn man sich z. B. unten am Schienbein anschlägt, so wird der Schock nicht ungebremst an den Kopf weitergeleitet, wie man es sich etwa an einem Eisenrohr vorstellen könnte; dort ist klar, dass die gleiche Energie am anderen Ende ankommt, die bei einem Schlag an dem einen Ende entsteht. Schaltet man beim Eisenrohr einige Gummigelenke dazwischen, würde das den Schlag abdämpfen, so dass er fast gar nicht mehr weitergeleitet wird. So funktioniert das auch im Körper. Um Schaden am Zentrum (Gehirn) zu verhindern, dienen die Gelenke als Schock-Absorber. Das ist natürlich eine lebenswichtige Einrichtung, deren Nachteil allerdings dann darin liegt, dass die dazwischen liegenden Gelenke schrittweise daran leiden, indem die absorbierte Energie dort quasi gespeichert wird und sich in Summe dann als Arthrose niederschlagen kann. Im Sport behebt man das so gut wie möglich, indem man Massagen und derartige Behandlungen durchführt, wobei ich davon ausgehe, dass man nicht wirklich weiß, warum das eine Abhilfe ist: Sie ist es auch nur dann, wenn der Patient oder der Sportler die Hand des Behandlers mit seiner eigenen Aufmerksamkeit mitverfolgt und die gespeicherte Energie dadurch auf geistige Weise entlädt. Wenn er sich dabei unterhalten oder an andere Dinge denken würde, würde es nicht so gut funktionieren. So ist auch einzuordnen, dass Katzen ihre Wunden schlecken: Sie kümmern sich um das verletzte Glied oder das verletzte Gebiet. Man kann daraus lernen, dass ein Körperteil umso eher heilt, je besser sich der Patient darum kümmert, je mehr es sozusagen „liebt"; er kann dies tun, indem er darüber streicht, es knetet oder andere Dinge tut, die einem Wohlbefinden an dem Ort liefert. In Abwesenheit der Aufmerksamkeit und der Zuneigung des Patienten neigt ein Körperteil dazu, nicht zu heilen. Daraus kann man durchaus schließen, dass es nicht sinnvoll ist, wenn ein Patient sich sozusagen von seinem Körperteil trennt, sich ins Spital legt oder diesen dem Arzt quasi übergibt, damit er, also jemand anderer, die Heilung an ihm vollbringen soll. Die Heilfähigkeit ist auch zu einem großen Teil eine geistige Angelegenheit, die die Person ihrem Körper in beschriebener Weise gegenüber ausüben kann und sollte.

Körperliche Behandlungen von Arthrosen gibt es zur Genüge, da werde ich hier keine Auflistung liefern müssen. Aber abgesehen von den üblichen Möglichkeiten sollen Frischzellen oder Stammzellen genannt werden, damit sie nicht vergessen werden. Auch die Behandlung mit Injektionen von aus dem Blut gewonnenem „PRP" - Platelet Rich Plasma. Das findet man sicher im Internet.

Dass Zucker verboten ist, auch um Gelenke vor Verweichlichung zu bewahren, ist eigentlich bereits unnötig zu erwähnen; er trägt zur Verweichlichung bei. So dient die Basisregeneration auch zur Verbesserung von arthrotischen Gelenken bzw. zu deren Gesunderhaltung. Dies wäre sozusagen die Akutbehandlung; auf längere Sicht wird man überhaupt Kohlenhydrate und Getreide, vor allem Weizen einschränken müssen.

Auch möchte ich auf die Möglichkeit einer Kurzwellen-Behandlung verweisen, die man in physikalischen Instituten bekommt. Oft sind bei älteren Menschen die Sprunggelenke und Fußgelenke betroffen, was das Gehen erschwert. Platt- und Senkfüße spielen eine Rolle, weil die Gelenke da nicht mehr die korrekte Stellung haben. Zusammen mit Einlagen helfen Eigenblut-Injektionen mit homöopathischen Mitteln (Zeel, Traumeel) und die erwähnte Kurzwelle.

Heberden[105] – Arthrose

Das ist eine Gelenks-Erkrankung der distalen[106] Fingergelenke. Nicht wenige Leute leiden darunter, weshalb ich es extra erwähne. Aber natürlich fallen sie unter „Arthrose“, siehe dort.

Kurz gesagt, kann man auch dieses Leiden erfolgreich behandeln, indem man die Kohlenhydrate aus der Nahrung streicht und reichlich Omega-3 Fettsäuren zuführt. Gemäß dem Kapitel über Ernährung funktioniert dies jedoch nicht immer, und wenn, dann dauert es leider lange. Wenn die Heberden Arthrosen nicht besonders schmerzhaft sind, so ist sicherlich zu erwägen, es dabei zu belassen, als dass man so lange und einschneidende Maßnahmen auf sich nimmt, speziell wenn ein Erfolg nicht garantiert ist.

Ich weiß, dass es ein Gerät gab, welches nur zur Behandlung der Heberden´schen Arthrosen gebaut war, man hat dabei mit Weizenkörnern auf die Hände geschossen, ich habe es aber nicht mehr auf dem Markt gefunden.

Die Basisregeneration mit den Eigenblut-Injektionen mit Ozon hilft ein wenig. Wasserstoff-Superoxyd-Salbe, 5 bis 10 Prozentig hilft auch ein wenig (von Apotheker machen lassen, Finger ein paar Sekunden eintauchen). Es handelt sich ja um Entzündungen, die hier ans Tageslicht treten, aber man muss davon ausgehen, dass der gesamte Organismus im Stillen darunter leidet, daher kann eine ausgiebige Darmsanierung eine Ausheilung bringen und – als Nebenwirkung - die allgemeine Gesundheit verbessern. Ich muss allerdings zugeben, dass dies viel Aufwand wegen eines „kleineren Problems“ bedeutet, und es ist zu bezweifeln, dass man sich das alles antut...

---

105 William Heberden, engl. Arzt

106 Distal bedeutet „am weitesten weg“, also betrifft es die letzten Fingergelenke, jene die am weitesten weg vom Zentrum des Körpers sind.

Arthritis

Eine Arthritis ist also eine entzündliche Gelenkserkrankung. Es kann sich natürlich auch ein arthrotisches Gelenk in zweiter Linie entzünden, so dass sich die beiden Begriffe durchmischen können. Die Unterscheidung hat jedoch insofern einen tieferen Sinn, als es um die Ursachen geht, zunächst einmal indem man sich fragen muss, was zuerst da war. Bei einer ursprünglichen Gelenksentzündung besteht immer der Verdacht auf versteckte Vorgänge im Körper, wie etwa versteckte Infektionen oder eine überanstrengte Abwehr, welche zu viele oder die falschen Antikörper entwickelt und losgeschickt hat (Auto-Immun), so wie es insbesondere dann zu vermuten ist, wenn mehrere Gelenke betroffen sind. Das nennt man dann „Polyarthritis“; „poly“ steht für „mehrere“, Arthritis für Entzündung von Gelenken. Das Wort ist also wie sonst auch keine Diagnose sondern eine Beschreibung, nämlich dass mehrere oder viele Gelenke entzündet sind. Wenn man das ausheilen und somit die dahinter steckenden Dinge behandeln möchte, so gehen Sie bitte zum besseren Verständnis durch die Kapitel A8 (wo darauf verwiesen wird, dass viele verschiedene Dinge als Ursachen möglich sind), durch das Kapitel „Allergien“ und „Auto-Immun-Erkrankungen“, wo der Mechanismus erklärt wird, zu dem auch diese Art von Rheuma zählt, sowie die Kapitel um die Ernährung und den Darm, also die Kapitel B2 bis B4.

Die Ausheilung einer Polyarthritis im Erwachsenenalter ist nicht leicht, braucht gutes Verstehen, Ausdauer und Entschlossenheit von Seiten der betroffenen Person. Sie wird durch vorangegangene Behandlungen erschwert, welche meistens das Immunsystem stark unterdrücken (Impfungen, Kortison, Methotrexat, etc.).

Es kann also keine allgemeingültige Therapie genannt werden, weil mehrere Ursachen möglich sind. Dennoch kann es gelingen, auch solche Erkrankungen mittels langdauernder Ernährungsumstellung und Pflege des Darmes zu heilen.

Mitunter liegt jedoch nicht die ganze Verantwortung in den Händen des Patienten, weil auch versteckte Infektionen oder andere Dinge dahinter stecken können. Man darf nicht glauben, dass Infekte mit dem Gebrauch von Antibiotika ausgemerzt oder selten geworden sind! Vielmehr sind AKUTE Infekte besser beherrschbar geworden, aber – wie schon oft ausgeführt – entgehen der heutigen Medizin, die vor allem auf akute Krankheiten achtet, viele chronische Dinge. Wenn also jemand zum Beispiel durch eine schleichende Infektion oder Impfungen über längere Zeit halbgesund ist, so mag das einen heutigen Arzt gar nicht interessieren.

Aber genau durch diese versteckten Ursachen wird das Immunsystem extrem gestresst. Es wird mit der Krankheit nicht fertig, weil die Abwehr sowieso nicht in bester Verfassung ist und weil sie chronisch festsitzende Infektionen nicht ausmerzen sondern nur in Schach halten kann. So arbeitet sie quasi immer verzweifelter an der vermeintlichen Heilung. Dabei produziert sie Antikörper und Antikörper und Antikörper..., bis auch welche gegen körpereigenes Material erzeugt werden. Dann hat man den Salat[107]. Diese Prozesse wieder rückgängig zu machen, ist schwierig und erfordert – neben der beschriebenen Ausdauer und dem persönlichen Einsatz des Patienten – auch eine Behandlung der versteckten Infektion von Seiten des Arztes! Als Anhaltspunkt gebe ich hier, dass eine versteckte Infektion durch Bakterien mittels IPT („Insulin Potenzierte Therapie") mit Antibiotika behandelt werden kann. Wenn sich nämlich Bakterien in den Zellen verstecken, so können sie mittels normalen Gaben von Antibiotika nicht erreicht werden, die man ja nur in die Blutbahn bringt. Das Insulin jedoch öffnet die Zellen, so dass die Antibiotika dann auch dort hinein gelangen und die Bakterien dort ausmerzen können. Dies haben wir z. B. bei chronischer Borreliose erreicht.

Wenn der versteckten Entzündung Viren zugrunde liegen, sollte man Infusionen mit reichlich Vitamin C machen, sowie eine Reihe

---

107 Siehe auch Kapitel „Auto-Immun-Erkrankungen"

von Eigenblut-Injektionen oder derartige Maßnahmen; vielleicht helfen in Zukunft auch Virostatika[108] oder Infusionen mit H2O2, worauf eine Berliner Ärztin spezialisiert ist. Oder Chlordioxyd nach Andreas Kalcker. Normalerweise heilen Virus-Infektionen jedoch aus, wenn die Abwehr in Ordnung ist. Daher ist in diesen Fällen eher an Impfungen oder Bakterien zu denken.

Es wird auch nötig sein, nach Zahn-Herden oder chronischen Nebenhöhlen-Entzündungen usw. zu fahnden, welche bakterieller Natur sind, oder – wie immer - die Infektionsherde im Darm zu vermuten, wo man sie mit Sauerkraut und Flohsamenschalen etc. langsam ausputzen kann.

Nicht selten und zu keinem geringen Ausmaß können Schwermetalle an chronischen Gelenksentzündungen beteiligt sein, speziell wenn mehrere oder viele Gelenke betroffen sind. Schwermetall-Entgiftung mit EDTA und DMPS oder DMSA helfen langsam oder rasch. Es gibt auch eine Kombination von DMSA und EDTA in einer Spritze, welche sehr oft speziell entzündliche Arthrosen sofort, aber auch chronische Polyarthritis langsam verbessern kann.

Gicht

Gelenksbeschwerden kann auch eine erhöhte Harnsäure zugrunde liegen, die sich dann an Gelenken ablagert. Das kann leicht diagnostiziert werden, indem man die Harnsäure im Blut misst. Schulmedizinisch wird das mit einem Medikament behandelt, welche die Produktion der Harnsäure aus dem konsumierten tierischen Eiweiß zum Großteil verhindert.

Das kann man natürlich einnehmen, aber man sollte dennoch verstehen, dass die erhöhte Harnsäure im Blut ein Zeichen ist, dass man nicht die passende Ernährung für seinen Organismus gewählt hat. Wenn man den Konsum von tierischem Eiweiß und von Kaffee

---

108 Medikamente, welche das Wachstum und die Wirkung von Viren bekämpfen.

drastisch reduziert, sollte man wieder ohne Beschwerden und ohne Medikamente auskommen.

Hier sei erwähnt, dass es natürlich auch andere Ablagerungen gibt, welche zu chronischem Reiz um die Gelenke führt. Entgiftung als naturmedizinische Therapie (z.B. fasten) und eine Lymphdrainage-Massage helfen da sehr gut. Auch bei jeder Art von Arthrose kann man letzteres versuchen.

Generell gesagt, spielt in vielen Fällen die Ernährung eine bedeutende Rolle, sei es, dass es sich um Arthrosen, Arthritiden oder um Ablagerungskrankheiten handelt. Das hilft nicht immer durchschlagend, aber es ermöglicht dem Patienten, sein Geschick in die eigenen Hände zu nehmen und nicht nur von der Kunst der Ärzte abhängig zu sein!

Geschwür des Unterschenkels (ulcus cruris)

Ein Geschwür ist ein fehlendes Gewebe. Viele Menschen verwechseln Geschwür und Geschwulst, welche ein Mehr an Gewebe darstellt. Daher ist das Geschwür im Unterschenkel ein „offenes Bein", es fehlt also die Haut.

Die vordere Außenseite des Unterschenkels ist ein Stück, welches arm an kleinen Blutgefäßen ist, also neigt genau diese Gegend dazu, zur Wunde zu werden, wenn die Durchblutung noch einmal nachlässt.

Die Durchblutung wird schlecht, wenn die Arterien verstopft werden, wie bei der allgemeinen Verkalkung oder der Verkalkung in den Bein-Arterien. Weil die Gegend schlecht durchblutet wird, heilt sie auch schlecht, sollte man sich angeschlagen haben und die Stelle wund werden.

Zuckerkrankheit (Diabetes Mellitus) ist für jede schlecht heilende Wunde mitverantwortlich.

Auch durch Durchblutungsstörungen der Venen kann es dort ein Geschwür geben, also wäre das dann ein venöses Geschwür, was meist als Folge unbehandelter Krampfadern entsteht. In dem Fall müssen die Krampfadern behandelt werden, siehe dort.

Es kann auch einen Lymphstau geben, und speziell wenn man übergewichtig ist und sich wenig bewegt, kommt es dann zu Geschwüren, auch wenn jetzt nicht unbedingt schwere arterielle oder venöse Durchblutungsstörungen vorherrschen, sondern durch das Gesamtpaket mit Lymphstau und schlechter Heilfähigkeit.

Wenn verstopfte Arterien schuld sind, dann muss man entsprechend vorgehen (siehe Verkalkung, Chelat-Therapie). Wenn es an den Venen liegt (Krampfadern), die das Abfließen nicht mehr ordnungsgemäß bewerkstelligen können, dann veröden. Wenn es eher an den Lymphgefäßen liegt, besonders bei überernährten Menschen, die schon lange kaum Bewegung gemacht haben, dann wird man abnehmen, Bewegung und Lymphdrainage machen müssen.

Zuerst muss man jedoch zumeist die Entzündung behandeln, die sich im und um das Geschwür gebildet hat; am besten mit antibiotischen Salben. Auch einen Spray mit 3 prozentigem Wasserstoff-Superoxyd kann man verwenden. Das tötet alle Keime ab! Man bekommt es in der Apotheke, lassen Sie es in eine Sprühflasche abfüllen. Zugleich muss man die oben angedeuteten Behandlungen einleiten, je nach vornehmlicher Ursache.

Ich habe jedes Unterschenkel-Geschwür sehr schnell mit Ozonbegasung weg bekommen. Falls Sie einen Therapeuten in Ihrer Nähe haben, der das kann, so rate ich vor allem anderen zu dieser Methode. Aber es ist nicht sehr verbreitet, dass Ärzte diese Gerätschaft haben, so dass man sich anders behelfen muss.

Fasten ist immer gut, weil es die Entzündung hemmt und die Gegend entstaut!

Grundsätzlich gelten alle natürlichen Verfahren. Verbessern Sie Ihre Gesundheit nachhaltig, wenn Sie das Geschwür abheilen sehen möchten, vom Darm, der Ernährung beginnend, über Vitamine und Nahrungsergänzung zu Eigenblut-Injektionen. Überprüfen Sie, ob Sie nicht zu viele Medikamente nehmen, die „Ihnen schon bei allen Löchern herauskommen". Nehmen Sie den Umstand, dass etwas nicht mehr heilt, als letzten Warnruf des Organismus, dass er wirklich nicht mehr in Ordnung ist, und bringen Sie so viel wie möglich in Ordnung!

Gesundheit

Auch ein nettes Stichwort, nicht wahr? Es sollte natürlich auch nicht fehlen. Wir haben ja bereits ausgeführt, dass Gesundheit nichts Absolutes ist, sondern man befindet sich immer irgendwo zwischen „völliger Gesundheit" und „völliger Krankheit". Ich nehme dieses Stichwort aus einem anderen Grunde hier auf, nämlich weil ich ein weiteres Prinzip nennen möchte, welches ein Therapeut und ein Patient unbedingt wissen sollte, wenn man verbesserte Gesundheit erreichen oder eine Krankheit behandeln möchte:

Es ist wesentlich wertvoller, die Gesundheit zu steigern als eine Krankheit zu behandeln.

Die Frage ist, worauf man seine Hauptaufmerksamkeit legt: Wenn man beispielsweise ein Kind verbessern möchte, so hilft Bestrafung nicht, sondern vielmehr Lob, wenn es etwas gut und richtig macht. Richtet man die Aufmerksamkeit des Kindes auf das Negative, so wird man das Negative bekommen. Richtet man die Aufmerksamkeit auf das Positive, wird man das Positive bekommen. Allein schon deswegen wird die Medizin mehr und mehr Krankheit hervorbringen, weil sie die Aufmerksamkeit auf die Behandlung von Krankheit richtet. Das ist eines dieser grundlegenden Prinzipien des Lebens, das man immer anwenden müsste. Selbst wenn man sich Sorgen macht, dann werden die Dinge nur deswegen nicht besser, weil man sich auf das Negative konzentriert. Deswegen löst es sich nicht, sondern es verdichtet sich.

So gesehen haben also meine Basisregeneration und die Technik, den „grundlegenden Gesundheitszustand“ zu verbessern, damit die aufgepfropften Symptome („Krankheiten“) leichter werden, ihren philosophischen und prinzipiellen Hintergrund.

Gesundheit wird dadurch aufrecht erhalten oder wiedererlangt, indem man die folgenden Bausteine in Ordnung bringt:

Zucker aus der Nahrung eliminieren, Kohlenhydrate einschränken; genügend Wasser trinken; genügend Elektronen und Magnesium bekommen, indem man sehr viel Gemüse, am besten roh (auch grüne Säfte und grüne Smoothies) zuführt; weiters indem man die Darmbakterien pflegt und genügend Sport im aeroben Bereich betreibt (Sauerstoff in alle Organe). Also einfach alles, was im ganzen Abschnitt B behandelt wird.

Man könnte dieses Prinzip sowieso als Heilformel betrachten, denn so einfach ist die Heilkunde. Sie ist prinzipiell so einfach, dass es weh tut und sie daher sicherlich stets von bestimmten Leuten als „unwissenschaftlich“ betrachtet werden wird. So etwas Einfaches und Banales kann nicht wissenschaftlich sein... Sie ist nur deswegen erfolgreich, weil diese Grundsätze sehr wahr und somit sehr wertvoll und von großer Tragweite sind. Allein die Gesundheit zu fördern anstatt sich um die Krankheit zu kümmern, ist so elementar, dass sie alles Bemühen der restlichen Medizin, welche chronische Krankheiten behandelt und behandelt und behandelt (nicht heilt), in ihrer Effektivität völlig blass erscheinen lässt. – Aus diesem Grunde habe ich mich in den vorderen Abschnitten dieses Buches stets bemüht, die Grundsätze als grundsätzlich zu betonen. Denn ein Grundsatz ist viel wahrer und hat viel größere Wirksamkeit als kiloweise angehäuftes Detailwissen, welches vor allem jene armen Menschen mit sich herumschleppen, die in der Schule lauter Einser hatten...!

Wer etwas Grundsätzliches nicht von etwas Unwichtigem unterscheiden kann, wird in Mittelmäßigkeit dahinwurschteln... Das Wichtige ist wichtig, und das Unwichtige ist unwichtig. Für zu viele Menschen ist ein Datum stets gleich wertvoll wie irgend ein anderes; sie können nicht auseinander halten, dass das eine wesentlich wichtiger und wertvoller ist als das andere. Ich weiß die Abhilfe dafür nicht, aber das ist ein schlimmer Zustand.

Getreide

Ähnlich wie Milch ist auch das Getreide nicht wirklich von alters her ein Nahrungsmittel für Menschen. Erst in den letzten 10.000 Jahren hat man Gräser zu Getreide gezüchtet, und nun soll der Organismus tagtäglich damit zurecht kommen? Davon abgesehen, dass unsere getreidelastige zugleich eine kohlenhydratreiche Nahrung ist, werden durch die tägliche Zufuhr von Getreide (vor allem Weizen) Unverträglichkeiten gezüchtet, die unter ungünstigen Umständen auch bei der Entstehung von Auto-Immun-Erkrankungen mitbeteiligt sein können.

Hat man Schwierigkeiten mit dem Darm, so ist neben dem Meiden von Zucker das Meiden von Getreide sehr wahrscheinlich eine wichtige Maßnahme. Über den Umweg des Darmes und des gesamten Stoffwechsels können viele andere Leiden durch Weizen und andere Getreide entstehen und am Laufen gehalten werden.

Getreide ist entwicklungsgeschichtlich beinahe ein Novum und daher auf Dauer und vor allem in diesem Ausmaß keine sehr gut geeignete Energiequelle für den Menschen. Es als Haupt-Energiequelle darzustellen und damit zu handeln, ist nicht korrekt.

Möglicherweise liegt das Problem des Menschen mit Getreide, welches eigentlich erst in den letzten Jahrzehnten aufgetreten ist, daran, dass es in moderneren Zeiten zu immer mehr Züchtungen im Getreide-Anbau gegeben hat.

Ich bin mir derzeit nicht schlüssig, was es damit auf sich hat, denn früher habe ich selbst und bei Patienten mit Erfolg die Ernährung nach Schnitzer und Bruker angewandt, die auf viel Getreide beruht, meist sogar roh. Jetzt profitieren viele Patienten davon, das Getreide strikt wegzulassen, zumindest den Weizen. Wenn schon Kost mit Getreide, dann ersetzt man am besten den Weizen mit Dinkel.

H2O2, Wasserstoff-Peroxyd und Peroxyd-Verbindungen

Wasserstoff-Peroxyd oder auch Wasserstoff-Superoxyd ist eine etwas instabile Verbindung zwischen Wasser (H2O) und einem zusätzlichen Sauerstoff-Atom O. Da dieses Molekül instabil ist, weil der zusätzliche Sauerstoff da eigentlich nicht hingehört, wird dieser rasch abgegeben und reagiert sofort mit anderen Substanzen, mit denen er in Berührung kommt. Um die Lösung möglichst stabil zu halten, ist ein „Stabilisator" dazu gefügt, nämlich Phosphorsäure. Diese ist allerdings ungiftig und in zahlreichen Nahrungsmitteln beigefügt. Ich erwähne es deswegen, weil eine amerikanische Autorin[109] schreibt, dass man das normal erhältliche H2O2 nicht verwenden soll, sondern nur das „food grade", weil es keine Stabilisatoren enthielte. Das stimmt nicht, alle enthalten einen Stabilisator. Das normal erhältliche H2O2 ist „food grade", auch wenn es nicht drauf steht. Denn wenn man keinen Stabilisator drin hätte, würde es sehr rasch zerfallen. Es wird in chemischen Läden in einer Konzentration von etwa 40 Prozent gehandelt. Diese fachliche Information kommt von Dr. Gartz, der viel Forschung und mehrere Bücher darüber geschrieben hat.

Wegen des reaktionsbereiten Sauerstoffs ist es ein hervorragendes Desinfektionsmittel, zerstört also sofort Bakterien und Viren. In dieser Funktion kann das H2O2 (in einer 3 %igen Lösung) zum Desinfizieren von Oberflächen und vor allem von Wunden benützt

---

109 „The One Minute Cure", beschreibt, wie man mit Wasserstoffperoxyd in nur einer Minute pro Tag zahlreiche Krankheiten heilen kann.

werden. Wenn man es auf eine Wunde sprüht, schäumt es, weil es mit den roten Blutkörperchen reagiert.

Es gibt nichts Besseres, denn zusätzlich zum Desinfizieren provoziert das H2O2 das Herbeieilen von weißen Blutkörperchen, damit möglichst rasche Heilung herbeigeführt werden kann. Es wird leider immer weniger verwendet, weil natürlich den künstlichen Produkten der Pharma-Industrie der Vorzug gegeben wird, weil sie teurer sind. Aber eine Wunde soll gereinigt und mit H2O2 besprüht werden.

Das Wasserstoff-Peroxyd ist seit langem bekannt. Es wurden auch zahlreiche Forschungen damit und mit anderen Peroxyden in den USA, Frankreich, Deutschland und Japan gemacht, was es als Heilmittel betrifft. Es wurden im Krebsforschungszentrum in Reims (Frankreich) in den 50er Jahren alle möglichen Krebsarten mit speziellen Peroxyd-Verbindungen erfolgreich behandelt und geheilt. Dies wurde damals in diversen Kongressen vorgestellt.

Als die Forscher in Pension gegangen sind, ist es allerdings in Vergessenheit geraten, weil ja niemand aus einem nicht patentierbaren Mittel Profit schlagen konnte. Jetzt ist es verboten, diese damals verwendete Substanz herzustellen, weil sie in trockener Form leicht entzündbar ist und von Terroristen als Initialsprengstoff benützt wird. Außerdem „braucht man so etwas ja nicht", weil wir ja jetzt die Chemotherapie haben... Allerdings wird berichtet, dass bei Verwendung dieser Substanz neben Krebsheilungen ein verbesserter Allgemeinzustand als Nebenwirkung zu bemerken war.

Es bleibt also dem einzelnen Arzt überlassen, aus diesem Wissen heraus Menschen zu behandeln, solange er das noch darf. Auch bleibt es dem Patienten überlassen, seine Geschicke selbst in die Hand zu nehmen und nachzumachen, was ehemalige Patienten gemacht haben, auch um ihren Krebs zu heilen (Youtube).

Was andere Krankheiten als den Krebs anbelangt, so kann man sicherlich versteckte Infektionen behandeln oder Virusinfektionen, die anders nicht behandelt werden können.

Es sollte in jedem Haushalt ein Fläschchen 3%iges H2O2 in einem Sprühfläschchen aus der Apotheke bereitstehen. In Plastik-Fläschchen hält es länger als in Glasflaschen. Man sollte jede Wunde damit behandeln, aber man kann es sich auch in den Mund sprühen, wenn man eine Infektion im Anflug spürt. Wenn man eine chronische Infektion in den Bronchien hat, was durch Antibiotika nicht mehr weg zu bekommen ist, so kann man sich einen Inhalator/Vernebler kaufen, 2 Milliliter 3 %iges H2O2 einfüllen und ein paar Male im Tag ein paar Atemzüge damit machen[110].

Man kann – im Gegensatz zu diversen Warnungen – problemlos Infusionen damit machen: 250 Milliliter NaCl-Lösung und 4 Milliliter 3%iges H2O2 hineingeben, innerhalb 90 Minuten verabreichen. Das mag für manche Infekte nicht genügen, weil es zu gering dosiert ist; höher konzentrieren sollte man jedoch angeblich vorsichtshalber nicht.

Mein südafrikanischer Freund allerdings berichtet, dass er einen ganzen Milliliter 40 prozentiges H2O2 in 500 ml Glucose Lösung verabreicht hat, um Corona-Patienten innerhalb von 4 Tagen in spektakulärer Weise zu heilen. Man soll es langsam infundieren, obwohl das die Ärzte 1919 bei der Spanischen Grippe relativ rasch Injiziert haben. Es vernichtet alle Viren; drei solche Infusionen an aufeinander folgenden Tagen heilt auch schwerste Virus-Infektionen aus. Leider hat man es zu den Corona-Zeiten nicht verwendet, um Menschen zu retten. Man ließ sie lieber sterben, obwohl es im Jahre 1919 zur erfolgreichen Behandlung der „Spanischen Grippe" verwendet und dies sogar in „The Lancet" beschrieben wurde, also eigentlich bekannt war und ist. Aber das Ziel war bei Corona die

---

110 Mein Freund in Südafrika hat das bei Corona-Infektionen SEHR erfolgreich angewandt, denn diese Infektion spielt sich besonders in der Lunge ab!

Zwangsimpfung mit einem gefährlichen Impfstoff, der sonst niemals genehmigt worden wäre.

Die hauptsächlichen Behandlungsmöglichkeiten liegen daher derzeit in der äußerlichen Behandlung, etwa von Hautkrankheiten: Akne, Psoriasis, Hautinfektionen, Hautkrebs. Dazu wurden organische Verbindungen von Peroxyden verwendet oder Salben mit bis zu 10%igem H2O2. Mit letzterem kann man angeblich auch Durchblutungs-Störungen in den Beinen erfolgreich behandeln, womit man auch Amputationen von Zehen, Füßen oder Beinen vermeiden kann (zusammen mit anderen Maßnahmen, die ich an anderen Stellen erwähnt habe, vor allem durch die Chelat-Therapie).

Bei bronchialen Infektionen durch Viren (Corona) sind Inhalationen mit einem Zerstäuber sehr ratsam!

Für genauere Rezepturen empfehle ich das Buch: „H2O2 Behandlungsmöglichkeiten und Heilerfolge" von Dr. Gartz.

Haarausfall

Bei Männern ist der Haarausfall meist soweit hormonell mitbedingt, dass die folgenden Maßnahmen nicht gut funktionieren.

Frauen neigen viel eher dazu, ausgebrannt zu sein, weil sie Monatsblutungen und Geburten haben, Babys stillen und sich sonst auch viel mehr aufopfern. Dadurch kommen sie viel eher in eine Situation des Ausgelaugtseins, selbst wenn sie es nicht merken und quasi automatisch stets auf Trab sind. Aber ohne eine gesunde Nahrung und ohne zusätzliche Vitamine und Mineralien endet man dort, wo dann aus einer Kombination von Stress und Mängeln sogar die Haare ausfallen können.

Durch eine Basisregeneration verbessert sich der Allgemeinzustand rasch (1 – 2 Wochen), der Haarausfall deutlich langsamer (4 – 6 Wochen). Zusätzlich sollte man durchblutungsfördernde ätherische Öle auf die Kopfhaut auftragen (etwa Biosthetik-Produkte) und die

Kopfhaut massieren. Jedenfalls sind Mineralien notwendig, welche im Meersalz oder Himalaya-Salz enthalten sind.

Da die Kopfhaut auch zur Haut gehört und die Haut widerspiegelt, was im Darm geschieht, ist natürlich auch der Darmgesundheit (B3) entsprechende Aufmerksamkeit zu widmen.

Auch aus psychischen Gründen können Haare ausfallen.

Hautkrebs

Es gibt drei hauptsächliche krebsige Entartungen der Haut: Das Basaliom, das Plattenepithel-Karzinom (und dessen Vorzeichen) und das Melanom.

Das Basaliom ist der relativ ungefährliche, simple Hautkrebs, der nur selten Metastasen macht und meist leicht operiert werden kann. Da das ohne viel Aufwand erledigt werden kann, ist dies anzuraten. Nur wenn der Krebs etwa am Augenlid auftritt, oder an einem anderen Ort, wo man nicht gut weiträumig operieren kann, könnte man sich nach einer alternativen Therapie umsehen. Ich habe mit einer Vitamin-Creme mit hohem Niacin-Gehalt gute Erfahrungen gemacht, man kann auch das „Alpha-Furyl-Methanal" (Furfurol, Furfural) einnehmen. Auch dürfte es erfolgreich sein, ihn täglich mit einer Jodtinktur zu betupfen, was übrigens auch beim Melanom funktionieren kann, wo es sogar wichtiger wäre, es zu versuchen; jedoch nicht viel reizen, nur beträufeln und gut benetzen, nicht mechanisch zu fest einmassieren. Man kann auch das Kaqun-Gel versuchen, welches den Krebs angeblich nachhaltig mit Sauerstoff bearbeitet.

Jod (äußerlich) und Furfural (einnehmen) kann man also auch beim Melanom einsetzen, speziell deswegen, weil man bei dieser – wesentlich gefährlicheren Krebsart - kaum Chancen auf erfolgreiche Behandlung hat, wenn es nicht gelingt, das Melanom gleich im ersten Schlag weit genug im Gesunden weg zu operieren. – Ich wundere mich immer wieder, warum man dieses gefährliche Ding nicht gleich am Anfang zur Sicherheit weiträumig operiert, wo man doch in den aller meisten Fällen genug Haut hat, um es weit umschneiden und tief genug entfernen zu können. Viel zu oft sehe ich Befunde, nach welchen der Hautarzt zunächst nur wenig entfernt, so dass dann zwei Wochen später „eilig“ weit umfassend nachoperiert werden muss. WENN schon einmal der Verdacht auf ein Melanom besteht, so kann man doch gleich weiträumig operieren! – Bitte achten Sie als Patient wenigstens darauf!

Das Melanom macht leider oft Metastasen, zunächst in den angrenzenden Lymphen und leider auch in entfernten Organen aller Art. Chemotherapie wirkt fast nie, daher sind – speziell im Anfangsstadium, wenn der Verdacht besteht, dass nicht alles entfernt wurde – ungewöhnliche Maßnahmen, wie das erwähnte Furfurol oder elektrische Therapien (Galvanotherapie) in der Nähe des Operationsgebietes und entlang dem Lymphstrang gerechtfertigt. Es gibt jetzt aber neue Medikamente, die anstelle der Chemotherapie verabreicht werden und gut wirken (Hautarzt, Onkologe). Sollte der Hautarzt den Verdacht auf ein Plattenepithel-Karzinom oder eine seiner Vorstufen äußern, so habe ich keinen besseren Rat, als ihn der Hautarzt auf „schulmedizinischer“ Basis geben wird, weil ich keine Erfahrung habe.

Herde

Als „Herde“ werden in der Heilkunde kleine, unscheinbare aber wirkungsvolle Entzündungen oder Reizungen verstanden, wie zum Beispiel Zahnherde, die andere chronische Krankheiten verursachen und unterhalten können. Sie sind natürlich selbst kleine Krankheiten, aber sie werden gerne missachtet, weil sie keine akuten Situationen darstellen bzw. weil man nicht nachweisen kann, dass sie an schwereren Erkrankungen mitbeteiligt sind. Wenn man aber heilen möchte, speziell bei rheumatischen und auto-aggressiven Erkrankungen, so muss man diese Herde aus-merzen.

Wurzelbehandelte Zähne sind immer ein kleinerer oder größerer Herd. Auch nicht geheilte Entzündungen oder stattgehabte Impfungen (eingepflanzte kleine Entzündungen), ohne dass man weiß, wo sie als Herde sitzen, muss man als solche betrachten. Auch der kränkelnde Darm kann als Krankheitsherd angesehen werden, der anderswo Probleme verursacht.

„Herzbeschwerden"

Nicht selten hat man Beschwerden, die man als Herzbeschwerden deuten könnte, oder man hat Angst, dass es solche sind. Das ist oft nicht leicht zu unterscheiden, und daher sollte man für eine korrekte Untersuchung zum Spezialisten gehen. Die typischen Beschwerden sind Kurzatmigkeit bei Anstrengung, Ziehen oder Brennen über der Brust (eher links) und eine Ausstrahlung in den linken Arm. Aber ich muss sagen, dass die Beschwerden sehr unterschiedlich auftreten und sehr variabel sein können, so dass sie von unerfahrenen Ärzten manchmal nicht entsprechend gedeutet werden.

Zur Sicherheit sollte also als erstes das Herz untersucht werden. Wenn dieses jedoch nicht der Grund für die Beschwerden ist, so gibt es einige andere Möglichkeiten:

Zunächst können ähnliche Beschwerden von der Wirbelsäule herrühren. Ein Physiotherapeut, ein Masseur, ein Osteotherapeut („Knackser"[111]) oder ein Osteopath werden in so einem Fall helfen können. Die nächste mögliche Ursache von falschen Herzbeschwerden kann bei Magen oder Darm liegen. Speziell bei übergewichtigen Leuten kann der Magen oder der Darm nach oben drücken und Herzprobleme verursachen oder vortäuschen.

---

111 „Knackser" ist ein Wiener Ausdruck für jemanden, der einen Knacks macht. Ein Knacks ist ein kurzer Laut, so wie wenn man ein Gelenk überdehnt, dann knackt es. Der „Knackser" knackt den Wirbel wieder an die richtige Stelle, so dass die Beschwerden augenblicklich verschwinden.

Allerdings bleiben bei diesen – relativ bekannten – Möglichkeiten noch einige Patienten übrig, bei welchen eine andere, verborgenere Ursache dahinter steckt, nämlich ein Vitaminmangel. In den Kapiteln über Atemnot, Zucker, Vitamine und Ernährung habe ich genügend darüber geschrieben, so dass ich hier nicht gern von vorne beginnen will, alles zu erklären. Es kommt also zu Mängeln, wodurch der Sauerstoff, der zwar eingeatmet wird, jedoch nicht bis zu den Erfolgsorganen, den Mitochondrien der einzelnen Zellen hin gelangt. Bei vielen Organen ist es nicht so wichtig und es fällt vor allem erst viel später auf; aber das Herz muss dauernd arbeiten, und da wirkt sich ein Vitaminmangel ganz ähnlich wie eine echte Durchblutungsstörung aus: Ob nicht genügend Blut ins Organ gelangt, oder ob das Blut nicht genügende Qualität hat – beides macht einen ähnlichen Effekt. Dies wird heute nicht beachtet, so dass Ärzte sofort meinen, es sei eine psychische Ursache (was auch möglich ist), so dass diese Patienten sehr bald Psychopharmaka bekommen, von welchen sie nur mehr schwer loskommen. Vitaminmängel führen auch zu Nervosität und anderen unspezifischen Symptomen, so dass die „psychische Ursache" in den Augen der Ärzte sogar wahrscheinlicher wird. Aber Ärzte wissen im Allgemeinen nicht, dass es Mängel gibt und beachten nicht, dass eine Basisgesundheit vorhanden sein muss, bevor man überhaupt beginnen darf, sich über Krankheiten und deren Behandlungen den Kopf zu zerbrechen (siehe Kapitel B6).

Die Abhilfe ist natürlich eine Basisregeneration!

Echte Herzbeschwerden kann man ausgezeichnet mit Strophanthin behandeln, einem Naturmittel aus Südamerika oder Afrika. Man bekommt es nicht leicht, und viele Ärzte wagen es nicht mehr, etwas anderes als vorgefertigte Präparate aus der Apotheker-Schublade zu verordnen, denn damit ist man rechtlich geschützt. Die Pharma-Industrie interessiert das Mittel nicht, weil es nicht patentierbar und daher viel zu billig wäre, weswegen die Produktion vor vielen Jahrzehnten eingestellt wurde; es ist auf diese Weise einfach aus der

Medizin verschwunden. Ich habe es als Famulant im AKH bei schwer Herzkranken noch selber spritzen dürfen... Das Strophanthin ist jedoch so wirksam und hilft so augenscheinlich, dass sich der eine oder andere Arzt aus dem sicheren Schutz der allgemeingültigen Medizin herauswagen sollte.

Man gibt es am besten als alkoholische Tropfen einer Urtinktur. Je nach Konzentration des Wirkstoffes kann man 5 bis 15 Tropfen unter die Zunge einnehmen. 2 bis 3 mal täglich. So lange wie möglich im Mund belassen (1 bis 2 Minuten). Es unterstützt den Herzmuskel in seiner Tätigkeit, die Haupt-Indikation ist die Herz-Insuffizienz, also das Herz, das die Pumpleistung nicht mehr richtig schafft. Es gibt Bücher und im Internet findet man genügend Informationen.

Oft werden Panik-Attacken als Herzbeschwerden empfunden, bitte auch unter diesem Stichwort nachlesen.

Herz-Rhythmus-Störungen, Vorhofflimmern

Dies ist ein weiteres Beispiel dafür, dass man selber beobachten und agieren sollte und nicht nur darauf warten, bis die Ärzte sagen, was man tun soll. Wenn man das tut, wird es auf chronische Medikation hinauslaufen.

Rhythmusstörungen können vom Magen, vom Darm, von Verstopfung herrühren, oder auch vom Rauchen, von Salzen, von zu wenig Trinken, von Tee oder Kaffee – oder von sonst irgendwelchen Dingen, die man selber macht und die man daher selber beeinflussen kann.

Ich selbst hatte anfallsweise Tachykardien (sehr schneller Herzschlag) oder Vorhofflimmern, was mir sehr zu schaffen machte. Bei mir persönlich waren es folgende Umstände, die dazu beigetragen haben: Zu viel essen; Alkohol, Kaffee, Zigarren-Paffen, beim Sport zu wenig trinken. Speziell bei Kombinationen dieser Faktoren begann das Herz zu stolpern und ging manchmal in Vorhofflimmern über. –

Durch diese Beobachtungen kam ich schrittweise in die Lage, diese Rhythmusstörungen vollständig zu vermeiden.

Einmal musste ich ins Spital, wo ich als 68-jähriger Patient vom Experten sofort zum chronischen Vorhof-Flimmerer gestempelt wurde, weil „Studien beweisen", dass dies das Alter ist, wo das chronisch wird. Ich bekam die entsprechenden Verordnungen. Mein Widerspruch wurde belächelt, dann habe ich geschwiegen, mich selber drum gekümmert und die nächsten 4 Jahre (bis jetzt) nichts mehr gehabt. Durch das Verstehen der Kreislaufverhältnisse gelang es mir zweimal, beim Sport durch das Trinken von einem Liter Wasser im Schuss und indem ich mich selbst gegen eine Wand schleuderte, den Rhythmus sofort wieder einzuklinken. Beim dritten Mal halfen mir die Ärzte im Spital, was eine Akutbehandlung war. Den „chronischen" Umstand nahm ich dann selber erfolgreich in die Hand. Ganz Ähnliches gelang einigen meiner Patienten, indem sie ihre spezifischen Auslöser entdeckten und ihr Leben entsprechend korrigiert haben.

Hier ein anderes, konträres Beispiel, um zu illustrieren, dass ganz unterschiedliche Ursachen zum Vorhofflimmern führen können: Ein sehr tüchtiger Großbäcker suchte mich wegen dieses Leidens auf. Er hatte einige Medikamente bekommen. Nach der eigentlichen Ordination plauderten wir noch über das Leben. Es stellte sich heraus, dass wir beide Motorradfahrer waren, und auch erzählte er mir, dass er wegen seiner Bäckerei noch immer um drei Uhr in der Früh aufstehen müsse. Ich fragte ihn, ob er nicht jemanden hätte, der das für ihn tun könne. Er erzählte mir, dass sein Sohn ausgezogen sei und einen anderen Beruf ergriffen hatte, nachdem er zuerst übernehmen hätte wollen, aber der Vater „den Sessel nicht hergeben" hat wollen.

Nach einigen Monaten, nach dem Sommer, kam er wieder. Es ging ihm sehr gut, er hatte keine Anfälle von Vorhofflimmern mehr und nahm keine Medikamente mehr. Ich fragte, was er getan hatte, und er sagte: Ich stehe nicht mehr um drei Uhr auf!" und lachte. - Hier zeigt sich wieder, dass völlig unterschiedliche Ursachen „ein und dieselbe" Krankheit hervorrufen können.

Histamin-Intoleranz

Nicht wenige Patienten haben eine sogenannte „Histamin-Intoleranz". Sie reagieren auf verschiedene Nahrungsmittel durch eine überschießende Ausschüttung von Histamin, also eines Gewebe-Hormons, welches Allergie-artige Erscheinungen verursacht. Zum Beispiel auf Rotwein, Käse, Salami etc. Die Patienten wissen, worauf sie reagieren, es wird in Allergie-Ambulatorien diagnostiziert.

Warum ich es erwähne: Es gliedert sich - zusammen mit anderen „Intoleranzen" - in die Symptome ein, welche durch einen halbkranken Darm verursacht werden. Siehe Reizdarm-Syndrom, etc. Die Handhabe ist entsprechend meinen vielen Beschreibungen, wie man einen Darm wieder zur Gesundheit zurückführt, was aber langwierig sein kann.

„Homöostase"

Es gibt diesen Ausdruck, der aus dem Griechischen kommt, welcher in der Biologie (und somit in der Medizin) einen zentralen Stellenwert einnimmt. Er bedeutet die Aufrechterhaltung eines Gleichgewichtszustandes eines offenen dynamischen Systems durch regelnde Prozesse. Diese Aufrechterhaltung eines harmonischen Gleichgewichtszustandes in der Zelle, in Organen und im Organismus überhaupt, ist ein Prinzip und ein kleines Wunder. Biologen meinen, dass dieses System durch Enzyme und Substanzen geregelt werden...

Ich stehe auf dem Standpunkt, dass keine Substanz irgend etwas regelt, sondern dass nur eine Art „geistige Kontroll-Instanz" die Fähigkeit hat, etwas zu regeln. Im Menschen ist es der Geist, der den

Körper kontrolliert und wenn er ihn schön und ausgeglichen, sozusagen nett, kontrolliert, dann wird dieses harmonische Gleichgewicht auch in den Zellen, Organen und im Körper aufrecht erhalten bleiben.

Biologische Forscher haben die winzigen Mechanismen ausgemacht, welche „dafür sorgen", dass diese Homöostase im Gleichgewicht bleibt. Aber es können nicht Enzyme, Gene oder leblose Mechanismen sein, die dieses Wunder vollbringen.

Nein, es muss eine übergeordnete Kraft sein, welche so ein Gleichgewicht aufrechterhalten kann, eine Kraft, die Ordnung schafft. – Und wenn andererseits die Person im Leben ins Straucheln gerät, eine große Disharmonie in ihren Organismus überträgt, so gerät in der Folge natürlich auch das körperliche Gleichgewicht aus der Balance. Wenn dies nicht rechtzeitig korrigiert werden kann und über zu lange Zeit fortbesteht, kann auch die innere Homöostase nicht mehr aufrecht erhalten werden und das Krankwerden ist eingeläutet.

Dies ist also ein eher wissenschaftlicher Ausdruck, mit dem ein Normalverbraucher nichts anfangen könnte. Aber wenn man die innere Homöostase in der Zelle als eine Folge des angenehmen Gleichgewichtes, den eine Person in ihrem Organismus herstellen und aufrecht erhalten kann, wird das Konzept leicht verständlich und man kann als Patient verstehen, was man selbst durch seine ordnende Kraft in gesundheitliche Richtung bewirken kann.

Hormonelle Störungen und Krankheiten

Das Hormonsystem ist ein Kontrollsystem des Organismus.

Im Zusammenspiel mit dem anderen Kontrollsystem, dem Nervensystem, versucht es, die Dinge im Körper im Gleichgewicht zu halten (Homöostase, siehe dort), so dass alles klaglos funktioniert. Ich selbst bin kein Fachmann auf diesem Gebiet aber ich glaube, dass es diesbezüglich derzeit ohnehin nur „relative“ Fachleute gibt: Niemand kennt sich darin wirklich aus.

Weil ich mich nicht als Fachmann sehe, werde ich mich darauf beschränken, für die Laien unter den Lesern lediglich die Grundlagen zu erklären und zudem nur ein paar Tipps zu geben, die mir im Laufe meiner Karriere begegnet sind.

Das Hormonsystem ist (ähnlich wie das vegetative Nervensystem) so aufgebaut, dass die Verhältnisse im Körper durch zwei entgegengesetzte Kräfte im Lot gehalten werden. Die übergeordnete Instanz ist die Hypophyse, die Hirnanhangsdrüse, welche im Allgemeinen das Hormon-Geschehen unter sich steuert. Beispielsweise wird (den Umständen entsprechend) einmal mehr und dann wieder weniger Schilddrüsen-Hormon benötigt: Wenn der Organismus findet, dass zu wenig davon vorhanden ist, schickt die Hirn-Angangsdrüse das TSH[112] aus, welches die Schilddrüse zu mehr Aktivität auffordert. Ist hingegen zu viel da, lässt das TSH nach und die Schilddrüse produziert weniger.

So ähnlich spielt es sich mit den Sexualhormonen, den Stresshormonen und allen anderen ab. Der Hirn-Anhangs-Drüse ist das Gehirn übergeordnet, dem Gehirn die Seele, so dass das Hormonsystem sehr stark dem seelischen Gleich- oder Ungleichgewicht unterliegt und anfällig auf psychosomatische Erkrankungen ist. So muss man auch etwa die Überfunktion der Schilddrüse sehen, deren Behandlung heute darin besteht, die Schilddrüse chemisch zu stoppen oder sie zu entfernen. Die Schilddrüse unterstützt den Organismus, wenn mehr Tätigkeit, mehr „Kampf“, mehr Wachheit, mehr Energie-Umsatz benötigt wird. Wenn eine Person also nicht vom „Antreiber-Modus“ runterkommt sondern ständig weiter Alarm macht, wird die Schilddrüse ständig angetrieben, kann plötzlich „selbständig“ werden und hört dann nicht mehr auf. Man darf es

112 „Thyreo-Stimulierendes-Hormon“, Thyreo steht für die Schilddrüse, stimulierend heißt anregend.

nicht so sehen, dass „die Schilddrüse“ jemand wäre, die irgendetwas zu bestimmen hätte oder an etwas Schuld sei. Sie tut nur ihre Pflicht, die ihr „von oben“ befohlen wird. – Eigentlich wäre die richtige Behandlung, die Person rechtzeitig in eine ruhige, gelassene Verfassung zu bringen, sie etwa zu ermutigen, ihre Probleme zu lösen, die sie verabsäumt hat zu lösen, und damit den ständigen Druck auf die Schilddrüse von Seiten der Person (über die Befehlskette Gehirn-Hypophyse) wieder auf Normalität herunter zu bringen. Aber dieses Knowhow ist in der Medizin noch nicht vorhanden (wird auch nicht angestrebt, außer durch den Verkauf von Psychopharmaka), so dass die Behandlung einer Schilddrüsen-Überfunktion auf der körperlich-mechanischen Ebene verbleibt und aus dem medikamentösen Ruinieren der Schilddrüse oder aus der Operation besteht.

Unnötig zu sagen, dass ein gesunder Organismus wesentlich stabiler ist, auch was die Möglichkeit betrifft, dass das Hormonsystem aus dem Gleichgewicht gerät; daher gilt auch hier alles, was in den früheren Kapiteln gesagt worden war, um die Gesundheit zu fördern und aufrecht zu erhalten.

Dies hat auch bezüglich der weiblichen Hormone seine Gültigkeit, die immer ein Thema sind. Speziell im Wechsel können erhebliche Beschwerden auftreten - und sie sind erfahrungsgemäß umso leichter, umso besser und ausgeglichener der allgemeine Zustand und je gesünder der körperliche Zustand sind. In der Situation des Wechsels – wenn die Frau keine Hormone nehmen möchte – können zusätzliche Vitamine (zu den bislang empfohlenen dazu) und Nahrungsergänzungsmittel helfen, wie zum Beispiel viel Vitamin B6, Nachtkerzenöl, Schafgarben-Tee, etc., was man im Internet (von verschiedenen Nahrungsergänzungs-Firmen) finden wird.

Dabei muss man diese Dinge der Reihe nach ausprobieren, auch von den unterschiedlichen Anbietern, denn die einen wirken manchmal gut, manchmal weniger gut, sowie in dem eine Fall besser als im anderen; oder man muss die diversen Kombinationen ausprobieren. Aber diese Produkte helfen, auch bei den rheumatischen Erscheinungen oder Migräne, welche manchmal mit Hormonschwankungen oder dem Wechsel einhergehen.

Viele seltsame Beschwerden können von einem aus dem Gleichgewicht geratenen Hormonsystem entstehen, selbst Allergien und Hauterscheinungen, und viele Erkrankungen können davon mitbedingt sein. Oft haben Frauen Probleme, weil sie lange Zeit die Pille genommen haben, und man führt diese nicht auf die korrekte Ursache zurück. Die Basisregeneration hilft in diesem Fall nicht selten, weil es in allgemeiner Hinsicht eine einfache Methode ist, die Gesundheit zu fördern.

Wie schon beschrieben ist die Hypophyse (Hirn-Anhangs-Drüse) dem Hormonsystem übergeordnet; sie ist also die Instanz, die auf körperlicher Ebene befähigt ist, das System in Ordnung zu bringen und kann daher zur Selbstreparatur angeregt werden. Man kann das mit einem Kurzwellen-Gerät machen. Diese Schwingungen regen die vorhandenen Zellen zur Tätigkeit an und können überdies die Neubildung von Reserve-Zellen stimulieren[113].

Eine Basisregeneration wird im Allgemeinen nur bedingt in der Lage sein, das Hormonsystem zu regulieren, daher haben wir hier mit der Kurzwellen-Behandlung der Hirn-Anhangs-Drüse eine weitere Möglichkeit, diesen Faktor regulierend zu beeinflussen. Diese Therapiemethode ist bei nicht wenigen Zuständen mit Vorteil einsetzbar, um Balancen wiederherzustellen.

Impfungen

Impfungen sind im Prinzip Einpflanzungen von kleinen chronischen Krankheiten, mit dem Zweck, auf eine akute Infektion vorbereitet zu

113 Dieses Knowhow geht auf den Würzburger Professor Schliephake zurück, auch die Therapie mit Kurzwelle.

sein. Da die heutigen Ärzte nur akutmedizinisch denken, ist ihnen eine Summe kleiner, nicht ausheilen wollender Krankheitchen egal; sie existieren sozusagen nicht. Wenn es Folgen gibt, so liegen sie in der Zukunft, und dort schaut man nicht hin. Diese kleinen Krankheiten, die von Impfungen stammen, sind so konstruiert, dass sie nicht ausheilen, sondern dass der Körper andauernd damit beschäftigt ist und sich damit abmüht; das ist so konzipiert. Wenn später andere Krankheiten auftreten, zum Beispiel Auto-Aggressions-Krankheiten, dann ist der Zusammenhang nicht mehr zu erkennen. Aber selbst wenn am nächsten Tag ein Kind zusammenbricht und debil wird, sieht man offiziell keinen Zusammenhang und man weist – mit den Behörden als Rückendeckung - jede Verantwortung von sich; der Patient wird hier offenbar beweispflichtig gemacht, dass die Krankheit von der Impfung herrührt.

Daher „gibt es" keine Impfschäden, obwohl es sie natürlich gibt.

Politisch muss man es so sehen, dass es „der Gesellschaft" wichtiger ist, keine akuten Krankheiten und Seuchen zu haben, so dass man lieber ein paar Impfschäden und debile Kinder hinnimmt.

Wenn ich am Anfang gesagt habe, dass ein Organismus nicht anders kann als gesund zu sein – und dass als logische Konsequenz entweder der Arzt oder der Patient etwas falsch gemacht haben muss, damit es zu einer chronischen Krankheit kommt – so ist das Impfen eines dieser versteckten Ursachen für chronische Krankheit.

Da es die Absicht ist, dass eine Impfung den Organismus lange Zeit beeinflusst, ist dieser Umstand so schwer zu behandeln.

Seltsamerweise müssen Pharma-Firmen nicht alle Inhaltstoffe bekanntgeben, vor allem nicht die Schwermetalle, so dass dies in manchen Kreisen, die zu Verschwörungstheorien neigen, zu Vermutungen führt, dass hier versteckte Absichten am Werke sind...

Wenn man zu einer Impfung nicht gezwungen wird, sollte man abwägen, wie groß die Gefahr einer Erkrankung überhaupt ist; gibt es diese Krankheit mehr oder weniger nicht, so muss man sich nicht impfen lassen. Hat man jedoch große Angst, ist es besser, das (geringe) Risiko einer (althergebrachten!) Impfung auf sich zu nehmen. Man muss es selbst für sich bewerten und entscheiden. Sich gegen alles und jedes impfen zu lassen ist Unsinn[114]! Regel: Gegen eine schwere oder tödliche Krankheit – vor allem wenn sie öfter auftritt (also präsent ist) – kann man sich impfen lassen. Gegen eine „Allerwelts-Krankheit", sollte man sich nicht impfen lassen, weil die Erkrankung sowieso nicht schwer ist. Man muss immer Für und Wider abwägen, so ist es in der Medizin immer. Es ist wie bei einer Versicherung: Man versichert sich gegen etwas, das man nicht bezahlen kann (etwa wenn das Haus abbrennt), aber man versichert sich nicht gegen eine Lappalie, die man selber bezahlen kann; in diesem Fall würde eine Versicherung deutlich teurer. – Bei der Impfung darf man also nicht vergessen, dass es sich zumindest um das Einpflanzen einer kleinen chronischen Krankheit handelt, wenn nicht auch andere Gefahren lauern.

Man sollte bei einer Impfung auf jeden Fall gesund sein, sich gut ernährt haben, etc.; das gilt vor allem für Kinder, denn diese ernähren sich heute gewöhnlich schlecht und leiden nicht selten an chronischem Schnupfen oder sind leicht infektanfällig. Besondere Zurückhaltung ist geboten, wenn Allergien bestehen oder gerade eine Krankheit vorhanden ist, wie etwa eine kleine Infektion!

Dieses Thema wird in der Medizin leider derartig heruntergespielt, dass Ärzte sich der Gefahr nicht bewusst sind und bedenkenlos impfen, wie es von den Behörden von ihnen verlangt wird. Obwohl Aufklärungspflicht besteht, sind sie rechtlich geschützt, obwohl wirkliche Aufklärung üblicherweise nicht ausreichend gemacht wird.

---

114 Hier in meinem Text sind all die Impfungen vor 2020 gemeint, die relativ harmlos sind. Was die Art von „Impfungen" anbelangt, die man wegen Corona durchgepeitscht hat, so muss gesagt werden, dass sie keine Impfungen im eigentlichen Sinne sind. Die Auswirkungen dieser Art von „Impfungen" werden wir erst später sehen, bzw. man wird sie nur schwer erkennen können, weil sie nicht öffentlich gemacht werden.

Und wie gesagt: Die Beweislast liegt im Falle eines Impfschadens bei dem Patienten bzw. dessen Eltern, so dass diese chancenlos sind.

Was Impfungen gegen Viren anbelangt, so sollte man wissen, dass es Viren gibt, die mutieren und solche, die das nicht tun. Eine Impfung gegen ein Virus, das nicht mutiert, hat einen gewissen Sinn, natürlich wenn die Krankheit schwerwiegend ist. Masern und Tollwut sind Beispiele von nicht mutierenden Viren. Speziell Tollwut ist eine schwere Krankheit, so dass Jäger und Forstleute eindeutig davon profitieren.

Sich gegen mutierende Viren zu impfen, ist relativ unsinnig. Speziell gehört es zum kleinen Einmaleins der Infektiologie, dass man nicht in eine Epidemie oder Pandemie hinein impfen darf, weil dies Mutationen provoziert und die Epidemie verlängert und gefährlicher macht. Es wird generell zu viel geimpft.

Es soll noch einmal angemerkt sein, dass nach meiner Meinung diese vielen kleinen Entzündungen manchmal das Immunsystem so belasten, dass eine rheumatische oder autoaggressive Erkrankung gefördert oder ausgelöst und unheilbar gemacht wird. Siehe auch das Kapitel „Viren".

Nachtrag Herbst 2020: Besonders bedenklich ist die gegenwärtige Entwicklung hinsichtlich neuer und sogar gänzlich neuartiger Impfstoffe. Sie werden wegen der angeblich großen Gefahr durch ein Virus und wegen einer angeblichen Dringlichkeit in verkürzten Verfahren durchgeboxt. Hier zeigt sich die enge Abhängigkeit der Politiker von Lobbyisten der Industrie und auch, dass die Medien eigentlich Interessensvertreter sind. Ich hoffe, dass diese Seifenblase platzt, bevor die Mehrzahl der Menschen in ihrer Verblendung und in ihrem blinden Vertrauen auf die Redlichkeit anderer ihre Gesundheit durch eine gefährliche, experimentelle Impfung, die eigentlich keine ist, aufs Spiel setzen und ihre Freiheitsrechte verlieren. – Mehr kann ich zu diesem Thema derzeit nicht sagen, und ich werde wohl nicht weiter dazu etwas sagen, weil es überhaupt keine medizinische sondern eine politische Angelegenheit ist. In diesem Zusammenhang gilt viel eher mein Kommentar im Kapitel „Umwelt und Lebensbedingungen", wo ich darauf hingewiesen habe, dass eine Regierung, welche die Interessen anderer wahrnimmt, den Weg zum Totaltarismus eingeschlagen hat. Dies schafft natürlich extrem schlechte Lebensbedingungen für die Menschen und öffnet allein dadurch Krankheit Tür und Tor. Ich werde ab jetzt keine weiteren Änderungen oder Aktualisierungen in diesem Buch mehr vornehmen und hoffe, dass bald wieder Vernunft die Oberhand gewinnt.

Infekte, Infekt-Anfälligkeit

Akute Infekte sind zwar die Domäne der „Schulmedizin", aber eigentlich stimmt das nur, was Infekte anbelangt, welche durch Bakterien verursacht werden. Wenn es sich um Viren handelt so muss gesagt sein, dass die pharmazeutische Industrie für banale Infektionen nichts anzubieten hat. Was sie hingegen anbietet, sind entzündungshemmende und fiebersenkende Medikamente. Diese Substanzen werden von einfachen Menschen als „Hausmittel" missinterpretiert. Aber genau genommen, unterdrücken sie die Reaktionen des Organismus. Bitte kehren Sie zu Kapitel A7 zurück und vergegenwärtigen Sie sich, dass man nicht die Reaktion des Organismus unterdrücken, sondern diese sogar fördern sollte. Fieber ist eine der besten Abwehr-Mechanismen; wenn man das wiederholt unterdrückt, so wird man die Heilfähigkeit ebenfalls unterdrücken, womit man chronischer Krankheit Tür und Tor öffnet!

Akute Infekte hängen meist mit Viren zusammen. Dabei empfehle ich eine erprobte Routine: a) ½ Teelöffel Ascorbinsäure, in ¼ Liter lauwarmem Wasser aufgelöst, 1 – 3 Mal pro Tag trinken; b) Metavirulent Tropfen 3 x täglich 8 Tropfen auf die Zunge; c) Symbioflor Enterococcus-Tropfen: 3 bis 4 Mal täglich 20 Tropfen in Mund und Rachen verteilen, dann erst schlucken, nichts nachtrinken. Wenn Nase oder Nebenhöhlen auch betroffen sind, dann auch Symbioflor auf den Handrücken tropfen und in jedes Nasenloch aufschnupfen; das fördert die richtigen Bakterien und ekelt sozusagen die falschen hinaus. Das gilt für einfache Infekte.

Wenn man an Infekt-Anfälligkeit leidet, so ist die Abwehr herabgesetzt, und eine Basisregeneration sollte durchgeführt werden. Täglich ein wenig Vitamin C, wie oben beschrieben, kann durchaus weiter genommen werden, sowie 2 x täglich Symbioflor, um im Rachenbereich die Bakterien nachhaltiger zu züchten. Wenn man gegen einen Virus das Chlordioxyd von Andreas Kalcker einnimmt, dann darf man zur gleichen Zeit keine Ascorbinsäure verwenden.

Was Kinder betrifft, genügt es, den Zucker weg zu nehmen, Symbioflor und Kindervitamine ohne Zucker zu geben, die Anfälligkeit heilt dann sofort – wenn auch im Kindergarten leider hohe Infektgefahr besteht, weil andere Kinder nicht so vorbeugend behandelt werden.

Noch einmal: Stärkere Infektionen durch Viren, also gefährlichere Viren wie etwa die echte Grippe kann man mit Chlordioxyd erfolgreich behandeln, siehe dort.

„Infektionen"

Eine Infektion ist definitionsgemäß ein Befall von Bakterien oder Viren, mit welchen sich der Organismus dann auseinandersetzen muss. Aber man darf nicht übersehen, dass es auch ruhende Infektionen im Körper gibt, die bei guter Gelegenheit ausbrechen, zum Beispiel bei Unterkühlung, Stress-Situationen oder einer sonstigen passageren Abwehrschwäche, wie wir es zum Beilspiel bei den Fieberblasen (Herpes-Infektion) kennen.

Es ist ja nicht davon auszugehen, dass bei jeder Unterkühlung gleich die Viren oder Bakterien ebenfalls warten und den Organismus quasi auf Kommando von außen befallen. Nein, sie leben bereits da und bekommen lediglich eine bessere Gelegenheit.

Viren behandelt man so, wie in den letzten zwei Kapiteln angedeutet; für bakterielle Infektionen sind Antibiotika im allgemeinen die richtige Therapie.

Infekte, versteckte

Solche versteckte, chronische Infektionen sind wesentlich häufiger als man denkt. Es gibt bekannte Beispiele, wie Fieberblasen, Pfeifer´sches Drüsenfieber (Eppstein-Barr-Virus), Syphilis, BSE, Borreliose, Hepatitis, wo Viren oder Bakterien unbeachtet im Organismus verbleiben und immer wieder aufflammen oder nur unterschwellige, unangenehme Reaktionen der einen oder anderen Art auslösen können. Nicht wenigen „Halbkrankheiten" oder Krankheiten, welche seltsame Symptome verursachen und bei welchen man die Ursachen nicht kennt, liegen solche versteckte Infektionen zugrunde. Es gibt unbekannte oder auch bereits bekannte Viren (die man nicht nachweisen kann) wie Sand am Meer, welche sich natürlich jederzeit in einen Organismus einnisten können. Wir leiden in der Medizin unter Schubladendenken, was dazu führt, dass man nur bekannte Krankheiten beachtet und dass das Dazwischenliegende oder noch Unbekannte „gar nicht existiert".

Als Therapie bietet sich hier zunächst an, dass man das Immunsystem so hoch hält, dass der Organismus stets Oberwasser hat und somit nicht an der Infektion leidet, auch wenn sie im Körper steckt (Basisregeneration). Leidet er jedoch bereits darunter, etwa in Richtung Rheuma, dann wird das nicht mehr genügen; man wird spezifische Therapien machen müssen, etwa die Insulin Potenzierte Therapie (IPT) mit Antibiotika oder Virostatika[115], oder man versucht es mit hochdosierten Vitamin C – Infusionen, welche vor allem

115 Virostatika: Medikamente, welche Viren am Wachstum hindern.

gegen Viren gerichtet sind. Dies wäre meine Herangehensweise. Chlordioxyd (siehe dort) wäre eine andere Möglichkeit, welche ich von Patienten-Berichten kenne; bei chronischen oder versteckten Infekten der hier beschriebenen Art habe ich aber mit dem Chlordioxyd keine Erfahrung.

Auf jeden Fall sollte man – wenn man an irgendetwas leidet, worin sich keiner auskennt – die Möglichkeit mit einbeziehen, dass versteckte Infektionen vorhanden sind, speziell wenn die üblichen schulmedizinischen Akutmethoden in den meisten Fällen keine nachhaltige, also nur kurzzeitige Besserung bringen, wenn überhaupt. In den meisten Fällen genügt es, dass Immunsystem so weit hochzufahren, dass der Organismus nicht darunter leidet und die versteckte Infektion sozusagen im Griff hat.

In diesem Zusammenhang sei auch gesagt, dass man sich mit akuten Infektionen nicht spielen darf, weil sie dazu neigen, chronisch zu werden, wenn man sie nicht rechtzeitig effektiv behandelt und den Keim nicht ausmerzt. Meist kann man mithilfe der Basis-regeneration auch dann noch Abhilfe schaffen, aber die Gefahr ist vorhanden, dass sich Viren oder Bakterien für immer einnisten.

Im Volk ist manchmal die Meinung verbreitet, Antibiotika seien schlecht; aber nichts ist immer nur schlecht oder gut; wenn man eine Infektion eine Weile missachtet und meint, dass man mit „Hausmitteln" (die oft keine sind: fiebersenkend, entzündungs-hemmend – also chronisch machend) über die Runden kommen wird, so soll man doch trotz allem in Erwägung ziehen, rechtzeitig Antibiotika zu nehmen, wenn es sich um Bakterien handelt[116] und rechtzeitig Vitamine und abwehrsteigernde Behandlungen zu machen, wenn es sich um Viren handelt.

116 Wenn man Antibiotika nimmt, muss man zugleich Probiotika nehmen, um die Darmbakterien zu schützen.

Kaffee

Ich will es nicht übertreiben und Kaffee unter das Kapitel „Drogen" einordnen. Jedoch muss darauf hingewiesen werden, dass unterschiedliche Menschen oft sehr unterschiedlich auf unterschiedliche Substanzen reagieren. Mir ist es nicht selten untergekommen, dass Patienten viel Kaffee trinken, nur weil es hier üblich ist. Wenn sie es also auf diese Weise ein wenig übertreiben, bekommen sie Symptome und sind sich dessen aber überhaupt nicht bewusst, dass sie mit dem Kaffee-Genuss in Zusammenhang stehen.

Kaffee wirkt aufputschend. Wenn man sich beispielsweise müde fühlt, Aufputschung benötigt und damit beginnt, Kaffee dafür zu gebrauchen, so sollte man bedenken, dass man den Zustand eigentlich nur übertüncht und in Wahrheit weiterhin müde ist.

Wie bei jeder Droge ist es so, dass man mehr und mehr braucht, davon abhängig wird, aber auch dass unter der Oberfläche der ursprüngliche Zustand schlimmer wird. Außerdem verbraucht jede Droge Vitamine.

Wenn Sie also schon längere Zeit täglich Kaffee konsumieren, so rate ich Ihnen, einmal für ein paar Tage aufzuhören, um zu sehen, ob es Entzugserscheinungen gibt und Sie müde werden. Sollte das so sein, sollten Sie lieber eine Basisregeneration machen, um den Körper in Ordnung zu bringen und den Kaffee nur hin und wieder zu genießen! Vielleicht sinkt Ihr erhöhter Blutdruck oder es regulieren sich andere Sachen von selber wieder ein, wenn Sie ein bis zwei Wochen mit Kaffee aussetzen, aber es ist eher wahrscheinlich, dass sie zumindest Vitamine brauchen, damit sich solch ein Zustand wieder normalisiert.

Manche Menschen verarbeiten den Kaffee innerhalb kurzer Zeit, bei manchen dauert die Wirkung einen ganzen Tag lang an und sie können nachts schlecht schlafen, sogar wenn sie nur morgens einen Kaffee getrunken haben. Wenn Sie also diese Probe machen, sich nach drei Tagen nichts ändert, weder Entzugserscheinungen noch positive oder negative Änderungen auftreten, so ist für Sie der Kaffee keine Droge. Trotzdem bitte nicht übermäßig genießen! Er kann auf Dauer den Blutdruck erhöhen, nervös und flippig machen oder eine Gastritis verursachen.

Ketone, ketogene Diät

Ketone sind chemische Substanzen, die beim Fettabbau entstehen und die dem Körper und dem Gehirn als Nahrung dienen können. Fett wird dann abgebaut, wenn man keine Kohlenhydrate zuführt.

Dies geschieht entweder dann, wenn man eine entsprechende Diät macht, nämlich Energie statt aus Kohlenhydraten aus zugeführtem Fett gewinnt (wie bei der kohlenhydratarmen „Urkost“) oder wenn man fastet, wobei das Körperfett aus den Reserven abgebaut wird. In beiden Fällen entstehen durch den Fettabbau Ketone, welche im Harn aufscheinen (daher „ketogene Diät“).

In sehr vielen Fällen ist das eine sehr gute Ernährung, wenn es um die Behandlung von Krankheiten geht, speziell bei Allergien, chronischen Entzündungen, Erkrankungen des Gehirns oder beim Krebs, siehe dort.

Es wird weiterhin behauptet, dass das Gehirn unbedingt Zucker benötigt. Das ist falsch. Ketone sind sogar noch eine bessere Nahrungsquelle für das Gehirn, weswegen sich Menschen beim Fasten geistig wohler fühlen als sonst. Ketone sind auch entzündungshemmend, daher sind Fasten oder die ketogene Diät bei vielen Krankheiten hilfreich.

Viele Menschen glauben, dass man bei der ketogenen Diät statt der Kohlehydrate Fleisch essen müsse, aber das ist so nicht korrekt: Kohlenhydrate werden bei dieser Ernährungsform durch *Fett* ersetzt, nicht durch Fleisch. Es wird hilfreich sein, sich zwei Bücher anzuschaffen. Ich empfehle „Ketogene Ernährung bei Krebs“ ISBN 978-3-95814-037-0, weil dort alles sehr gut erklärt ist, und „Vegan

Keto“ ISBN 978-3-7375-8494-4, mit vielen Rezepten, damit man erkennt, dass diese Ernährung nicht fleischreich sein soll.

Kinder

In seltenen Fällen gibt es angeborene Krankheiten, welche im Kindesalter hervortreten, aber das mache ich hier nicht zum Thema. Das Häufige ist häufig und das Seltene ist selten, sagte ein Professor, bei dem ich gelernt hatte, und sehr, sehr viel häufiger sind Kinder heutzutage unnötig krank, als dass sie an echten pathologischen Krankheiten leiden.

Kinder werden nur unter zwei Bedingen krank: Erstens wenn sie schlecht ernährt werden, und hier ist der Zucker das Hauptübel; und zweitens wenn das familiäre Umfeld deutlich im Argen liegt. Eigentlich ist damit alles gesagt.

Kommunikation

Kommunikation ist der zentrale Schlüssel in allen zwischenmenschlichen Beziehungen. Keine Beziehung würde in die Brüche gehen, wenn beide Partner in Ruhe und mit Respekt über alles sprechen könnten, wenn jeder von ihnen zuhören, angemessen bestätigen und das vom anderen Gesagte wertschätzen würde, bevor er selber etwas sagt. Und umgekehrt. Das wäre korrekte Kommunikation. Bitte lassen Sie sich die einzelnen Bestandteile des obigen Satzes auf der Zunge zergehen, denn niemand macht das so, sollte aber!

Kommunikation kommt von com = zusammen und unikation = Vereinigung. Man spricht also, um sich näher zu kommen. Sich Wörter um die Ohren zu hauen, ist keine Kommunikation, denn dies entspricht nicht der Definition. Nur wenn etwas Positives herauskommt, wenn man sich näher kommt, ist es Kommunikation. Die Arzt–Patienten-Beziehung muss in diesem Sinne ebenso äußerst korrekt und angenehm vonstattengehen, denn der Patient ist sonst allein gelassen, oder er bekommt – zu seinem medizinischen Problem dazu – noch weitere unnötige Sorgen. Da der Blickpunkt des Patienten oft in extremer Weise ein völlig anderer ist als der Blickpunkt des Arztes, muss hier oft ganz schön viel und angemessen kommuniziert werden, damit der Patient versteht, um was es geht. Umgekehrt sollte der Arzt auch verstehen, dass der Patient Sorgen und Wünsche hat, die sehr von den Vorstellungen des Arztes abweichen können. Ich glaube, dass viele Menschen sich gar nicht bewusst sind, dass andere anders denken, ganz andere Vorstellungen haben, denn sie glauben irgendwie selbstverständlich, dass nur ihre eigenen Vorstellungen richtig sind, oder dass der Andere sich einfach nach einem richten müsse... – Jedoch müssen die oft sehr unterschiedlichen Vorstellungen gegenseitig ausgetauscht und wertgeschätzt werden, so dass man sich näher kommt, für einander Verständnis entwickelt und man sich so auf die optimale Behandlung einigen kann, die in beiderseitigem Einverständnis stattfinden muss. Besonders in Krankenhäusern fühlen sich Patienten oft schroff behandelt und allein gelassen; so sollte es nicht sein, und Kommunikation sollte dazu dienen, dass man sich näherkommt, so wie es die erwähnte Herkunft des Wortes aussagt. Gut gemachte Kommunikation ist so heilsam, dass sie die eigene Gesundheit bewahrt, wenn man sie im Leben, in der Partnerschaft und mit allen anderen Menschen stets korrekt und gewinnbringend anwendet. Etwas Anderes ist keine Kommunikation!

Krampfadern

Krampfadern sind Venen, welche erweitert sind und knotige Veränderungen aufweisen. Sie entstehen durch Stau, speziell durch Schwangerschaften, wobei das Blut behindert wird, nach oben abzufließen. Auch die Ernährung, viel Stehen, wenig Sport und genetische Vorbelastung spielen eine Rolle. Wenn man einmal dazu neigt und man sie verödet oder anderwärtig behandelt, kommen sie dennoch immer wieder. Sport und Trampolin-Springen beugen vor.

Man kann Krampfadern auf unterschiedliche Arten chirurgisch behandeln. Die andere Herangehensweise ist die Verödung; heute wird „schulmedizinisch“ mit Schaum verödet, wobei man mehrere Einsticke braucht und außerdem eine giftige Substanz verwendet wird.

Meine favorisierte Methode die die Verödung mit konzentrierter Kochsalzlösung. Dabei benötigt man nur einen Einstich und die eigentliche Behandlung dauert nur eine Minute. Die Verödung von Krampfadern wäre damit sehr einfach, aber auch hier sieht man, was man in allen Gebieten der Medizin erkennen kann, nämlich dass solche Behandlungsmethoden bevorzugt werden, welche möglichst kompliziert sind, möglichst viel Tamtam benötigen und daher auch viel kosten sollen.

Die Methode mit Kochsalzlösung ist bereits etwa 1920 von Professor Linser, Universität Tübingen, in die Heilkunde eingeführt worden. Man injiziert diese Kochsalzlösung am untersten Punkt der sichtbaren Krampfader, und diese wird ungiftig verödet. Das ist unkompliziert, benötigt keine Nachbehandlungen, ist einfach, billig, ungefährlich, ohne Chemie oder künstlichen Schaum und ist rasch erledigt. Die verödete Krampfader wird vom Organismus langsam aufgesogen und ist bald kosmetisch einwandfrei verschwunden.

Wie das genaue Verfahren vor sich geht, kann man bei Ärzten lernen, die es anwenden. Ich habe das mit großer Begeisterung und sehr erfolgreich gemacht! Auch im Anhang habe ich sie genauer beschrieben.

Krebs

Krebs ist für viele Menschen ein Schreckgespenst, und daher ist es wichtig, möglichst viel darüber zu wissen. Je mehr wir über eine Sache wissen, umso weniger Macht wird sie über uns haben. Also werde ich Ihnen in aller Kürze das Wichtigste darüber sagen, soweit es derzeit bekannt ist, bzw. vor allem: wie ich es sehe.

Unter Krebs versteht man eine unkontrollierte Wucherung in unserem Körper. Diese Wucherung hat die Tendenz, in andere Körperteile einzuwachsen, oder Krebszellen können über die Blutbahn anderswo hin verschleppt werden, um dort sogenannte Metastasen (Tochtergeschwülste) zu bilden, die dann ebenfalls wachsen. Der Umstand, dass sie in anderes Gewebe einwandern, gab ihnen die Bezeichnung „bösartig" und ist für Siechtum und Tod verantwortlich. Man kann Krebs als einen eigenen Organismus in unserem Körper ansehen.

Krebs entsteht meistens aus Schleimhäuten. Schleimhäute sind innere Auskleidungen, so wie die Haut eine äußere Auskleidung darstellt. Zum Beispiel geht die Haut bei den Lippen in Schleimhaut über. Schleimhaut heißt sie deshalb, weil sie – im Unterschied zur Haut - feucht ist.

Krebs kann aus allem entstehen, aber ich werde mit Ihnen ein wenig durch den Körper wandern, um zu zeigen wo und wodurch so ein Krebs mitunter oder sogar öfters entsteht.

Pfeifenraucher bekommen gehäuft Zungenkrebs, weil offenbar immer eine Stelle der Zunge vom intensiven Rauch angeblasen wird. Zigarettenraucher bekommen ihn eher im Kehlkopf oder an den Bronchien (die Atemwege, welche in die Lunge führen), im Volksmund Lungenkrebs genannt.

In der Speiseröhre gibt es ihn auch des Öfteren, vielleicht wenn man zu heiß isst oder wenn man ständig saures Aufstoßen hat, was die Schleimhaut immer wieder reizt.

Magenkrebs tritt häufig dann auf, wenn man ein Magengeschwür hat. Ein Geschwür ist etwas Fehlendes; dort fehlt die Schleimhaut, und der Organismus versucht diese offene Stelle zuzudecken. In jener Zone, wo Zellen ständig regenerieren müssen, kann es im ständigen Regenerierungsversuch (was ja schnelles Wachstum bedeutet) einmal entarten und krebsig werden: Man kann irgendwie verstehen, dass aus dieser notwendig gewordenen raschen Vervielfältigung von Zellen (um die offene Stelle zu decken) leicht ein nicht wieder zu stoppendes Zellwachstum hervorgehen kann. Krebs ist demnach nichts anderes als ein „nicht zu stoppendes Zellwachstum".

Wenn wir im Verdauungstrakt weiter abwärts gehen, so gibt es einen Gallenblasen-Krebs, speziell wenn dort dauernd Gallensteine reiben oder eine chronische Reizung (Entzündung) vorherrscht.

Auch in der Bauchspeicheldrüse kann Krebs entstehen, denn auch dort gibt es Drüsen, welche mit Schleimhaut überzogen sind.

Im Dünndarm ist Krebs eher selten, wahrscheinlich weil sich dort das aktivste Lymph-und Abwehrsystem befindet, denn dort findet die hauptsächliche Auseinandersetzung mit der (gegessenen) Außenwelt statt, sofern Eindringlinge nicht bereits durch die Magensäure vernichtet wurden.

Aber im Dickdarm entsteht gehäuft Krebs, erwiesenermaßen öfter in unserer „zivilisierten" westlichen Welt, weil wir eine bestimmte Art von Nahrung (und mit Zusätzen) zu uns nehmen, welche das Milieu im Dickdarm unnatürlich gestaltet. Nach meinen eigenen Beobachtungen bekommen Zucker-Konsumierer deutlich häufiger einen Dickdarm-Krebs. Es spielt dort wohl auch eine wichtige Rolle, ob gesunde Darmbakterien vorhanden sind, bzw. ob eine leichte Entzündung vorliegt, die man nicht bemerken kann, oder ob man unter Darmträgheit leidet und somit Gifte vorhanden sind, die eigentlich schon längst zur Ausscheidung hätten kommen sollen.

Weiter unten im Enddarm sind diese Ernährungs-Faktoren möglicherweise nicht mehr so wichtig, aber auch dort kann Krebs entstehen (Rektum- und Anal-Karzinom).

Weitere Orte sind natürlich die Brustdrüse, denn auch die Milchgänge sind mit Schleimhaut ausgekleidet. Beim Mann ist es der Prostata-Krebs.

Solche Krebsarten (aus Haut oder Schleimhaut) werden Karzinome genannt.

Krebsarten, welche sich aus Bindegewebe und Muskeln entwickeln, werden Sarkome genannt.

Diese zwei Krebsarten wachsen in das Nachbargewebe ein und verbreiten sich auf dem Lymphwege. Sie können Metastasen bilden, also Tochtergeschwülste, die über die Blutbahn in andere Organe gelangen. Diese Tochtergeschwülste bilden aber im Allgemeinen keine neuerlichen Tochtergeschwülste; wenn also Tochtergeschwülste vorhanden sind, so müssen sie aus dem Primärtumor[117] hervorgegangen sein. Ist man operiert worden, so dass der Primär-Tumor gänzlich entfernt wurde, so müssen die Metastasen bereits zuvor entstanden sein[118].
Dies in Kürze zur Vollständigkeit, damit wir das Wesentliche über die Krebs-Erscheinung abgehandelt haben, was die Beschreibung anbelangt.

Etwas Bösartiges kann auch aus Blutzellen hervorgehen, dann handelt es sich um Leukämie oder ähnliches; wenn es aus Lymphknoten hervorgeht, sind es das Hodgkin-Lymphom oder das Non Hodgkin Lymphom. Diese Erscheinungen verhalten sich etwas anders als oben beschrieben und werden nicht als Krebs im eigentlichen Sinne bezeichnet.

---

117 Primär-Tumor: ursprünglicher Tumor. Tumor = Geschwulst

118 In letzter Zeit sind Verdachtsmomente aufgetaucht, wonach auch Metastasen neue Metastasen hervorrufen können. Ich denke aber, dass dies zwar möglicherweise stimmt, aber nicht zur Regel gehört.

Wir sehen also, dass zum Beispiel mechanische Reize oder Gifte einen Krebs auslösen können. Auch Strahlung oder chronische Entzündung[119] können dies tun. Man kann es etwas anders ausdrücken, nämlich, dass etwas vorhanden sein muss, was das Überleben der Zelle gefährdet. Dann versucht die Zelle immer verzweifelter zu überleben, nämlich sich zu vermehren, damit irgendwie das Überleben gesichert wird. Irgendwann geht das Wachstum in unkontrolliertes Wachstum und somit in Krebs über, was nichts anderes als unkontrolliertes, panikartiges Vermehren ist.

Bis jetzt haben wir mechanische, materielle Ursachen betrachtet und etwas besser verstanden: Wenn die Zelle sich im Überleben bedroht fühlt, antwortet sie – in ihrem Drang, das Überleben zu sichern - mit Vermehrung, und dann ist es nur noch ein kleiner Schritt zum Krebs. Diese Bedrohung kann aber auch vom Denken der Person herrühren, so dass die Zelle glaubt, dass ihr Überleben bedroht ist. Wenn die Person verzweifelt ist und Angst vor dem Untergang hat (und sei es nur, dass zum Beispiel eine Frau um das Überleben der Tochter besorgt ist), so überträgt sie diesen Gedanken natürlich automatisch auch auf Ihren Körper, wo die Zellen es irgendwie mitbekommen und dadurch ebenfalls panisch werden können. Dies ist in der Regel beim Brustkrebs zu beobachten, er hat fast immer mit Ehe, Partnerschaft oder Kindern zu tun. Wenn so eine Patientin zur Diagnose kommt und erfährt, dass sie Krebs hat, verschärft sich die Panik leider noch, und wenn Ärzte zu einer schnellen Entscheidung drängen, umso mehr...

Das Wichtigste für einen Krebspatienten ist es daher zunächst, nach der Diagnose ruhig und gefasst zu bleiben, sich die Situation in Ruhe und mit Vernunft anzuschauen, sich Informationen (nicht Ratschläge!!) einzuholen und aufgrund der Informationen selbst vernünftig zu entscheiden. Man kann eine eigenständige

---

119 Chronische Entzündung gibt es natürlich auch, wenn Gifte, Strahlung oder mechanische Reize vorhanden sind. Man kann sogar sagen, dass chronische Entzündung sogar eine Vorbedingung für Krebs ist.

Entscheidung nur treffen, wenn man alle relevanten Informationen zur Verfügung hat. Fragen Sie daher und informieren Sie sich schrittweise, bis Sie orientiert sind und sich auskennen. Nur so kann man seine Geschicke selber in die Hand nehmen.

Der Schrecken der Krankheit sitzt oft tief, man bekommt Angst und ist versucht, die nächstgelegene Therapie zu akzeptieren. Oder man kann den Dingen auf andere Art nicht wirklich ins Auge sehen und flieht in milde aber uneffektive Behandlungsformen. Das ist ganz schlecht.

Krebs ist ein gutes Beispiel dafür, dass „ein und dieselbe Krankheit" ganz unterschiedliche Ursachen haben kann: Aber gerade bei Krebs ist es relativ unnötig, nach der Ursache zu suchen, denn die Erkrankung ist lebensbedrohlich und man hat zum einen keine Zeit, Ursachen zu suchen, und zudem ist es sehr fraglich, ob das Finden der korrekten Ursachen irgendeinen therapeutischen Effekt haben wird, nachdem die Krankheit erst einmal ausgebrochen ist, denn der Krebs ist ein eigenständiger Organismus geworden, der sein eigenes Überleben sucht.

Deswegen kommt – vom praktischen Standpunkt - voll zum Tragen, was wir in Kapitel A10 ausgeführt haben: *Man kann also die „Schulmedizin" für akute Krankheiten gebrauchen, sowie für den akuten Teil einer chronischen Krankheit, wenn es darum geht, die* ***unmittelbare*** *Gefahr zu unterbrechen, sofern dies notwendig ist.* Und beim Krebs ist es notwendig, denn es besteht unmittelbare Gefahr. Ich habe einige Freunde und viele Patienten verloren, weil sie mir das nicht geglaubt haben und zu Ärzten gegangen sind, die ihnen gut klingende Sachen aus der „alternativen" Küche versprochen haben; speziell in Deutschland ist das erlaubt und daher an der Tagesordnung. Sie haben dort langmächtige und teure Therapien gemacht, sich so lange etwas vorgemacht bzw. vormachen lassen, bis die Situation derart fortgeschritten war, dass dann die effektive Hilfe auch nicht mehr rechtzeitig kommen konnte, um den Krebs vollständig zu eliminieren (Operation).

Am Anfang der Krebserkrankung gilt also die (von mir formulierte) feste Regel, alles Mögliche zu unternehmen, um den Krebs mit einem Schlag auszumerzen. Das bedeutet nicht automatisch nur schulmedizinische Methoden, sondern akutmedizinische. Erst wenn das nicht gelingt, oder wenn das von vornherein nicht möglich ist, muss man (vielleicht schon zusammen mit den akuten Maßnahmen) gleich von Anfang an mit naturmedizinischen Maßnahmen ein krebsfeindliches Milieu im Organismus erzeugen, damit er schlechte Lebensbedingungen vorfindet.

Es gibt nach meiner Ansicht speziell eine Situation, in welcher die „Schulmedizin" ihren eigenen Vorteil herschenkt, wenn sie die Chance hat, den Krebs mit einem Schlag auszumerzen, nämlich beim Brustkrebs. Dort wurde das ursprüngliche, althergebrachte chirurgische Grundprinzip durchbrochen, wonach man einen Krebs immer so weit wie möglich „im Gesunden" zu operieren hat. „Weit im Gesunden" bedeutet, dass man den Krebs weiträumig umgreift und entfernt, um die Gefahr zu minimieren, dass mikroskopische Reste im Körper zurückbleiben. - „Weit im Gesunden" zu operieren, ist ein Grundprinzip in der Krebs-Chirurgie, und man wendet sie auch überall sonst in der Medizin an, wenn das möglich ist.

Jedoch beim Brustkrebs macht man mit diesem Grundprinzip Kompromisse und operiert als Regel möglichst knapp „brusterhaltend", weil man denkt, dass es für die Frauen das Wichtigste ist, die Brust möglichst schön zu erhalten. So ist die Gefahr vorhanden, dass man nicht alles erwischt; und dann versucht man, mittels Bestrahlung, Chemotherapie und Hormonblockern, diesen Mangel aufzuholen oder auszugleichen. Dazu kommt, dass man mittels Biopsie, welche aus rechtlichen Gründen vor der Operation gemacht wird, die Möglichkeit einer Versprengung von Krebszellen provoziert. Wenn dies auch offiziell stets geleugnet wird, so bringe ich hier nur meine unwissenschaftliche Meinung zum Ausdruck, welche nur auf Logik und meinem Verständnis der Sachlage beruht. – In einer Meinungswissenschaft, in welcher nicht das gilt, was richtig ist, sondern das, worin die Einflussreichen übereinstimmen, darf man zeitlebens nicht dagegenreden, sonst wird man von der Ärztekammer verurteilt, welche ja die Lizenz zum Arbeiten vergibt. Wenn Ärzte aber in die Jahre gekommen sind, wird man von ihnen des Öfteren die Wahrheit hören, welche nicht mit der offiziellen Ansicht übereinstimmt; so haben es Chirurgen zu mir gesagt und so tue ich hier in meinem Abschiedsbuch...

So ist also mein dringender Rat an die Frauen, dass man auch beim Brustkrebs alles versuchen sollte, den Krebs „weit im Gesunden" operiert zu bekommen, auch wenn dies mancher Frau unsympathisch erscheint, nämlich ihre Brust zu verunstalten oder wenn die Gefahr besteht, sie zu verlieren. Dennoch: Besser die Brust als das Leben; das sollte man immer bedenken, denn später bekommst Du keine so gute zweite Chance! Es gibt zudem eine Reihe von Frauen, die von sich aus sagen, dass Sie gern die Brust opfern würden, um die Krebs-Gefahr zu verringern, aber dennoch versucht man die EU-konforme Regel einzuhalten, alles zu tun, um brusterhaltend zu operieren; das wird einem dann sogar eingeredet. Vielleicht liegt der Grund darin, dass die EU eine Wirtschafts-gemeinschaft ist und wesentlich mehr Umsatz geschieht, wenn man operiert, bestrahlt, Chemotherapie macht, Hormon-blocker gibt und die Frau dann trotzdem nicht gesund ist. Ärzte würden das so nicht tun, aber sie werden ja von anderen Mächten geleitet.

Zum Glück ist jedoch die Patientin der Auftraggeber und die Ärzte müssen eigentlich ihren Wünschen Folge leisten, man muss es nur durchsetzen, wenn man die Sachlage versteht und selber diesen Wunsch hat!

Zurück zu Krebs im Allgemeinen:

Wenn es vom praktischen Standpunkt am Anfang auch nicht weiterhilft, die Ursachen zu kennen und den Krebs in seiner Entstehung zu durchschauen (weil man ohnehin alles dransetzen muss, ihn ganz zu eliminieren), so hilft es dem Patienten dennoch, mehr darüber zu wissen.

Bitte verzeihen Sie daher, wenn ich noch ein wenig genauer auf die mentale Seite der Krebsentstehung eingehe; es ist mir nämlich wichtig, dass das Konzept der Krebsentstehung deutlich wird. Diese Sicht ist ungewöhnlich, und Sie werden sie sonst nirgendwo lesen können.

Wir haben zwar gesagt, dass es viele Ursachen für Krebs gäbe, aber im Grunde laufen die vielen unterschiedlichen Dinge („Ursachen") immer nur auf das eine Faktum zusammen: *Es ist* (durch was auch immer) *das Überleben der Zelle bedroht, bevor sie „beschließt", krebsig zu entarten*. Die krebsige Entartung ist ein panikartiger Versuch, das Überleben der eigenen Zellart zu garantieren. Die Krebserkrankung ist somit eine Erkrankung der Fortpflanzung.

Im biologischen Leben ist die Fortpflanzung ein MUSS, um die Art zu erhalten. Ist die Fortpflanzung auf irgendeine Weise dringend und nachhaltig bedroht, mündet dies in einem verzweifelten oder panikartigen Versuch einer Fortpflanzung – und das ist Krebs. Selbst Sauerstoff- oder Vitaminmangel können das Überleben bedrohen; und kurz bevor Zellen akzeptieren, dass sie sterben, versuchen sie, sich durch Fortpflanzung zu retten.

Dies ist eine völlig andere Sicht als Sie sie wahrscheinlich bislang gehört haben werden. Bisher kennt man nichts anderes als den Körper und die Materie, so als wäre die Materie in einem Organismus nicht beseelt. Man betrachtet ihn als etwas, das bearbeitet werden muss, so als würde der Arzt an einer leblosen Statue arbeiten. Aber der menschliche Körper und das lebendige biologische Leben haben stets eine übergeordnete Instanz, welche versucht, etwas zu tun, ein Ziel hat. Mit DIESER Instanz muss man sich beschäftigen.

Natürlich ist die oberste dieser lebendigen Instanzen die Person selbst; daher muss sich der Arzt zuerst mit der Person auseinandersetzen, bevor er ihren Organismus bearbeiten kann. Aber auch Zellen und Zellgruppen oder Organe haben sozusagen einen (untergeordneten) geistigen Chef. Ähnlich wie im Tierreich: Auch dort gibt es immer primitivere Formen, bis hin zum Einzeller. Auch ein Einzeller wird sich von einer Bedrohung entfernen wollen und er wird sich zu einer Nahrung hinbewegen. Da dirigiert ein „Etwas" diesen Organismus. Wenn man also eine Zelle schädigen will, so wird sich die unsichtbare Instanz dagegen wehren; sie wird irgendwelche Strategien entwickeln und versuchen, zu überleben. Und wenn man sie weiter schädigen will und sie keine Chance mehr hat, so versucht sie, wenigstens ihre Art zu retten, indem sie rasch und überstürzt durch unkontrollierte Zellteilung Nachkommen hervorbringt: Dies ist dann der Krebs.

Das ist das Geheimnis des Krebses. Etwas Anderes macht keinen Sinn: Krebs sind Zellen, die sich aus einer schweren Bedrohung heraus dann nur mehr um das eigene Überleben kümmern.

Die Bedrohung des Überlebens kann natürlich mannigfaltig sein; aber man wird entdecken, dass diese Bedrohung sehr häufig auf der „Vermehrungslinie" stattfindet, nämlich mit Sexualität, Familie und Kindern zu tun hat – öfter als man denkt, und nicht nur beim Brustkrebs. Auch andere Bedrohungen des Überlebens können stattfinden, wie ein Trauerfall in der unmittelbaren Familie, von dem man sich nur schwer erholt, oder Mobbing auf dem Arbeitsplatz, finanzielle Bedrohung und dergleichen – zusätzlich zu den mechanischen Bedrohungen, welche ich am Anfang dieses Kapitels angeführt habe (Rauchen, Reizungen, Energiemangel, falsches Milieu, etc.)

Wie spielt sich so etwas ab? Ein typisches Beispiel wäre die Frau, deren Mann plötzlich eine Jüngere gefunden hat und sie mit den Kindern sich selbst überlässt; sie wird verzweifelt sein und „keine Zukunft haben"! *„Keine Zukunft zu haben"* ist die Formel, die zu Krebs führt, denn dann erschafft die Zelle ihre eigene Zukunft. Diese grauen Gedanken wird die Frau - zusammen mit schrecklichen Emotionen - in ihrem ganzen eigenen Universum und in vielen Lebenssituationen mit sich herumtragen. Sie fühlt es „in jeder Faser ihres Körpers", so auch in der Zelle, und diese denkt sich quasi: *„Oh,* *keine Zukunft? Die Vermehrung ist gestoppt? – Das ist nicht in meinem Sinne: Wir müssen „Wiedervervielfältigen"!* – Und sie tut es auf ihrer zellulären Ebene, auf eigene Faust.

Oder die Zelle denkt so etwas wie: *„Ich hatte gedacht, dass ich in einem höheren (menschlichen) Organismus mehr Überlebenschancen habe, aber das sieht nicht so aus...! – Ich denke, ich werde das weitere Überleben auf eigene Faust in Angriff nehmen"*. Eine derartige Einstellung wird auch die Zelle haben, die von Rauch oder ständiger Magensäure oder von mechanischem Reiz gepeinigt wird, oder die durch Vitaminmangel keinen Sauerstoff bekommt, und so weiter. All diese Anfechtungen und Bedrohungen führen dazu, das angerichtete Chaos im Organismus zu verlassen, denn es geht im biologischen Leben immer ums *bessere* Überleben. Man weiß ja, dass die Krebszelle aus dem „oxydativen Stoffwechsel" (siehe den rechten Teil der Skizze im Abschnitt „Ernährung") in den Urstoffwechsel umschaltet, der ihr quasi als Erinnerung an frühere Zeiten noch immer innewohnt[120]. Sie spaltet sich aus dem Verband des Organismus ab, hat von den bisherigen Verhältnissen genug, und wendet sich nur mehr der eigenen, egoistischen Vermehrung zu: Sie tut nur mehr zwei Dinge: Fressen und sich vermehren, kümmert sich also nur mehr ums Überleben der eigenen Zellart.

Was hilft uns dieses Wissen? Bisher wurde alles vom rein körperlichen, materiellen Blickpunkt angesehen. Aber den rein körperlichen Vorgängen ist eine ordnende Kraft übergeordnet, damit Ordnung bestehen bleibt, und diese reagiert auf eine Bedrohung.

Das rein „materielle" Denken hat in der Medizin dazu geführt, dass der Patient zu nichts fähig sei, nichts beitragen könne, sondern dass er „behandelt" werden müsse, damit etwas Positives passiert. Mit anderen Worten: Es nützt nichts, wenn er versucht, selbst etwas beizutragen. Aber so ist es nicht! Der Patient hat die Macht, Krankheiten hervorzubringen – und daher hat er grundsätzlich auch

120 Die biologische Sicht folgt im nächsten Kapitel

die Macht, sie zu heilen – zumindest die theoretische. Wenn eine gewisse Wesensart bestimmen kann, sich vom Organismus abzuspalten und ein Überleben auf eigene Rechnung zu beginnen, so sollte es doch möglich sein, dass eine Person als fähigere, noch übergeordnetere Kraft in umgekehrter Richtung Krebs vermeiden, zur Heilung beitragen oder gar die Heilung herbeiführen kann.

Seltsame Krebsheilungen, sogenannte „Spontanheilungen", legen davon Zeugnis ab, dass hier übergeordnete Kräfte am Werke sein müssen. Bei genauerer Betrachtung stellt sich aber heraus, dass die Person einen bedeutenden Schwenk in Ihrem Denken, in ihrer Lebenseinstellung vorgenommen hat, ja im Idealfall „EIN NEUES LEBEN" begonnen hat! – In meinem Buch „Heilungschancen bei Krebs" habe ich 4 solche Beispiele geschildert, wie es Patienten gelungen ist, ihren Krebs zu heilen oder über längere Zeit zu beherrschen. Sollten Sie sich in der Position befinden, dass Sie Krebs im Körper haben, der nicht mehr entfernt oder anderwärtig erfolgreich eliminiert werden kann, so kann es sein, dass nur mehr Sie es sind, der sich selber heilen kann. Es ist mit Sicherheit potentiell möglich. Ich kann Ihnen leider nicht sagen, wie Sie sich in die Verfassung bringen können, sich selbst wieder gesund zu machen, ich habe jedoch beobachtet, dass es möglich ist. Nach meinen Beobachtungen ist es immer folgendermaßen abgelaufen: Die betroffene Person hat irgendeine Maßnahme kennen gelernt und war komplett überzeugt, dass sie auf diese Weise gesund werden wird. Dann hat sie es so gemacht und wurde gesund! Ich meine, er/sie hat dabei ein „neues Leben" begonnen.

Daraus müssen wir lernen, dass es nicht die Methode, nicht die Maßnahme, sondern ihre felsenfeste Überzeugung war, was sie gesund gemacht hat. Sie mag danach erzählen, dass „diese oder jene Methode" den Krebs heilt, und es als Heilmethode für Krebs propagieren; aber das ist nicht so. Vielmehr hat Sie es selbst gemacht, dann ist die Methode egal.

Hier sind Personen im Vorteil, die nicht viel denken, sondern sich einfach etwas einbilden – und das hundertprozentig. Als Beispiel sei hier die Patientin erwähnt, die ich als zweiten Fall am Anfang meines Krebsbuches geschildert habe: Ich habe sie behandelt, und eines Tages ist sie gekommen, um mir zu sagen, dass sie keine weitere Behandlung machen werde. Ich war verwundert und fragte nach dem Grund. Zuerst wollte sie es mir nicht sagen, weil man ja in dieser Situation von einem Arzt erwarten kann, dass er sie bedrängen würde oder sie für verrückt erklären würde; aber wir hatten ein sehr gutes Verhältnis, so dass sie es mir sagte: Sie war in Indien gewesen, hatte einen Guru getroffen, und als sich ihre Blicke begegneten, wusste sie sofort, dass sie ab jetzt gesund werden würde. Darüber war sie sich komplett sicher. – Und so war es dann auch... Es war ihre eigene Überzeugung gewesen.

Nur mit einer vollständigen Überzeugung kann man anderes Leben dirigieren. Wenn man verunsichert ist und z.B. einen gefährlichen Hund abwehren möchte, so wird das nicht gelingen. Nur mit vollständiger Sicherheit, dass man es kann, wird es gehen. – Verstehen Sie was ich meine und worauf es hier ankommt? – Ein untergeordnetes Wesen wird sich von einem übergeordneten Wesen dirigieren lassen, aber nur wenn dieses vollständig davon überzeugt ist, dass das es so sein wird. Man könnte sich eine Methode aussuchen, die einem unglaublich zusagt oder einleuchtet - etwa zweimal pro Tag einen gehäuften Teelöffel Speisesoda einnehmen (und zwar natürlich so, dass man mindestens eine halbe Stunde danach nichts isst, damit es in den Körper aufgenommen werden kann und nicht nur zum Neutralisieren der Magensäure dient) - und damit gesund werden. Wenn man komplett davon überzeugt ist, blind und taub für andere Ratschläge, dann kann es gelingen. – Ich hoffe; sie haben das Konzept verstanden. – Für manche Patienten wird dieses Gedankengut lebensrettend sein, anderen wird es vielleicht etwas Mut machen, aber sie werden es nicht in seiner reinen Form umsetzen können. Für die soll das nächste Kapitel einen weiteren Ansatzpunkt liefern.

Insgesamt waren dies grundsätzliche Gedanken zur Krebserkrankung und deren Entstehung.

Für alles Weitere in Bezug auf Krebs bitte ich Sie, in den beiden Büchern nachzulesen, die ich über dieses Thema geschrieben habe[121], sowie in den kleinen Kapiteln über die einzelnen Krebsarten, die ich auch wahrscheinlich noch einfügen werde. Trotz aller psychischen Möglichkeiten möchte ich jedoch noch einmal klar machen, dass man den Krebs eliminieren sollte, solange man die Chance dazu hat.

Krebs – Der Mikrobiologische Blickpunkt

Krebs ist seltsamerweise sehr wenig erforscht. Heute werden Forschungen, die sehr teuer sind, vornehmlich von der Industrie finanziert, was dazu führt, dass fast nur das erforscht wird, was finanziell verwertbar ist.
Aber zum Glück gibt es Nebenprodukte der Forschung: Das sind diejenigen Fakten, die für die Industrie oder die industrielle Behandlung von Krebs unerheblich waren. Es gibt massenhaft davon, quasi als Abfallprodukte. Man bräuchte sie eigentlich nur zu sammeln und in anderer Hinsicht auszuwerten, was zum Beispiel Professor Seyfried getan hat, worauf ich hier näher eingehe.

Wie wird aus einer gesunden Zelle eine Krebszelle?

Dieses Kapitel basiert also auf der Arbeit Thomas SEYFRIED, Professors für Biologie, nach dem Buch „Cancer as a Metabolic Disease“ (Krebs als eine Stoffwechsel-Erkrankung). Die Erkenntnisse münden in der „Ketogenen Diät“, welche im nächsten Kapitel beschrieben wird („Krebs-Ernährung, die Diät bei Krebs“).

121 „Heilungschancen bei Krebs“ und „Brustkrebs – Heilungschancen und Alternativen“.

Es beginnt mit dem Umstand, dass jede Zelle des menschlichen Organismus Energie von ungefähr 56 kj/Mol (Kilojoule pro Mol) produzieren muss, um lebensfähig zu sein und um ihre jeweiligen Aufgaben innerhalb des Organismus erfüllen zu können.

Eine gesunde Zelle produziert diese Energie ganz locker mittels „Atmungskette“, wobei der eingeatmete Sauerstoff verbraucht wird und Wasser plus CO2 als Abfall entstehen und in der Lunge abgeatmet werden, wie wir es im Abschnitt über Ernährung, vorne im zweiten Abschnitt dieses Buches dargestellt haben. Dort haben wir dargestellt, dass diese Energiegewinnung der umgekehrte Prozess der „Assimilation der Pflanze“ ist (Kapitel B2).

Diese korrekte Energiegewinnung geschieht in den Mitochondrien. Dies sind kleine Energieproduktionsmaschinen in jeder Zelle des Körpers (im Zellkern befinden sich die Gene):

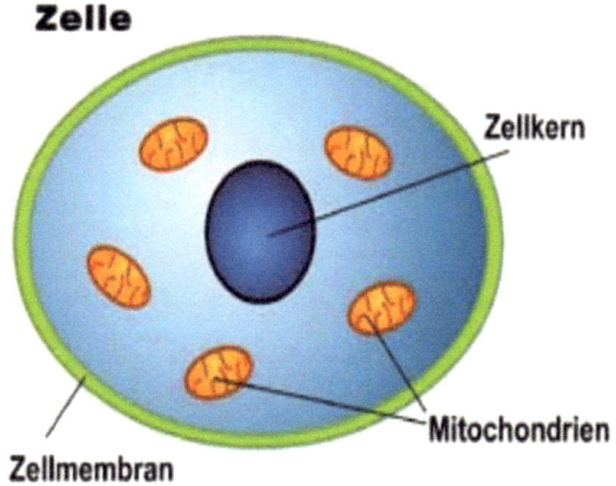

Die korrekte Energiegewinnung nennt sich „oxydative Phosphorylierung“. In der folgenden Skizze wird dargestellt, dass in einer gesunden Zelle etwa 88% der Energieproduktion aus der „Oxydativen Phosphorylierung“ entsteht (der korrekten Energieproduktion in den Mitochondrien, hier abgekürzt mit AK – Abkürzung für „Atmungs-Kette“), und nur etwa 12 % aus dem Reservestoffwechsel „Glycolyse“, wobei Glucose (der Blutzucker) zu Milchsäure (ohne Sauerstoff) vergoren wird.

Beides zusammen ergibt die 100 % an Energie, nämlich die 56 KJ/Mol.
Hier die Skizzen:

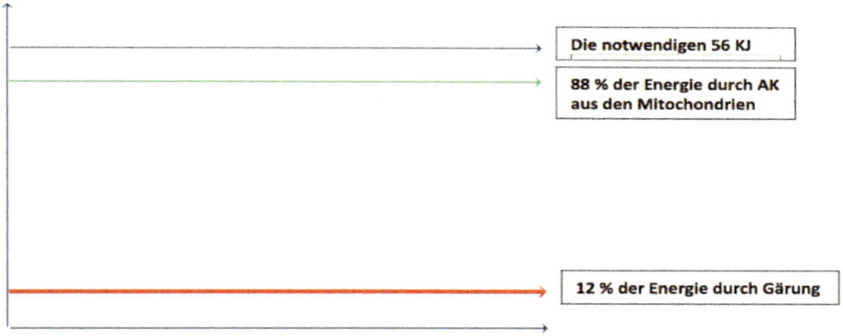

Es ist jedoch anzumerken, dass die Atmungskette („AK“) etwa 15 Mal so viel Energie aus einem Molekül Glucose produzieren kann als die Glykolyse (Gärung). Mit anderen Worten: Intakte Mitochondrien haben ein leichtes Spiel, die geforderten 56 KJ aus Glucose, dem Blutzucker, zu produzieren.

Wäre die Zelle von der Glykolyse („Gärung“) abhängig, würde sie daher etwa 15 Mal so viel Glucose (Zucker) benötigen, um die 56 KJ aufrecht zu erhalten!

Krebs kann von vielen Schädigungen hervorgerufen werden. Einige Beispiele sind: chronische Infektion als ständiger Reiz; Chemikalien;

Strahlung; Vitaminmangel; schlechtes Darm-Milieu; Elektrosmog; Viren; Parasiten; Pestizide; Impfungen; Rauchen; etc., um nur einige zu nennen. Auch psychische Faktoren spielen eine große Rolle, wir haben das im vorherigen Kapitel besprochen. Hier beschreibe ich jetzt, wie alle diese Schädigungen auf biologischer Ebene schließlich zu Krebs führen:
Fast alle diese schädigenden Einflüsse führen dazu, dass die Mitochondrien nicht mehr die benötigte Energie von 56 produzieren können!
Wenn dies geschieht, werden viele unterschiedliche Mechanismen wachgerufen, damit die Zelle den Reservestoffwechsel hoch reguliert, so dass die 56 KJ aufrecht erhalten werden und die Zelle somit am Leben bleiben kann.

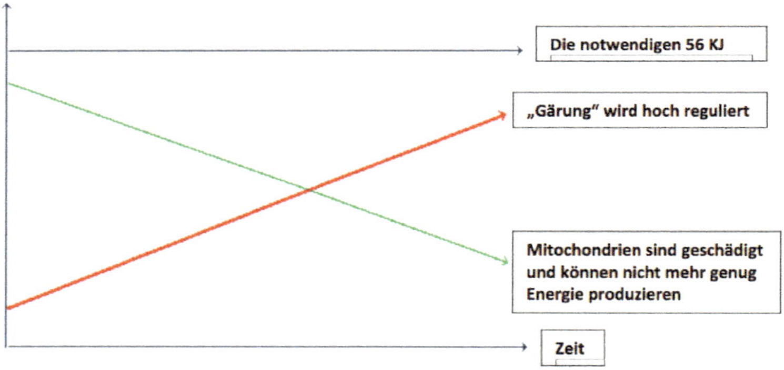

Diese Skizze zeigt, dass die „Oxydative Phosphorylierung" (also die richtige Energiegewinnung) bergab geht (grün) und die Gärung (rot) hochreguliert wird. Das Grüne stellt die korrekte Zellatmung dar, während das Rote die Ersatz-Energie darstellt. Die Zelle muss das Rote hochregulieren, damit sie weiterhin ihre benötigten 56 produzieren kann. Gelingt es ihr nicht, dann stirbt die Zelle an Energiemangel, was die meisten Zellen in dieser Situation tun werden.

Wenn es der Zelle jedoch gelingt, trotz aller Schädigung der Mitochondrien mittels Glucose-Vergärung zu überleben, so bleibt eine Zelle übrig, die unbedingt sehr viel Glucose benötigt, die ein Gen-Durcheinander hat, sodass sie ihre Aufgaben im Organismus nicht erfüllen kann, und die sich eilig wiedervervielfältigt.
Genau gesagt hat sie dann alle offiziellen Charakteristiken der Krebszelle:

1) Selbstversorgung von Wachstums-Signalen (die Zelle spornt das eigene Wachstum an)
2) Fehlende Sensibilität zu Signalen von Wachstums-Hemmern (die Zelle lässt sich nicht stoppen)
3) Entkommen von programmiertem Zelltod, Apoptose (die Zelle kann nicht sterben, was eigentlich vorgesehen wäre)
4) Unbegrenzte Fähigkeit zu Wiedervervielfältigung
5) Selbstversorgung von Blutzufuhr (Angiogenese, Entstehung von neuen Blutgefäßen)
6) Die Invasion in Gewebe und das Bilden von Metastasen.

Dies sind die 6 Markenzeichen des Krebses: („Hallmarks of cancer" nach Hannah und Weinberg)

Wie gesagt: Die meisten dieser Mechanismen, welche die „Gärung" hochregulieren, haben leider auch die Eigenschaft, die Gene durcheinander zu bringen, so dass die Zelle nicht mehr anständig funktionieren und auch nicht sterben kann. Dieses Gen-Durcheinander ist das augenfälligste Merkmal von Krebs, wenn man ins Mikroskop schaut. Weil dies das augenfälligste Merkmal ist, hat man daraus geschlossen, dass die Krebsentwicklung damit beginnt, dass die Gene durcheinander geraten.
Krebs galt daher bis heute als „genetische" Erkrankung. Dies hatte zur Folge, dass man dachte, man könne nichts dagegen tun; jedoch wenn es bei den Mitochondrien beginnt, ist es eine Erkrankung der

Energiegewinnung, und dann KANN man dagegen etwas tun. - Eine solche Therapie würde zunächst aus zwei Schritten bestehen, wie wir noch sehen werden.

Um all die Mechanismen nachzulesen, welche zu den Genveränderungen führen, so dass die Zelle aufhört, ordnungsgemäß zu funktionieren und zur Krebszelle wird, bitte ich Sie, die Arbeit von Seyfried zu lesen; ich habe sie für Sie übersetzt und sie ist auf meiner Homepage zu finden[122]. Die englische Originalfassung findet man im Internet. Professor Seyfried hat mir gestattet, sie zu übersetzen und zu veröffentlichen. Hier werden diese Verhältnisse nur in aller Kürze und Einfachheit dargestellt, damit man meinen Therapieansatz – bestehend aus zwei Faktoren - rasch verstehen kann.

Es ist noch hervorzuheben, dass zusätzlich zu dem Umstand, dass eine Zelle ohnehin sterben würde, wenn die Mitochondrien ihre Energieproduktion (in der Skizze grün) nicht aufrecht erhalten können, zur Sicherheit ein weiterer Tötungsbefehl in den Genen vorhanden ist, um eine fehlerhafte Zelle zu töten („Apoptose"). Dieser Tötungsbefehl („Apoptose-Befehl") kann und wird mit hoher Wahrscheinlichkeit jedoch genauso wie andere Gen-Muster zerstört, wenn es zum Gen-Durcheinander kommt, welches als Folge des Hochregulierens der Gärung entsteht.

Bei all dem Negativen, das wir nun vor uns haben, gibt es einen Umstand, der uns gelegen kommt, weil wir dort angreifen können: Es ist der Umstand, dass die geschädigte Zelle sehr viel Glucose benötigt und ohne reichliche Zufuhr von Glucose zunächst nicht überleben kann!
Zugleich muss gesagt werden, dass eine normale Zelle auch von etwas anderem leben kann, nämlich von Fett, welches zu „Ketonen" abgebaut wird; diese Ketone dienen dann der gesunden Zelle als

122 https://krebsdiaet.dr-kroiss.at/seyfried.html

Nahrung, während die Krebszelle damit nichts anfangen kann. Diese ketogene Diät zeichnet sich dadurch aus, dass man fast keine Kohlenhydrate zu sich nimmt, welche ja alle zu Glucose abgebaut werden. Um der Krebszelle die Nahrung abzuschneiden muss also die Energiegewinnung von KH (Kohlenhydrate) auf Fett als Energiequelle umgestellt werden, wie es beispielsweise in extremer Form beim Fasten geschieht.

Das ist unser erster Therapieschritt. Die „ketogene Diät" schneidet also dem Krebs die Nahrung weitgehend ab. Wenn wir uns die Skizzen weiter oben noch einmal ansehen, so behandelt dies den roten Pfeil. Weil die Glykolyse (Gärung, der rote Pfeil) nur 2 Energieeinheiten aus einem Molekül Glucose produziert, während die grüne, richtige Energiegewinnung etwa 30 solcher Energie-Einheiten produziert hat, benötigt jetzt die (Krebs)-Zelle etwa 15 x so viel Glucose, um am Leben zu bleiben. Selbst wenn man in Betracht ziehen muss, dass man dem Körper nie hundertprozentig jedwede Glucose entziehen wird können, so wird dennoch deutlich, dass man dem Krebs sehr weh tun kann, wenn man ihm diese reichlich benötigte Zufuhr drastisch abschneidet!
Im nächsten Kapitel wird die ketogene Diät genauer beschrieben.

Die Therapie für die Mitochondrien:
Mit der ketogenen Diät haben wir also den ersten, wichtigen Schritt getan. Nun benötigen wir jedoch auch einen zweiten Schritt, nämlich eine Aufmunterung der Mitochondrien, so dass sie ihre Energieproduktion aufrecht erhalten oder gar wiederherstellen können. Ein Organismus, der Krebs hervorgebracht hat und der womöglich auch noch Chemotherapie und andere belastende Therapien mitmachen musste, wird sehr an Energiemangel und an beeinträchtigten oder geschädigten Mitochondrien leiden. Die Wiederherstellung der Mitochondrien ist ein notwendiger zweiter Schritt, dem wir bisher noch nicht genügend Beachtung geschenkt haben:

Es war für mich irgendwie witzig zu erkennen, dass ich bereits viele Jahrzehnte nichts anderes gemacht habe, als Mitochondrien bzw. das Energiepotential des Organismus nach oben zu bekommen. Ich war mir dessen nicht bewusst, habe nur gemerkt, dass es den Patienten besser ging und mich darüber gefreut. Erst durch das Studium von Seyfrieds Arbeit und dadurch, dass ich über dieses Thema Vorträge gehalten habe, ist es mir wie Schuppen von den Augen gefallen: Mit meiner Basisregeneration (Kapitel B6a) habe ich nie etwas anderes gemacht, als die Mitochondrien wieder aufleben zu lassen!!

Meine ursprüngliche Basisregeneration (= „grundlegendes Wiederaufleben-Lassen“) war für Leute mit schlechtem Allgemeinzustand gedacht; sie bestand aus 1) Ernährungskorrektur – meist nur dass die Patienten jeglichen Industriezucker weglassen mussten; 2) genügend breit aufgestellte Vitamine zum Schlucken, und 3) die kleine Eigenblut-Injektion mit Ozon.

Seltsamerweise habe ich diese Therapie schon vor 30 Jahren entwickelt. Ich habe damit bereits gearbeitet, als ich noch kaum Krebspatienten hatte, nämlich um den Menschen mehr Energie zu geben und ihre Gesundheit zu erhöhen – wobei alle möglichen Krankheiten und Halbkrankheiten verschwunden sind. Ich habe nicht viel darüber nachgedacht, habe mich nur gefreut, dass es so gut funktioniert. Die meisten Patienten haben sich bereits nach einigen wenigen Spritzen voller Energie gefühlt... Warum? – Weil ich damit Ihre Energieproduktion rasch nach oben gebracht habe!

Zusätzlich zu diesen theoretischen Überlegungen habe ich bemerkt, dass der Krebs bei denjenigen meiner Krebspatienten besonders lange nicht wiedergekommen ist, denen ich die Basisregeneration (ursprünglich nur zum Zweck des besseren Allgemeinzustandes während und nach Chemotherapie) – zusätzlich zu ketogener Diät - später in der Folge kontinuierlich weiter gemacht habe. Sie sind von selber weiterhin gekommen, weil sie gespürt haben, dass es ihnen mit diesen Spritzen besser ging. Derzeit habe ich einige Patienten, die dauernd für diese Spritze kommen (1 x pro Woche oder alle 2 - 3

Wochen) und bei denen der Krebs nicht wächst. – Ohne es zu wissen hatte ich ihnen eine einfache, hervorragend funktionierende Krebstherapie gemacht, ursprünglich nur, um den Allgemeinzustand anzuheben. Jetzt aber ist mir klar, dass dieses Verfahren mitten in das Wesen des Krebses trifft, nämlich in effektiver Weise gegen das Versagen der Energieproduktion der Mitochondrien wirkt.

Diese Injektionen werden intramuskulär verabreicht. Sie enthalten nur 4 bis 6 Milliliter Blut und ein wenig Ozon-Sauerstoff-Gemisch. Man könnte denken, dass eine normale Ozon-Therapie (in die Vene) ähnliches bewirkt, aber das habe ich so nicht beobachtet. Die meisten Therapeuten machen Ozontherapie, indem sie 50 bis 150 Milliliter Blut anreichern und dann zurück in die Vene fließen lassen, oder sie ozonisieren eine Kochsalzlösung zur Infusion und ähnliche Verfahren.

Jedoch hat sich diese „kleine Eigenblut-Injektion mit Ozon“ für mich als das bei weitem Effektivste herausgestellt. Indem sie intramuskulär verabreicht wird, wird der Organismus zur Aktivität und Reparatur gezwungen, was bei den anderen Verfahren nicht der Fall ist.

Leider ist das bisher Abgehandelte nicht das A und O, sondern nur ein erster Schritt, auch gut geeignet als Begleitung zu „schulmedizinischer“ Behandlung. Wenn man Krebs tatsächlich heilen möchte, wird es offenbar komplizierter, denn die Krebszelle kann sich doch noch auf veränderte Bedingungen einstellen, auch wenn sie leidet. Sie stirbt meistens nicht ganz, sodass Fasten und ketogene Ernährung und meine Injektionen das Leben verlängern und die Verfassung des Patienten verbessern können.

Einer sehr interessanten Ex-Patientin, die ihren fortgeschrittenen Krebs tatsächlich besiegt hatte, verdanken wir weitere Forschungsergebnisse. Lesenswert ist das Buch „How to Starve Cancer“ von Jane Mc Lelland. Derzeit gibt es das Buch leider nur auf Englisch, in den letzten Kapiteln gibt sie genauer an, mit welchen Maßnahmen man erfolgreich sein kann. Wahrscheinlich gibt es inzwischen weitere Verbesserungen und Ergebnisse, die auf ihren Forschungen beruhen. Bitte nachlesen, ist aber leider kompliziert.

Zusammenfassung:

Meist liegt in der Einfachheit am meisten Wahrheit: All die teuren (alternativen) Therapien, Infusionen etc. sind bei weitem weniger wirksam, als diese beiden einfachen Methoden zusammen zu legen, nämlich a) dem Krebs die Nahrung abzuschneiden (wie oben beschrieben mittels ketogener Ernährung) und b) mittels der kleinen Eigenblut-Injektionen mit Ozon den Mitochondrien wieder zu ermöglichen, ihre 56 kj/Mol auf die korrekte Art zu produzieren, so dass die Zellen keine Zuckervergärung als Zusatz oder Ersatz einzurichten brauchen! Zu diesem Verfahren gehören natürlich auch Vitamine (Nahrungsergänzung, Mikronährstoffe), die man durchaus als Präparate einfach schlucken kann. Denn die korrekte Energieproduktion (Atmungskette) in den Mitochondrien kann nur im Beisein der Vitamine des B-Komplexes reibungslos vor sich gehen.
In der praktischen Durchführung ist es keine große Sache, nur einmal in der Woche oder gar nur alle zwei bis drei Wochen zu einer Injektion zu kommen. Das bedeutet sehr wenig Aufwand, weder für den Patienten noch für den Arzt (speziell für mich als Halb-Pensionisten). - Und dennoch ist es eine sehr effektive Therapie!

In akuten Fällen wird das natürlich nicht als Krebstherapie genügen, sondern man wird, speziell am Beginn „schulmedizinische“ Verfahren anwenden müssen, um den Krebs zu eliminieren oder zumindest zu minimieren.

Speziell nach erfolgreicher Chemotherapie gilt es jedoch vor allem, den Krebs unten zu halten, anstatt einfach nur zu warten, bis er wieder groß geworden ist. Das ist die beste Zeit, diese Therapiekombination von „ketogener Diät“ mit „Basisregeneration“ zusammenwirken zu lassen.

Aber auch das Gift der Chemotherapie ist eine starke Attacke gegen noch gesunde Mitochondrien, so dass diese zweite Therapieschiene (Basisregeneration) eigentlich fast zu jeder Zeit notwendig ist, um im Organismus korrekte Energie-Verhältnisse wiederherzustellen und diese intakt zu halten.

Krebs-Ernährung, die Diät bei Krebs[123]

Viele Krebs-Patienten fragen, wie sie sich ernähren sollen. Im Spital erfährt man in der Regel, dass es egal sei und dass man Krebs mittels Ernährung nicht beeinflussen kann. Im Gegenteil: Weil man schon weiß, dass fortgeschrittene Krebspatienten immer mehr an Gewicht verlieren, rät man ihnen, möglichst viel zu essen, sich quasi zu mästen... Ist das gut? Ist das richtig?

Patienten sollten wissen, wie sie sich ernähren sollen, denn man kann in den meisten Fällen sehr viel damit erreichen. Außerdem ist es das Wirksamste, das ein Patient tun kann, wenn er nämlich selber an seiner Gesundheit basteln kann, auch wenn es nur ein erster aber wichtiger Schritt ist.

Ich beziehe mich hier zunächst wiederum auf den oben genannten Professor Seyfried und seinem Werk „Cancer as a metabolic disease" („Krebs als eine Stoffwechsel-Erkrankung"). Diese Arbeit gibt es einstweilen nur auf Englisch, bzw. auf meiner Homepage als einzige Übersetzung, soweit ich weiß[124].

Jedoch wird so eine wissenschaftliche Arbeit offenbar von Onkologen (welche eigentlich für Krebs zuständig wären) nicht gelesen, weil es Grundlagenforschungen sind. Grundlagenforschungen sind Forschungen, woher Krebs kommt, wie er sich verhält und was seine Ursachen sind. Das ist natürlich für jemanden nicht interessant, der bereits anders orientiert ist. Die Onkologen

---

123 Siehe auch die Abhandlung über die Breuss-Kur am Ende des Buches (Kapitel „Einige Therapien") und siehe auch das Kapitel „Ketogene Diät".

124 Der übersetzte Artikel von Seyfried: http://krebsdiaet.dr-kroiss.at/Seyfried.html

arbeiten üblicherweise an einer anderen Art „wissenschaftlicher" Forschung, nämlich wie man bereits vorhandene Chemotherapien oder „Immuntherapien" (wie man jetzt einige Sachen nennt) zu besserer Anwendung bringen kann, bzw. zu überprüfen, ob diese auch bei anderen Krebsarten etwas bringen, als wofür sie bereits auf den Markt gelangt sind. Dies wird natürlich von der Pharma-Industrie finanziert. Neuerdings gibt es für einige Krebsarten „Checkpoint-Inhibitoren", die ebenfalls Hoffnung auf Lebensverlängerung geben.

Es braucht auch tatsächlich niemanden zu interessieren, wie ein Krebs entsteht und wie er sich verhält, wenn man sich auf Behandlungen konzentriert, auf die solche wissenschaftlichen Erkenntnisse keinen Einfluss haben. – Ich schreibe diesen Absatz nicht, um jemanden zu diskreditieren, sondern ich schreibe ihn deshalb, weil ein Patient wissen muss, was er von den unterschiedlichen Anlaufstellen zu erwarten hat und wofür sie geeignet sind. Er muss wissen, wen er wofür gebrauchen kann.

Lassen Sie mich so in dieses Thema einsteigen: Im Jahre 1931 erhielt der Deutsche Biochemiker Otto Heinrich WARBURG den Nobelpreis für Medizin. Er hatte unter anderem entdeckt, dass der Krebs vom Zucker (Glucose) lebt, obwohl genug Sauerstoff vorhanden wäre. (Ich drücke mich hier nicht wissenschaftlich aus, sondern so, dass der Text für Laien gut zu verstehen ist.) Bis heute missachtet man diese Entdeckung in der „Schulmedizin", denn es werden bei Krebspatienten ohne nachzudenken Glucose-Infusionen verabreicht, Patienten nicht vor dem Zuckerkonsum gewarnt, und die offiziellen onkologischen Ernährungsrichtlinien beziehen dieses Grundlagenwissen nicht mit ein. Witziger weise hat man eine Diagnose-Methode erfunden, wie man Krebswachstum erkennen kann, indem man eine markierte Glucose (Zucker)-Lösung in den Kreislauf einbringt; auf diese Weise entdeckt man Zentren im Körper, wo vermehrt Glucose verarbeitet wird, so dass man weiß, dass es sich dort um Krebs bzw. Metastasen davon handelt (PET-Untersuchungen und PET-CT). Man stelle sich vor, dass hier der selbe Mechanismus für eine teure Diagnosemethode angewendet und als „wissenschaftlich“ bezeichnet wird, und dass er NICHT zugleich in die Therapie des Krebses einfließt sondern dort sogar als „unwissenschaftlich“ und „nicht erwiesen“ bezeichnet wird. – Machen Sie sich selber einen Reim daraus, bitte. Wenn man schon aus der Diagnose-Methode weiß, dass Krebs viel Zucker (Glucose) verbraucht, so wäre es der folgerichtige Schluss, ihm möglichst wenig Zucker zu geben, wenn man ihn behindern möchte.

Mit dem sehr schlüssigen und logisch aufgebauten Artikel von Prof. SEYFRIED „Cancer as a metabolic disease“ (Krebs als eine Stoffwechsel-Erkrankung“) hat der Autor sehr, sehr viele Lücken aufgearbeitet, die Warburg zu seiner Zeit nicht wissenschaftlich nachweisen konnte. Die Grundaussage ist es, dass es nicht die Gene sind, die Krebs verursachen, sondern dass es zuerst die Energieversorgung ist, woran die Zelle erkrankt, und erst dadurch entstehen Gen-Veränderungen. Die Gen-Theorie, welche in der heutigen Zeit noch immer favorisiert wird, stützt sich auf Variationen in Genen, die das Auftreten von Krebs erleichtern, was aber nur bei wenigen Krebsarten bzw. Krebs-Fällen so ist. – Also war der überstürzte Schluss: Es liegt bei allen Krebsarten an den Genen. Diese Gen-Theorie hat zu dem Glauben von Ärzten und Patienten geführt, dass man nichts gegen den Krebs tun kann, als zu operieren, zu bestrahlen oder mit Chemotherapie zu bekämpfen, weil es ja an den Genen liege. Jedenfalls könne der Patient nichts zu seiner Gesundung beitragen. Das ist natürlich meistens falsch.

Auch wenn Krebs in seltenen Fällen tatsächlich gänzlich genetisch bedingt ist, und wenn es auch in etwas öfteren Fällen genetische Variationen gibt, welche die Entstehung von Krebs erleichtern, so ist es doch in den MEISTEN Fällen so, dass krebs „am anderen Ende“ beginnt, nämlich bei seiner Ernährung.

Mit der Gen-Theorie als „gültiger Wahrheit“ hat SEYFRIED in seinem Werk aufgeräumt. Wer dieses Buch oder lediglich den Artikel gelesen und verstanden hat, muss nicht mehr überzeugt werden.

Aber der letzte Test ist natürlich immer die Anwendbarkeit. In den letzten Jahren meiner Praxis konnte ich beobachten, dass dieser Ansatz richtig ist, weil ich einige Patienten behandelt habe, bei welchen der Krebs für eine Zeit lang nicht oder kaum wuchs, wenn sie die Ernährungsrichtlinie konsequent angewandt haben.

Grundsätzlich handelt es sich um eine „Calory Restricted Ketogenic Diet“, also um eine Kalorien-begrenzte ketogene Diät.

Wenn man bei Amazon „Ketogene Ernährung“ eingibt, bekommt man eine Vielzahl von Büchern angeboten. Ich kenne natürlich nicht alle, aber ich denke, dass alle verwendbar sind; es gibt auch das eine oder andere, das explizit für Krebspatienten geschrieben ist, es gibt auch etwas für Vegetarier oder Veganer[125].

Was ist „ketogen“?

„Keto“ verweist auf Ketone, „gen“ bedeutet „entstehen“. Es handelt sich als um eine Diät, bei welcher Ketone entstehen. Ketone entstehen aus Fett, nämlich wenn im Körper Fett zur Energiegewinnung herangezogen wird. Obwohl Glucose (Zucker) in Form von Fett gespeichert wird, wird das Fett jedoch nicht wieder zu Glucose abgebaut sondern zu Ketonkörpern! Fett wird also zu Ketonen abgebaut (Azeton, 3-Hydroxy-Buttersäure, Acetoacetat). Wenn man zum Beispiel fastet, so werden diese Ketonkörper aus dem Körperfett als Nahrung verwendet und sie erscheinen auch im Harn. – Auf diesem Stoffwechselvorgang beruhen – nebenbei bemerkt – die Erfolge von Fastenkuren, zum Beispiel der BREUSS-Kur. Fett ist ein ausgezeichneter Energiespender, es enthält mehr Kalorien als Kohlenhydrate (die aber zu Glucose abgebaut werden) und es wird langsamer in Energie umgewandelt. Man kann natürlich auch Fett als Energiespender zuführen (essen) anstatt zu fasten, wo ja die eigenen Fett-Depots langsam aufgelöst werden. Der

---

125 Ketogene Ernährung bei Krebs“, Kämmerer, Schlatterer, Knoll, ISBN 978-3-95814-037-0; dazu empfehle ich „Vegan Keto“, Karina Haufe, ISBN 978-3-7375-8494-4, weil viele Menschen denken, dass die ketogene Diät eine Fleischdiät wäre...

springende Punkt ist es, dass Ketone für die normale, gesunde Zelle ausgezeichnet als Energiespender herhalten können, während die Krebszelle davon nicht leben kann! Wenn auch das nicht alles ist, und wenn auch nicht jede Krebszelle ausschließlich von Zucker lebt, kann man diesen Umstand bei fast allen Krebsarten mit Gewinn einsetzen: Man sollte sich dabei nicht von Kohlenhydraten sondern von Fett ernähren, was die Energie anbelangt. Natürlich gehören auch Vitamine, Gemüse und Eiweiß zur Nahrung, aber das sind nicht die Energiespender. Energiespender sind Kohlenhydrate und Fette. – Die Richtlinie lautet also, dass man keine Kohlenhydrate zu sich nehmen, sondern stattdessen den Energiebedarf durch Fette stillen soll, wenn man den meisten Krebsarten ans Leder will.

Manchen Lesern wird das seltsam vorkommen, wurden doch in den letzten 50 Jahren die Fette verteufelt. Ja. Es hat offenbar jemandem gedient, vielleicht sogar jenen, die davon leben, dass andere krank sind. Die so heftig propagierte falsche Cholesterin-Lehre, der Sie als Patient und wir als Ärzte erlegen sind, und die zu sehr viel Medikamenten-Konsum geführt hat, gibt ein gutes Beispiel dafür ab!

Ich möchte jedoch darauf hinweisen, dass es in erster Linie die kalorien-reduzierte Diät ist, welche man beachten muss. Um Krebszellen die Nahrung wirklich abzuschneiden und vor allem die vielen bereits auf Hochbetrieb laufenden Mechanismen zu bremsen und herunter zu fahren, welche den Kohlenhydrat-Stoffwechsel betreiben und unterstützen, darf man zunächst nur recht wenig essen. Es kommt leider hinzu, dass viele Krebszellen in der Lage sind, auch Glutamin zu verarbeiten, ja sie können sogar ihre eigenen Bruchstücke zur Regeneration verwerten.

Das wäre dann schon eine recht strikte Diät... Aus diesem Grund wird es von Seiten der Patienten sehr unterschiedliche Bereitschaft geben, nämlich inwieweit sie mittels Diät im Bremsen des Krebses zu gehen bereit sind. Einerseits benötigt es sehr viel eigenes Verstehen, damit man eine Theorie in die Praxis umsetzen kann, und zweitens ist es die Frage, wie viel jemand auf Bequemlichkeit zu verzichten bereit ist und heftige Diäten machen will, anstatt dem Arzt die Verantwortung zu übergeben, der es richten soll. Ich denke, dass vornehmlich jüngere Patienten, die ihren Krebs mit großer Entschlossenheit heilen möchten, am ehesten dafür in Frage kommen.

Außerdem: Wenn man sowieso keine Chance mehr hat und wenn es keine andere Möglichkeit gibt, den Krebs zu besiegen, so kann man dem Rat folgen, der sich aus dieser Studie ergibt. Kurz gesagt: Man könnte zuerst fasten und dann langsam in eine dürftige Diät übergehen, so dass das Leben gerade aufrecht erhalten wird. Dabei soll Fett zuerst als „Treibstoff" dienen und mit vitaminreichen, zuckerarmen Nahrungsmitteln garniert werden, vielleicht auch mit Säften oder Smoothies (nur Gemüse, kein Ost) in einer geringen Menge, dass nicht wieder der Kohlenhydrat-Stoffwechsel angekurbelt wird.

Man muss davon ausgehen, dass die normale, gesunde Zelle letztlich eine BESSERE Überlebensfähigkeit besitzt als die Krebszelle. Die Krebszelle ist in hohem Maße vom Kohlenhydrat-Stoffwechsel abhängig, während die normale, gesunde Zelle mehrere Varianten der Energiegewinnung zur Verfügung hat. Dies gibt uns einen Vorteil in die Hand. Mit dem Unterbrechen der Kohlenhydrat-Zufuhr unterbricht man auch die Mechanismen, welche zur Schädigungen der Gene führen, wodurch die ungebremste Vervielfältigung der Krebszelle behindert wird. Hier gibt es noch viele Mechanismen, die einen Mikrobiologen interessieren würden, die aber für die praktische Anwendung nicht so interessant sind.

Hat man mit der Diät erst einmal den Boden geschaffen, so gibt es auch chemische Substanzen, welche in diesen Mechanismus eingreifen und mithelfen, diejenigen Zellen, welche nur oder fast nur von Glucose leben von ihrer Nahrung abzuschneiden. Diese sind manchmal billige Substanzen, deren Patente abgelaufen sind, oder leider keine registrierten Medikamente; wenn wir zu viel Wind darum machen, würden sie verboten werden... - Kürzlich ist ein Heilpraktiker in Deutschland in die Medien geraten, dass er eine Anzahl Patienten umgebracht hätte. Dies war überhaupt nicht der Fall, und eine genauere Untersuchung hat dann ergeben, dass er versucht hatte, todkranke Patienten zu behandeln, die von der Schulmedizin entlassen worden waren, weil sie keine Chemotherapie mehr ausgehalten hätten, und dass diese dann gestorben sind. Die Untersuchungen der Staatsanwaltschaft wurden daher eingestellt, aber die Medien und „das Volk" wissen jetzt, dass man diesen „unprofessionellen, amateurhaften Versuchen" unbedingt das Handwerk legen müsse, womit eine Gesetzesänderung eingeleitet werden soll, damit nur mehr Chemotherapie und teure, letztlich oft nicht wirksame Medikamente erlaubt sein sollen. Denken Sie daran, wenn Sie wieder so etwas hören oder lesen; wahrscheinlich ist es nicht wahr, und die Absicht dahinter ist eine andere. Medien haben Bosse, so dass berichtet wird, was berichtet werden soll.

Es gibt bei manchen Krebsarten noch einen anderen Stoffwechsel, mit dem sich Krebszellen am Leben erhalten können, das ist das Verwerten von Glutamin, und wenn man auch das abschneidet, leider auch von Fett. Um das zu behindern, gäbe es das eine oder andere (nicht zugelassene) Medikament, aber was Sie als Patienten betrifft, empfehle ich gegen die Glutamin-Verwertung den grünen Tee, speziell den Bio-Tee von: "Japan Sencha", Bio (!) Uchiyama. Genügend lange ziehen lassen, viel davon trinken.

Interessant ist auch das Buch „How to Starve Cancer" (Wie man Krebs aushungert). Dort werden diese Verhältnisse genauer beschrieben und vor allem werden Medikamente genannt, welche mithelfen, die diversen Nahrungs-Kanäle des Krebses abzuschneiden.

Wenn man sich also „ketogen" ernähren möchte, so sollte man Bücher mit Rezepten lesen, die Materie verstehen, und sich dann die geeignete Variante selber zusammenstellen. Und bitte beachten

Sie, dass es nicht nur „ketogene Diät“ heißt, sondern - speziell was den Krebs anbelangt - *„Energie-begrenzte* ketogene Diät“. Wenn man es wirklich möglichst effektiv machen möchte, so ist dies etwa so zu verstehen, dass man eine anfängliche Fastenkur macht, ähnlich wie die Breuss-Kur, und dass man dann – anstatt weiter zu fasten – sich über längere Zeit wenig aber Gesundes zuführt, jedoch keine Kohlenhydrate sondern vornehmlich Salate, Gemüse und ein wenig Fett. Damit nimmt man das eigene Leben in die eigenen Hände und wartet nicht darauf, dass andere einem das Leben retten, was sie meist nicht können, wenn der Krebs erst einmal im Körper verteilt und nicht mehr operierbar ist. Wenn Krebs nicht mit dem ersten Schlag entfernt werden konnte, ist er durch die Ärzte meist nicht mehr heilbar; dann finde ich so ein eigenmächtiges Vorgehen als zusätzliche Therapie berechtigt. (Dies soll nicht als Therapie-anweisung verstanden werden, sondern fragen Sie „Ihren Arzt oder Apotheker“!)

Leaky gut

Wörtlich aus dem Englischen übersetzt heißt es: „Durchlässiger Darm“. Bei Schädigung des Darmes in die Richtung eines Reizdarmsyndroms (siehe dort) – ob mit merklich Symptomen oder ohne – besteht bereits ein löchriger Darm, welcher nicht mehr alles im Darm Befindliche ordnungsgemäß verarbeiten kann, sondern wovon Stoffe in den Organismus gelangen, die dort nicht hingehören. Diese Stoffe setzen schon einmal einen nicht bemerkten Schaden in der Leber, können aber auch direkt Beschweren verursachen (z.B. Kopfschmerzen) oder werden mittels Antikörpern aus dem Immunsystem bekämpft, was Immunreaktionen und letztlich auch zu Auto-Immun-Krankheiten jedweder Art führen kann, am häufigsten irgend eine Art von Rheuma.

Obwohl ich in diesem Kapitel nicht viele Worte mache, ist dieses Thema sehr wichtig; ich verweise auf die Kapitel über Ernährung und Darm (B2 und B3) im zweiten Abschnitt dieses Buches. Hier sei nur darauf hingewiesen, dass ein kranker oder halbkranker Darm, auch mit wenig Symptomen, Giftstoffe und selbst Viren in den Organismus durchlassen kann.

In Anlehnung an das Kapitel „Wissenschaft“ möchte ich hier darauf hinweisen, dass „die Wissenschaft“ beginnt, in diese Richtung zu forschen und Knowhow zu etablieren, welches nicht mit der bisherigen „Wissenschaft“ übereinstimmt. Wir befinden uns also hier auf diesem Zyklus am Beginn einer neuen Wissenschaft, die hoffentlich dazu führen wird, dass man den Darm als hauptsächliche Quelle für alle möglichen Krankheiten anerkennt.

„Lymphdrüsenkrebs“, Lymphome (Non Hodgkin Lymphom, „NHL“)

Diese Krebsart zählt zu den wenigen, welche die Schulmedizin in einem recht hohen Prozentsatz mit Chemotherapie vernichten kann.

Nach meiner Meinung unterscheidet sich das Non Hodgkin Lymphom (NHL) von den übrigen Krebsarten, weil ihm sehr wahrscheinlich meistens eine Infektion zugrunde liegt: Das Immunsystem des Organismus (zu welchem das Lymphsystem gehört) wird so lange von einer chronischen infektiösen Belastung traktiert, bis es schließlich „ausrastet“, massenhaft Zellen erzeugt und somit auch Knoten in den Lymphen bildet! Man muss es sich so vorstellen, dass das Immunsystem immer mehr Lymphozyten (Lymph-Zellen) ausbildet, um die Infektion zu bekämpfen, und es immer härter versucht, bis das Lymphsystem – durch die Überforderung – in eine Entartung schlittert. Das ist meine Theorie, denn nicht selten habe ich gesehen, dass Patienten sich nach einer heftigen Chemotherapie nicht mehr erholt haben, weil durch die Therapie nämlich auch die Abwehr zerstört wurde, so dass Fieber aufgetreten ist und eine Infektion sichtbar wurde, die der Organismus nicht mehr kontrollieren konnte.

Da diese Zusammenhänge heute so nicht gesehen werden, erwähne ich es hier. Man muss also unbedingt zur Chemotherapie abwehrsteigernde und schützende Zusatztherapien machen. Ich gebe aber auch zu bedenken, dass hier die leichtere Form der Chemotherapie (IPT) angewandt werden könnte, indem man zuerst Insulin spritzt, die Zellen dadurch öffnet, so dass man wesentlich weniger chemotherapeutische Substanzen benötigt, um einen ähnlichen Erfolg zu erzielen. Damit schont man beim NHL das Immunsystem, den Organismus und den Patienten.

Das NHL spricht sehr gut auf diese Insulin Potenzierte Therapie an, so dass man bitte erwägen sollte, diese Therapieform wenigstens bei dieser Krankheit in die Schulmedizin zu integrieren, auch wenn sie aus der so verhassten „alternativen" Heilkunde kommt und weder von einem Onkologen erfunden wurde, noch von der Pharmaindustrie empfohlen wird.

Auf jeden Fall muss man sich auch um die wahrscheinlich darunter liegende Infektion kümmern, wenn die akute Gefahr erst einmal beseitigt ist, und sei es nur dadurch, indem man die Abwehr in optimalen Zustand bringt und sie dort oben hält (was meistens genügt)!

Das *Non* Hodgkin Lymphom unterscheidet sich vom Hodgkin Lymphom vor allem dadurch, dass letzteres jüngere Patienten befällt. Ob dort auch ein Infekt zugrunde liegt, weiß ich nicht, denn ich habe es aus rechtlichen Gründen nie behandelt: Wenn man bei jüngeren Patienten per „schulmedizinischer" Chemotherapie die Krankheit ausmerzen kann (was fast immer gelingt), haben alternative Verfahren dort mit Recht nichts zu suchen.

Alles andere in „Heilungschancen bei Krebs", Herbig Verlag[126].

---

126 Leider wurde nach 17 Jahren die Produktion des Buches eingestellt, so dass es wohl nur mehr antiquarisch erhältlich sein wird.

Medikamente, Behandlung und „Heilmittel"

Heute werden üblicherweise chemische Medikamente verordnet, und dies steht im Gegensatz zu irgendeinem natürlichen Empfinden von nicht wenigen Patienten, die das gar nicht wollen und die gefühlsmäßig dagegen eingestellt sind. – Woher kommt das, was hat das auf sich?

Wie wir schon in den ersten beiden Teilen dieses Buches darauf hingewiesen haben, sind chemische Medikamente vor allem für akute Zustände konstruiert und daher dort durchaus verwendbar, denn sie sind „gegen die Krankheit gerichtet", bzw. besser ausgedrückt: „Gegen die Krankheits-*Symptome* gerichtet". Und da die „Schulmedizin" hauptsächlich akutmedizinisch denkt, ist es auch verständlich, dass sie diese Art von Medizin verwendet.

Der Fehler liegt also darin, diese Medikamente auch bei chronischen Krankheiten anzuwenden und diese quasi als täglich neu auftretende akute Erkrankung zu betrachten. Diese Sicht ist natürlich falsch und führt dazu, dass chronische Krankheiten nicht geheilt werden, sondern sogar zu „unheilbaren" Krankheiten umdefiniert werden, was natürlich nicht so ist. Dies dient den Herstellern der Medikamente und belastet unser Sozialsystem, welches diese Art von Medizin bedenkenlos unterstützt und heilende Maßnahmen nicht finanziert. Die Hintergründe sind klar, wo doch immer offensichtlicher wird und was auch auf allen möglichen anderen Gebieten des Lebens immer mehr zutage tritt, nämlich dass das Volk finanziell ausgenommen und das Geld zu einigen Wenigen hin transportiert wird. Die staatlichen Instrumentarien (in diesem Fall die Krankenkassen) dienen dazu, diese Umverlagerung des Geldes zu bewerkstelligen.

Aber das ist es nicht wirklich, was ich in diesem Kapitel behandeln will, denn das haben wir bereits an mehreren Stellen mit anderen Worten - wenn auch in anderen Zusammenhängen - besprochen. Auch mich als Arzt hat es nie besonders angesprochen, chemische Medikamente zu verabreichen. Auch betrachtete ich es nie als meine Mission, homöopathische oder andere Heilmittel zu verwenden. Ich tat es natürlich, weil ich es gelernt hatte und weil ich keine andere Lösung hatte, sei es im schulmedizinischen oder im alternativen Sektor. Aber seltsamerweise betrachtete ich es nie als die echte Vorgehensweise bei chronischen Erkrankungen. Ich war auch in meiner medizinischen Ausrichtung immer nur an chronischen Krankheiten interessiert, denn in den akuten Notfällen ist es klar, dass man schnell etwas tun musste, auch mit chemischen Mitteln, um die unmittelbare Gefahr zu bannen. Das war jedoch nicht mein Interessensgebiet.

Sehr früh in meiner Praxis versuchte ich bereits, meinen Patienten klar zu machen, dass sie selber versuchen sollten, ihre Krankheit wieder in Ordnung zu bringen. Ich saß da und erklärte ihnen eine gesundmachende Ernährung und wie sie das machen sollten. Ich investierte viel Energie und verdiente wenig, denn Beratung ist in den Augen von Patienten bei weitem nicht so viel Wert wie Behandlung.

Daraus resultierte eine interessante Erfahrung: Nur ein kleiner Prozentsatz der Patienten folgte meinem Rat, und die meisten dieser wenigen wurden gesund. Fast alle anderen waren davon überrascht, dass ich sie nicht behandelte sondern ihnen den Ball zurückspielte. Das mochten sie gar nicht. Die meisten von ihnen gingen daher nachhause zu Mann oder Frau und hielten mich für einen Spinner, anstatt meinem Rat zu folgen.

Das Resultat war natürlich, dass beide Gruppen selten wiederkamen, so dass ich kaum etwas verdiente: Die einen wurden gesund, bei den anderen bekam ich einen schlechten Ruf, so dass sie mich natürlich auch nicht weiter empfahlen.

Ich hatte damals guten Zustrom, weil ich inmitten aller Schulmediziner von Wien der erste und einzige auf diesem Gebiet war, der den Leuten auf andere Weise als mit Medikamenten half und ich bald dafür bekannt geworden war. Dennoch machte es mich nachdenklich; ich erkannte folgerichtig, dass ich den Erwartungen der Patienten nicht entsprach, nämlich dass sie eine BEHANDLUNG erwarteten, und daher den Ball nicht zurück gespielt bekommen wollten. Das war in den frühen 80er Jahren.

Ein bisschen drastischer ausgedrückt: Die Patienten wollten Behandlung aber keine Lösung ihres Problems. „Besserung" war etwas, das sie sich vorstellen konnten, aber auch nur mittels Hilfe von außen. Es war ihnen fremd, dass sie selber verantwortlich sein und an irgendeiner Schraube drehen sollten...

Ich lernte also daraus und stellte eine Behandlungsmethode zusammen, so dass ich a) die Patienten wie von ihnen erwartet eine BEHANDLUNG bekamen, b) etwas verdiente und c) ihnen dennoch half. Es war etwas Ähnliches zu dem, woraus sich später die „Basisregeneration" entwickelte. Dass dies der Beginn einer genialen Lösung war, wurde mir erst später klar, nämlich als es sich herausstellte, wie viele Zustände damit erheblich besser wurden. Ein weiterer Pluspunkt dieser Vorgangsweise war es, dass die Patienten nun merkten, dass ich ihnen geholfen hatte und sie mir nun leichter glaubten, dass sie weitere Umstellungen ihrer Ernährung oder sonst etwas machen sollten, das ich ihnen empfahl, damit sie gesund würden und vielleicht eventuell gar keinen Arzt mehr brauchten. Dies fiel nun zwar vermehrt auf fruchtbaren Boden, aber die aller meisten hielten sich dann doch nicht lange an meine Ratschläge, ließen die Zügel schleifen und kamen nach 2 – 3 Jahren wieder.

So erfolgreich diese neue Taktik auch war – sie enthielt eine Lüge: Ich entfernte mich nämlich von der grundlegenden Wahrheit, dass die Patienten sich eigentlich selber helfen sollten, dass sie KEINE Therapie, KEINE Behandlung, KEINE Medikamente oder Heilmittel brauchten, um wirklich gesund zu werden, und dass das Einfügen von „Therapie", Behandlung", „Medikamenten" und „Heilmitteln" nur eine unnötige Zusätzlichkeit darstellte. Diese nimmt der Person einfach die Verantwortung aus der Hand!

Aber zugleich führte die „Lüge“ etwas ein, das mir den Lebensunterhalt bereitete, nämlich dass ich daran verdiente.

Man kann als Arzt sozusagen nur daran verdienen, wenn man die Leute (mit chronischen Krankheiten) nicht gesund macht. Ha!

Und die Leute bezahlen dafür, Behandlung zu bekommen anstatt sich selbst gesund zu machen. Ha!

Wenn man also diese völlige Wahrheit anerkennt, wäre die Behandlung durch einen Arzt – was chronische Krankheiten anbelangt – völlig unnötig bzw. falsch, wenn er ehrlich zu sich und seinen Patienten wäre. – Vorausgesetzt es wäre ihm diese Wahrheit bekannt und bewusst.

In der Theorie kann nur der Patient sich selber gesund machen. Nein, nicht nur in der Theorie, sondern auch in der Praxis!

Ob Homöopathie, Allopathie, Antipathie (alles Ausdrücke von Hahnemann) – es ist eigentlich ALLES falsch. Es ist die Idee von *Behandlung* falsch. Denn wenn ein Patient aus Unwissenheit oder Bequemlichkeit oder aus Unvorsichtigkeit oder sonst aus irgendeinem Grund krank wird, so KANN ihn niemand anderer gesund machen als er selbst. Es ist wohl eine BERATUNG vonnöten, so wie ich es in diesem Buch versuche, aber sobald der Arzt die Sache selber in die Hand nimmt, nimmt er sie ja zugleich dem Patienten *aus* der Hand, der der Einzige wäre, der Gesundheit tatsächlich erzielen kann. – Verstehen Sie, was ich meine?

Wir bewegen uns also in der Medizin zwischen den zwei Extremen „völlige Verantwortung auf Seiten des Patienten“ – bis hin zu „völliger Verantwortung auf der Seite des Arztes“. Je mehr sich der Patient selbst engagiert, umso besser sind seine Heilungschancen, aber umso weniger medizinischer Aufwand wird nötig und umso weniger Geld wird umgesetzt. Je mehr Initiative der Patient abgibt, umso mehr hat der Arzt zu tun, umso mehr Aufwand muss betrieben werden, umso mehr Medikamente sind im Spiel und umso mehr Umsatz wird gemacht - und umso schlechter sind die Heilungschancen. Interessant, nicht wahr? – In welche Richtung, meinen Sie, werden wir uns hin bewegen?

Ich hoffe sehr, dass Sie Spaß an diesem Kapitel hatten und einen Gewinn daraus ziehen konnten!

Auf jeden Fall finden Sie hier den Grund dafür, dass ich dieses Buch schreibe und jedem Patienten empfehle, die Grundlagen gut zu verstehen und die Geschicke in die eigenen Hände zu nehmen.

Echte Heilung ist so einfach, dass sie den meisten Menschen zu einfach vorkommt und sie Komplizierteres verlangen.

Medikamente, chemische

In der Regel sind chemische Medikamente dazu geeignet, akute Erscheinungen unter Kontrolle zu bringen, jedoch nicht dazu, um chronische Krankheiten zu heilen.
Die Pharma-Industrie hat die Grenze überschritten, bis zu welcher die Chemikalien zum Wohle der Menschen dienten, als sie ihren Markt zum Zwecke der Behandlung von *chronischen* Krankheiten erweiterten.

Milch

Milch ist eine Nahrung für das Baby, im Falle von Kuhmilch ist es eine Nahrung für Kälber.

Die Nahrungsmittel-Industrie macht es sich einfach. Sie produziert alle möglichen Sachen aus Milch und Getreide, aber sind dies wirklich die Grundnahrungsmittel? Für den Menschen sind sie dies nicht. Milch ist schwer verdaulich für die allemeisten Erwachsenen[127], und das betrifft nicht nur den Milchzucker sondern auch das Milcheiweiß, das zumeist auch noch industriell verändert wird. Wenn man sich „normal" ernährt, so steht der Organismus unter dem ständigen Einfluss dieser unpassenden Substanzen - und wenn es auch nur in kleinen Mengen ist.

Eher die Minderzahl der Menschen vertragen Milch anstandslos. Natürlich wäre Milch und Getreide durchaus zur Ernährung geeignet, aber dadurch, dass beides zum Grundnahrungsmittel wurde und nun täglich und vorwiegend zugeführt wird und nicht bloß hin und wieder, wurde es zum Problem. Wird das Immunsystem ständig mit etwas konfrontiert, so bilden sich Antikörper aus. Wird dies übertrieben, was bei manchen Menschen passieren kann, so kann dies in Auto-Immun-Krankheiten ausarten. Auch die Milch kann also ein Baustein für das Entstehen von Auto-Immunkrankheiten sein. Das ist nur ein Beispiel.

Grundsätzlich sollte man einfach nur bedenken, dass Milch von Natur aus kein Nahrungsmittel für Erwachsene ist und dass sich Folgen aus deren Konsum ergeben können. Es kann sein, dass D´Amato mit seiner Blutgruppen-Diät bei vielen Patienten Recht hat; in diesem Fall ist Milch für die Blutgruppe B ein korrektes Nahrungsmittel. Allerdings habe ich Fälle gesehen, bei welchen das so nicht zutreffend war, die sie also nicht anstandslos vertragen haben. Aber sie könnten auch einen kaputten Darm gehabt haben.

Müdigkeit, Abgeschlagenheit, Ausgebrannt-Sein

So etwas kann drei verschiedene Ursachen haben:

1) Ganz normal, zu viel Zucker oder unpassende Ernährung, Vitaminarmut; über die Zeit entstanden: Logische, folgerichtige Behandlung wie in Basisregeneration beschrieben.

---

127 Ausgenommen für Menschen mit Blutgruppe B

2) Eisenmangel bei Frauen. Seltener, aber grundlegender. Sollte das Ferritin im Blutbefund unter 20 sein, sollte man Eisen-Infusionen bekommen. Erst dann eine Basisregeneration, wenn noch notwendig. Siehe auch Kapitel „Eisen“.

3) Wenn die Symptome stark sind und sich kein Therapieerfolg einstellt, muss man mit CFS rechnen. Chronic Fatigue Syndrom, siehe dort.

Osteoporose

Osteoporose bedeutet, dass die Knochensubstanz abnimmt und die Brüchigkeit zunimmt. Speziell bei Frauen wird sehr streng beobachtet, ob sie genügend Knochendichte haben, und sie werden in großer Zahl zum Einnehmen von Medikamenten angeregt.

Im Alter nimmt die Knochendichte immer ab. Ich meine, dass auch hier eine Industrie am Werke ist, die aus einer Maus einen Elefanten macht. Frauen werden zur Knochendichtemessung getrieben und es werden Normwerte etabliert, die keine Frau halten kann, wenn sie nicht jung und knusprig ist. Wenn sie Kalzium und Vitamin D einnehmen soll (wobei des Vitamin D sowieso zu niedrig dosiert wird), so will ich nichts dagegen haben, aber schwere Medikamente sollten nur wirklich extremen Situationen vorbehalten sein, die es fast nie gibt! Nur sehr, sehr wenige Patientinnen geraten wirklich in Gefahr, Knochenbrüche zu erleiden.

Man sollte das also im Allgemeinen bitte nicht so dramatisch nehmen, wie es von einigen dargestellt wird, die Teil dieser industriellen Bewegung sind! Das Sango-Kalzium dürfte eine gute Möglichkeit sein, die Osteoporose hintanzuhalten. Zucker ist – wie immer – kontraproduktiv, weil er Mineralien raubt!

Bitte lesen Sie auch das Kapitel „Studien“, wo ein Beispiel über Osteoporose angeführt wird.

Paleo-Diät

Paleo deutet auf vergangene Erdzeitalter hin. Sie wird so genannt, weil man sich wie die Steinzeitmenschen ernährt, denn die hatten kaum Kohlenhydrate, sondern sie waren Jäger und Sammler. Unsere derzeitige Ernährung ist viel zu kohlenhydratlastig und vor allem getreidelastig. Bitte lesen Sie das Kapitel „Ketogene Diät", denn die Paleo-Diät ist quasi eine „light"-Ausgabe der ketogenen Diät, siehe dort.

Panik-Attacken

Ich will hier gar keine Spannung aufbauen, sondern gleich auf das Prinzip zu sprechen kommen: Einer Panik-Attacke oder einer Serie davon liegt fast immer eine bestimmte Art von Halbgesundheit zugrunde, die eine Art von Beschwerden verursacht, welche einem lebensbedrohlich vorkommen. Der Patient spürt zumeist Atemnot wie im Kapitel „Atemnot" beschrieben, oder er spürt „Herzbeschwerden" und hat erst einmal berechtigterweise Angst, auch wenn nichts Schlimmes dahintersteckt, aber das weiß er ja nicht. Nun geht er zum Arzt oder kommt ins Krankenhaus. Und jetzt kommt das Problem: Dort kennen sie keine Halbgesundheit und nach den Untersuchungen von Herz und Lunge sagen sie entweder „Sie sind gesund", oder sie sagen „Sie haben nichts" oder sie vermitteln den Eindruck, dass sie sich nicht auskennen und keine Lösung haben, was ja auch stimmt. Das können sie vor einem wachsamen Patienten nicht verheimlichen.

Dies ist natürlich Öl ins Feuer für einen Patienten, der ohnehin schon ängstlich ist. Er kennt sich nicht aus, aber er muss erkennen: die Ärzte auch nicht! Man versucht, ihn zu beruhigen, aber er kann nicht ruhig bleiben, weil er schreckliche Empfindungen hat, gar nichts darüber weiß und jetzt kommen auch noch hilflose Ärzte dazu!

Da ist Panik sehr verständlich. Er geht nach Hause, ihm wurde nicht geholfen, jedenfalls hat er nichts bekommen, was ihm wirklich helfen würde. Es ist daher unausbleiblich, dass sich das wiederholt. Die *neuerliche* Hilflosigkeit der Ärzte trägt dazu bei, dass diese Person jetzt unter „Panik-Attacken" leidet.

Hier bitte ich Sie, das Kapitel Atemnot zu lesen, denn genau das ist die Ursache für Panik-Attacken.

Dies ist ein gutes Beispiel dafür, dass eine kleine Ursache zu großer Wirkung auflaufen kann. Die Ursache ist meist eine Kleinigkeit, aber weil sich die Ärzte nicht auskennen und weil sie nicht helfen können, schaukelt sich der Patient zu Panik auf.

Gleich am Anfang hätten Vitamine oder besser die Basisregeneration die Situation sofort behoben, aber leider kommen solche Patienten erst nach Monaten zu einem kundigen Arzt, nachdem sich diese Situation richtig festgefressen hatte und sie zumeist bereits auf Psychoparmaka-Drogen sind. Ich machte in solchen Fällen natürlich trotzdem eine Basisregeneration. Bei einer guten Anzahl von Patienten verschwanden die Beschwerden auch tatsächlich sofort, und sie waren happy und fühlten sich wiederhergestellt. Anfangs vielleicht noch etwas unsicher, weil sie es nicht glauben konnten, dass nach einer langen Irrfahrt nun mit so einer einfachen Behandlung alles wieder gut sein soll.
Aber bei einigen anderen hat sich die Panik sozusagen verselbständigt. Vor allem diejenigen, welche auf Psychopharmaka sind, leiden an herabgesetzter Empfindung, sind abgestumpft und erkennen nicht leicht, dass es ihnen besser geht. Sie setzen ihre Panik fort, ohne dass diese Beschwerden wirklich da sind. Sie denken ängstlich an die Symptome, die sie jetzt dauernd hatten, und schon spüren sie sie, auch wenn sie in Wirklichkeit nicht mehr da sind. In diesen Fällen ist guter Rat teuer. Dass sie nichts haben, wurde ihnen schon zu oft gesagt. Bei Patienten ohne Psychopharmaka beruhigt sich das alles nach einiger Zeit.

Natürlich beanspruchen die Psychiater dieses Gebiet für sich, denn wenn die Medizin sich nicht auskennt, muss es ja psychisch sein... Das kennen wir schon.
Aber auf keinen Fall sind Panikattacken von vornherein eine psychische Sache. Die Psychiater vermitteln den Eindruck, dass da eine eigenständige Krankheit vorhanden sei, die keine Ursachen hat und die man daher als etwas Eigenes behandeln müsse. Aber so ist es natürlich nicht, denn auch da stecken Ursachen dahinter, die es herauszufinden gilt, und diese bestehen sicher nicht aus einem Mangel an psychiatrischen Medikamenten!
Obwohl man also annehmen könnte, dass Panikattacken von den Erscheinungen her eine psychische Sache seien, waren in meiner Erfahrung primär in überwiegender Mehrzahl die Ernährung bzw. die Lebensführung oder die Wirbelsäule für die Entstehung zuständig. Die Wirbelsäule deswegen, weil sie so ähnliche Symptome hervorrufen kann wie Herzbeschwerden. Und die psychische Seite - die Entwicklung der richtigen Panik - kam erst später dazu, weil der Patient Angst vor dem Unbekannten hatte und es hinzugefügt hat.
Die Fehler der Patienten, sodass es zu Panikattacken kommt, sind zumeist sehr augenscheinlich. Ich hatte einmal einen Patienten, der 12 Tassen Kaffee pro Tag getrunken hat, ein anderer hat zu viel geraucht und sich ohnehin bereits gedacht, dass es etwas mit den Zigaretten zu tun haben muss; seine Hände haben gezittert und kalter Schweiß ist ihm auf der Stirn gestanden.
In den Kapiteln über Ernährung, Vitamine und Basisregeneration, sowie im Abschnitt über Atemnot, oder auch im Kapitel „Herzbeschwerden" habe ich deutlich gemacht, wie es zu solchen Symptomen kommen kann. Solche Symptome kommen wirklich erst, wenn man sich in der Lebensführung ECHT daneben benimmt, wie an den zwei genannten Beispielen. Der einzige Fall, wo es einem nicht ins Auge springt, sind die Zucker-Konsumierer. Für sie ist es normal, einige Familienflaschen Cola pro Tag zu trinken.

Aber Achtung: Ich kannte einige Patienten, die kurz nach einer normalen Herz-Untersuchung einen Herzinfarkt bekommen haben. Daher folgender Rat: Sollten die Erscheinungen trotz Herzuntersuchung und Basisregeneration nicht rasch verschwinden oder trotz Einnahme von Vitaminen wiederkommen, kann es tatsächlich am Herzen liegen und man sollte es sehr genau untersuchen lassen! Das ist selten, man muss aber als Arzt stets ein Auge auf dieser Möglichkeit haben.
Aber im Normalfall trifft auch hier die Maxime zu, dass ein Organismus von sich aus gar nicht anders kann, als gesund zu sein – außer die Person macht etwas falsch und in diesem Fall noch dazu ein Drama draus! An den Therapeuten: Suchen Sie einfach das, was die Person falsch macht, schalten Sie es aus und machen Sie so etwas wie eine Basisregeneration! Es ist furchtbar einfach!

Psychiatrie

Hier sind wir schon bei der nächsten Falle. Nirgends wird es offensichtlicher als in der Psychiatrie, nämlich dass dort das Wort Diagnose nichts mit „durchschauen“ zu tun hat, sondern das Wort nur dazu dient, den Eindruck von Wissenschaftlichkeit zu erwecken und eine oder gleich mehrere Drogen verschreiben zu dürfen. Wenn man etwas auf dem psychischen Sektor durchschauen würde, bräuchte man keine Medikamente sondern würde der Person FOLGERICHTIG helfen.

So, wie es heute gemacht wird, ist es jedoch keine Hilfe, jedenfalls nicht für den Patienten, sondern er gerät immer weiter in den Strudel, mehr oder andere Medikamente zu benötigen, weil es entweder nicht gleich „hilft“, oder weil man nach einer Weile mehr davon braucht, um das Problem zu unterdrücken. Dabei werden die Symptome, welche im Laufe der „Behandlung“ auftreten, nicht als Nebenwirkungen der Medikamente erkannt sondern der „Krankheit“ zugeschrieben, was weitere Behandlungen rechtfertigt. Daher der „Strudel“.

Demgemäß hat man zum Beispiel auch den Piloten, der damals das Flugzeug mit all den Kindern absichtlich in die Alpen gerammt hatte, als psychisch krank bezeichnet und diesem Umstand die Schuld am vielfachen Mord, Kindesmord und Selbstmord zugeschrieben, anstatt den Drogen, welche der Psychiater verschrieben hatte. Es ist ja bekannt, dass Drogen das Verantwortungsbewusstsein bis hin zur Gleichgültigkeit herabsetzen und ausschalten, aber weil die Gesellschaft dem Psychiater zubilligt, der Experte in Sachen Psyche zu sein, wird nicht gesunder Menschenverstand gebraucht, sondern es wird blindlings dem „Experten“ vertraut, der nicht einmal weiß, was die Wörter „Diagnose“ oder „Hilfe“ bedeuten. So haben wir uns lange Zeit von Scharlatanen etwas vormachen lassen. Damit sollte jetzt bitte bald Schluss sein!

Ich mache hier Schluss, sonst gehen die Pferde mit mir noch durch...

Psychopharmaka

Psychopharmaka werden nicht nur von Psychiatern, sondern auch von anderen Ärzten verschrieben, daher ein paar elementare Punkte dazu:

Psychopharmaka sind Drogen, die nicht als illegal erklärt wurden. Sie sind nie eine ursächliche Behandlung, sie sind immer nur ein Drüberstreichen mit Farbe, ohne die wirkliche Ursache zu behandeln.

Daher trifft alles zu, was wir in anderen Bereichen der Heilkunde schon besprochen haben, nämlich dass sich darunter die Situation weiter verschlimmern darf, und sich eine weitere Spirale entwickelt. Tatsächlich fallen diese Substanzen unter den Begriff „Droge“. Ähnlich wie Straßendrogen verändern sie das Bewusstsein, manchmal in die Richtung, wie man es haben will, manchmal ganz anderswo hin. Man darf nicht vergessen, dass dies eine doppelte Falle ist. Zum einen machen sie niemanden gesünder, zum anderen wird man – wie bei Straßendrogen – mehr und mehr davon benötigen, um die Drogenwirkung aufrecht zu erhalten. Da Drogen auch an sich haben, dass sie Entzugssymptome machen, wird man sehr schwer davon loskommen, oft schwerer als von Straßendrogen. Drogen haben auch eine „Entzugszeit", das ist die Dauer, in der eine Person beim Absetzen süchtig darauf bleibt. Es kann sein, dass eine Droge eine kurze oder eine lange Entzugszeit hat. Beispiele sind Nikotin (schwache Droge aber lange Entzugszeit) oder Heroin; letzteres hat zwar starke Entzugserscheinungen aber eine sehr kurze Entzugszeit. Es wäre sehr leicht, Heroinsüchtige (die es wollen), davon zu entziehen, es dauert nicht lange, aber den „Experten" (Psychiatern) ist es lieber, ihnen eine Ersatzdroge zu geben, nämlich Methadon, welches eine sehr lange Entzugszeit hat, wovon die Süchtigen also gar nicht mehr loskommen, aber ab nun für immer in psychiatrischer Obhut bleiben. - Sie können sich selbst zusammenreimen, wem das dient.

Zugegeben: Es ist manchmal, in seltenen Fällen, angezeigt, kurzzeitig Psychopharmaka zu verabreichen, ähnlich wie die Maxime lautet: Im Akutfall „Schulmedizin"; aber da die Psychiater auch für die chronische Situation nichts als Psychopharmaka vorgesehen haben, beginnt man meist mit der ersten Einnahme schon eine lebenslang dauernde Behandlungskarriere.

Und noch etwas ist zugegeben: Manche Patienten leben gut mit einer psychischen Droge. Sie sagen, es gehe ihnen besser. Wahrscheinlich geht es ihnen auch besser, als wenn sie versuchen würden, die Droge abzusetzen oder etwas im Leben zu reparieren. Nach meiner Beobachtung sind es ältere Menschen, die nichts Neues mehr wollen und gerne in einer gewissen Apathie leben. Jüngere Menschen sind nicht für eine Apathie gebaut, daher sollten sie nicht unter psychiatrische Drogen gesetzt werden.

Reizdarm-Syndrom, chronisch entzündlicher Darm

Diese beiden Ausdrücke unterscheiden sich nur an ihrem Schweregrad.

Etwa die Hälfte aller Europäer ist im Darm halbkrank oder krank. Die andere Hälfte ist halbgesund. Ganz gesund ist man selten. Das Reizdarm-Syndrom bedeutet Halbgesundheit in diesem Bereich und ist sehr üblich. Aber man nimmt die Erkrankung oft gar nicht wahr, weil man sich daran gewöhnt hat. Was man hingegen wahrnimmt, das sind die Beschwerden, welche durch den halbkranken Darm verursacht werden. Das kann fast alles sein, von Verstopfung, Völlegefühl, Blähungen, Kopfschmerzen, Hormonproblemen, Akne, Ekzeme, Auto-Immunkrankheiten, Alzheimer, Depressionen und Stimmungsschwankungen, Arterienverkalkungen, Mangelernährung, Fettsucht und natürlich Leberleiden, um nur einige zu nennen.

Den chronisch entzündlichen Darm kann man sozusagen als Halbkrankheit (eine etwas stärkere Stufe der gleichen Erkrankung) bezeichnen. Diesen spürt man mehr, bis hin zu „schulmedizinischen Diagnosen", wie Morbus Crohn und Colitis ulcerosa, weil sie dann deutlich als eigene Erkrankungen nicht mehr übersehbar werden.

Die heilkundliche Handhabe (nach einer eventuellen Akutbehandlung) ist natürlich eine erhebliche Korrektur der Ernährung und das langfristige Züchten der richtigen Bakterienflora. Man wird sich mit der Ernährung „einschleichen" müssen, weil der Darm ja empfindlich ist und nicht alles verträgt. Aber es dauert. Wenn man das alles wirklich in Ordnung bringt, kann man auch Rheuma und all die anderen Krankheiten verbessern oder heilen, welche aus dem Darm entstanden sind.

Die ideale Bakterienflora besteht aus 100 Billionen Keimen und vor allem aus etwa 500 verschiedenen Arten.

Bakterientötende Substanzen wie Antibiotika und Konservierungsmittel, sowie die heute übliche Ernährung sorgen beim modernen

Menschen dafür, dass sowohl die Anzahl der Keime als auch die Anzahl der Arten um ein Vielfaches gesunken ist, was allen möglichen scheinbar unterschiedlichen Krankheiten Tür und Tor öffnet. Ich habe Patienten erlebt, bei welchen der Darm durch Antibiotika oder Chemotherapie (ich kann mich nicht genau erinnern) quasi vollständig zerstört wurde, sodass die Person nichts mehr ohne Probleme essen konnte.

Wenn ich von Ernährung spreche, so sollte man bei einem geschädigten Darm sehr wenig essen, etwa vorsichtige Trennkost über mehrere Wochen, oder anfangs fasten! Denn Fasten kann für den Darm sehr regenerativ sein!

Rheuma, rheumatische Arthritis

Im Volksmund versteht man unter „Rheuma“ alle möglichen Beschwerden des Bewegungsapparates, aber in medizinischer Sichtweise handelt es sich hier um eine allgemeine entzündliche Erkrankung.

In unserem Sinne ist es jedoch nicht wirklich eine Entzündung, so wie wir es definiert haben, also nicht so wie Lungenentzündung, Bronchitis, Blasenentzündung, etc. Das wären wirkliche, simple Entzündungen.

Die rheumatische „Entzündung“ ist eine Entzündung, bei welcher bereits vorher Dinge passiert sind, die erst in zweiter Linie zu einer „Entzündung“ führen[128]. Diese zwei Dinge muss man unterscheiden, weil sie sehr unterschiedlich behandelt werden müssen. Während einfache Entzündungen (als Gegenreaktion auf Bakterien oder Viren) meist von selber ausheilen oder mittels Abwehrsteigerung zur Ausheilung gebracht werden können, indem der Organismus mittels Entzündung sowieso beim Reparieren ist, so verhält es sich beim Rheuma anders.

---

128 Siehe „Auto-Immun-Erkrankungen“

Beim echten Rheuma ist das Immunsystem zuvor so lange traktiert worden, dass es schließlich – irgendwie sozusagen aus Verzweiflung – gegen alles Mögliche Entzündungen erzeugen kann, wogegen es ursprünglich gar nicht kämpfen wollte, nämlich gegen körpereigenes Material, meist im Gelenksbereich. Es handelt sich also eigentlich um eine Auto-Immun-Erkrankung[129].

Das althergebrachte typische Beispiel ist das Rheuma, nachdem man zu lange Zeit eine eitrige Entzündung hatte. Das Immunsystem bildet „Kämpfer" aus und bildet Kämpfer aus und bildet Kämpfer aus... - bis es zufällig auch Kämpfer ausbildet, welche gegen körpereigenes Material gerichtet sind. Diese Entzündung ist dann genauso schwer wieder loszuwerden, wie es schwer ist, ausgebildeten Polizisten klarmachen zu wollen, dass sie ab jetzt die Motorradfahrer wieder unbehelligt fahren lassen sollen.

Die heutige Zeit zeichnet sich dadurch aus, dass viel mehr versteckte Fallen auf uns warten, als es früher der Fall gewesen ist. So gibt es zum Beispiel viel mehr Impfungen und vor allem Gifte in Umwelt, Nahrung und Chemikalien anderer Art, die man zu sich nimmt (auch Medikamente), die allesamt vom Immunsystem als Angriff gewertet werden können, gegen den etwas unternommen werden müsse, und die auch den Darm (als Krankheits-Ursache) in Mitleidenschaft ziehen. Das entzündliche Rheuma ist also quasi ein Irrtum des Immunsystems, weil es sich zunächst gegen etwas wehren muss, gegen das es im Augenblick keine Lösung hat, was sich dann leider wie beschrieben ausweitet. Weil es zu viele unbekannte Feinde gibt, zu viele kleine unbemerkte Entzündungen und kleine chronische Krankheiten, und weil dem Organismus überdies meist die Unterstützung in Form von guter Ernährung und Vitaminen fehlt, kann so ein Rheuma heute leichter zustande kommen als früher. Genetischen Ausgangslagen können so viel eher zum Tragen kommen, als es früher der Fall gewesen ist.

---

129 Bei einer Auto-Immun-Erkrankung attackiert das Immunsystem körpereigenes Material, siehe dort.

Bitte lesen Sie jetzt das Kapitel „Autoimmunkrankheiten", weil das entzündliche Rheuma dazu gezählt werden muss.

Ich bin ungern in der Lage, alles genau erklären zu müssen, nämlich Erklärungen zu liefern, ohne helfen zu können, wie es „Experten" sonst so oft tun. Ich hatte allerdings einmal ein Medikament zur Hand, mit welchem ich fast jedes Rheuma heilen konnte und ich wußte nicht warum. Es hieß Arthrisinal, war eine stinkende Bakterien-Aufschwemmung, entwickelt von dem Deutschen Pharmazeuten Wilhelm von Bremer vor dem 2. Weltkrieg, was ich zusammen mit Thymus zweimal wöchentlich intramuskulär injizierte. Nach 8 Wochen war das chronisch entzündliche Rheuma zumeist anhaltend weg. Als ich dieses Medikament wieder einmal nachbestellen wollte, erfuhr ich, dass die Firma von den Behörden geschlossen worden war. Nach langer Suche fand ich endlich, wem das Patent jetzt gehörte, aber man versicherte mir, dass man es nicht mehr herstellen dürfe, nur mehr in homöopathischer Verdünnung (wo es nicht mehr wirkt)[130].

Auch der Thymus als Frischzelle ist jetzt verboten, zumindest in Österreich.

Heute wird einem nichts anderes übrig bleiben, als nach den Ursachen zu suchen und die Grundmaßnahmen durchzuführen. Als Ursachen kommen chronische Infekte in Frage, Impfungen, Schwermetalle, Gifte aller Art, das Gluten des Getreides und vor allem der kranke Darm! Allerdings hilft es noch nicht wirklich, etwa das Gift als Ursache auszumachen, denn wenn man es jetzt entfernt, so bleibt der inzwischen aktiv gewordene Mechanismus weiterhin aktiv, nämlich die vorhandene Abwehr, die weiterhin „Polizisten" (bereits seit längerem vorhandene Antikörper) ausschickt... Aber wenn es vom Darm oder dem Getreide herrührt, haben Sie gute Chancen, das Rheuma langsam zu verlieren, wenn Sie den Darm nachhaltig gesund machen!

---

130 Firma Sanum, BRD

Als Rat für Betroffene kann ich hier also nur geben, sich das Buch gut durchzulesen, sich diejenigen Punkte anzustreichen, von welchen Sie denken, dass sie auf Sie zutreffen oder zutreffen könnten – und dann entsprechend zu handeln. Auch die Lektüre von Dr. Bruker ist anzuraten, wobei ich empfehle, den Weizen mit Dinkel zu ersetzen.

Behalten Sie im Auge, dass ein Organismus nicht anders kann als gesund zu sein, und dass er nur krank werden kann, wenn man etwas falsch gemacht hat. Damit ist leider auch gemeint, wenn man ohne es zu wissen, Schwermetalle oder andere Gifte zu sich nimmt... Finden Sie heraus, was Sie (als Patient) falsch gemacht haben und korrigieren Sie es! Sie brauchen dazu zwei Dinge: 1) den Idealzustand als Orientierung und Maßstab für Ihre Lebensführung, und 2) wahrscheinlich einen (oder mehrere) Ansprechpartner. – Meist braucht man Ansprechpartner, um selbst etwas herausfinden zu können. Der Ansprechpartner soll nicht derjenige sein, von dem Sie sich sagen lassen, was Sie denken oder tun sollen, sondern er soll nur ein Kommunikationspartner mit gutem Verständnis der Situation sein, damit Sie selbst besser herausfinden können, was für Sie richtig ist! Es kann durchaus ein Arzt sein, ist aber nicht notwendig; ein Arzt will meist selbst zu sehr behandeln, aber ich meine, dass die Haupttätigkeit beim Patienten selbst liegen muss.

Es kann notwendig sein, sich von Schwermetallen oder anderen Substanzen entgiften zu lassen.

Schwermetalle

Schwermetalle wurden mehr und mehr zum Problem, und dieses Problem ist in der heutigen Medizin noch nicht angekommen, was eine *chronische* Belastung betrifft. Speziell Quecksilber, Blei und Aluminium. Sie können hinter allen möglichen Beschwerden und Krankheiten stecken, oft auch in Kombination mit anderen Ursachen, speziell Fehlern in der Lebensführung.

Glücklicherweise gibt es einfache Ausleitungen. Quecksilber kann man oral mit DMPS oder DMASA in Kapselform ausleiten, Blei mittels EDTA in Infusionen.

Es gab einen Schweizer Arzt, der eine Forschung gemacht hatte: Sein Ort lag an einer viel befahrenen Straße und hatte zwei Ärzte. Damals war Blei im Benzin enthalten. Der eine Arzt machte bei allen seinen Patienten eine Ausleitung mit EDTA, der andere nicht. Die Patienten waren bunt durchgewürfelt, also alle wohnten mehr oder weniger an der Straße. Es zeigte sich, dass die Patienten mit den Ausleitungen wesentlich seltener an Krebs erkrankten!

Das ist natürlich nicht so zu verstehen, dass Blei die Ursache von Krebs ist, sondern dass Schwermetalle die Gesundheit untergraben und es daher wesentlich leichter zu Folgeerkrankungen kommt; „die eine Erkrankung kann von unterschiedlichen Ursachen herrühren", siehe Kapitel A dieses Buches.

Ich hatte einmal etwa 100 bis 150 Patienten nach Quecksilber untersucht, weil es damals sehr viel Amalgam gab. Das interessante Ergebnis war, dass es nicht die Menge an Plomben war, welche zu erhöhtem Gehalt an Quecksilber geführt hatte, sondern es war der Zuckerkonsum. Für mich war dieses Resultat so zu deuten, dass Zucker Mineralien entzieht und somit das Quecksilber „eingeladen" wurde, sich statt der Mineralien im Gewebe einzulagern.

Ich hatte Patienten mit den unterschiedlichsten Erscheinungen, wie Dickdarmentzündung, Enddarm-Entzündung, Hautekzeme, Rheuma und viele andere Krankheiten, die allesamt durch eine Ausleitung mit DMPS verschwunden sind.

Seltsame Beschwerden – Nicht registrierte Krankheiten

Viele Menschen finden beim Arzt keine Lösung für ihre Beschwerden. Sie fallen in keine Kategorie der heutigen Medizin. Sie haben zumeist keine Krankheits-Namen, oder sie haben Namen aber man hat keine Lösung. Durch den Umstand, dass man Krankheiten in Kategorien einteilt anstatt richtige Diagnosen (Forschung nach Ursachen und folgerichtige Überlegungen) zu machen, gibt es einerseits viele „unterschiedliche" Krankheiten (obwohl sie sehr häufig die gleichen Ursachen haben) aber anderseits fallen alle diejenigen durch den Rost, die NICHT registriert und bekannt sind. Sollten Sie also an etwas leiden, was die Ärzte nicht einordnen können, dann verlieren Sie bitte nicht die Hoffnung. Wenn kein Verdacht auf eine Auto-Aggressions-Krankheit vorliegt, machen Sie einfach eine Basis-regeneration, so wie sie hier beschrieben wurde. Vielleicht muss man sie etwas länger machen (mehr als 6 Injektionen) und je nach Situation einige zusätzliche Bestandteile hinzufügen, zumeist was den Darm betrifft. Das würde schon einmal in vielen Fällen helfen.

Unter uns gesagt: Es gibt sehr viel mehr ungelöste Fälle, als man glaubt, und zwar genau aus dem einfachen Grund, dass man in der „wissenschaftlichen" Medizin keine Diagnosen im wirklichen Sinne des Wortes mehr durchführt. Wenn der Arzt dann auf etwas trifft, das nicht registriert ist, ist er hilflos. Leider glauben Ärzte zudem, dass es gegenwärtig gar nichts Unbekanntes mehr gibt, und wenn ein Patient ungewöhnliche Beschwerden schildert, muss es daher psychisch sein... In den aller meisten Fällen ist es jedoch NICHT so, sondern es besteht eine körperliche Krankheit! Man muss sie nur mit einem guten Verständnis der Zusammenhänge entlarven und erfinderisch behandeln. - Auch die Möglichkeit von versteckten Infektionen nicht vergessen!

Sterben

Dieser kurze Beitrag gehört eher zum Kapitel über Krebs; es steht hier, weil ich für Sie das Alphabet zum besseren Auffinden verwende. Man versteht unter „Sterben" gemeinhin den Vorgang, dass das Leben aus einem Organismus weicht. Eine wichtige Frage wäre es, zu definieren, was „das Leben" ist, aber das steht auf einem anderen Blatt. Hier möchte ich Ihre Aufmerksamkeit auf den Umstand lenken, dass eine Person zumeist viel früher beginnt zu sterben, als wenn sie tatsächlich stirbt. Wenn sie nicht ein Unfall ereilt, stellt sie die Weichen viel früher, und zwar selbst. Manche Leute beginnen mit 30 Jahren zu sterben, das ist nichts Mystisches. Es gibt offensichtliche und versteckte Umstände: In einem Fall einer Person etwa, die genügend Zigaretten raucht, wird sie sicher schon früher gewusst haben, dass dies die Gesundheit schädigt, sich aber zu irgendeinem Zeitpunkt ihres Lebens so etwas wie das gesagt haben: „Ach, was interessiert mich, was im Alter sein wird, dann werde ich eben krank…“. Sie hat diese Berechnung in ihr Leben miteinbezogen, die sie später, vielleicht viel später, bezahlen muss. Später hat sie also die Rechnung zu begleichen, so wie sie es selbst damals gesagt, ja vielleicht sogar vorbestimmt hatte; sie hat ihr Ableben mit dieser früher gedachten Aussage eingeleitet. Dasselbe gilt für Schleckermäuler, die zu Diabetikern werden und denen Arterien zugehen, oder für Leute, die Drogen nehmen, keinen Sport betreiben, usw. Keine Sorge: Nicht alle diese Dinge führen automatisch zu Krankheit und Tod, aber ich möchte hier nur klar machen, dass das Sterben viel früher beginnt, als man gemeinhin denkt. Wie im Kapitel über Krebs angedeutet, können einschneidende Dinge im Leben einer Person geschehen, woraufhin sie in genügend hohem Ausmaß aufhören kann nach Überleben zu streben.

Das Sterben beginnt nicht nur früher, sondern auch im eigenen Denken.

Wie oft schleppen die Töchter und Söhne ihre Mütter oder Väter von Arzt zu Arzt, weil sie selbst nicht ans Sterben denken und nicht akzeptieren möchten, dass eine andere Person dem Ableben entgegengeht. Die Kinder übersehen da, dass das Sterben für Mutter oder Vater in Ordnung geht, bzw. dass die verborgenen früheren, aber fortbestehenden Gedanken dieses Ableben verursachen.

Eine Person, die nicht gegen das Sterben ankämpft, stimmt zumindest damit überein oder ist sich sogar „irgendwie“ bewusst, dass sie es eigentlich selbst so beschlossen hat und es daher Sinn macht. Und so macht es für die sterbende Person oft gar keinen Sinn, sich großartigen Therapien zu unterziehen; sie tut es für die Kinder.

Oftmals wundern sich Ärzte, warum die Patienten trotz der Therapie dennoch sterben... - Man kann nicht über das Leben eines anderen bestimmen.

Das Sterben ist also ein Prozess, der meist wesentlich früher beginnt, als es den Anschein hat, und es läuft entlang dem Denken der Person. In so einem Fall muss der Angehörige es Mutter oder Vater erlauben, auch wenn das weh tut. Das Beste ist es dann, nett zu sein, die täglich notwendige Fürsorge zu leisten und dem Patienten nicht den Eindruck zu vermitteln, dass man leidet. Man tut es dem Patienten zuliebe, kann fröhlich sein und Spaß haben. Wenn das so ist, sterben sie später und leichter als wenn sie wissen, dass sie ein Problem für die Angehörigen sind.

Strophanthin

Ich nehme dieses Medikament hier in die alphabetische Liste auf, damit man es unter den Stichworten finden kann.

Strophanthin ist ein altbekanntes und früher hochgeschätztes pflanzliches Herzmittel, welches sehr vielen Patienten entscheidend geholfen hat. Ich habe dieses Medikament, als es noch zu Injektionszwecken von der Pharma-Industrie bereitgestellt worden war, als Famulant bei Patienten injiziert, die an schwerer Herzinsuffizient gelitten haben. „Herzinsuffizienz“ bedeutet, dass das Herz nicht mehr in der Lage ist, das Blut gut genug in den Kreislauf zu pumpen; „insuffizient“ bedeutet „ungenügend“. Dabei erweitert sich das Herz, weil es nicht mehr alles Blut aus dem Herz-Innenraum in den Organismus hinaus drücken kann. Das Strophanthin unterstützt den

Herzmuskel dabei, seine Arbeit auszuführen. Ich habe mittlerweile sehr viele Patienten damit behandelt und habe fast nie jemanden gefunden, dem das nicht in erstaunlicher Weise geholfen hätte!

In der Folge hat die Pharma-Industrie damals die Produktion eingestellt, und es wurden Kampagnen gestartet, die uns Ärzte davon informiert haben, dass dieses Mittel schlecht sei. Stattdessen wurde als eine Art „Konkurrenz-Produkt" Digitalis eingeführt, das den Vorteil hatte, dass man es in Kapsel- oder Tablettenform verabreichen konnte. Erst kürzlich ist das Strophanthin wieder in den Vordergrund getreten, weil ein Dr. Debusman es „ausgegraben" und die Vorteile neu entdeckt hat.

Wegen der vergangenen Kampagnen, an die ich mich erinnern kann, hatte ich zu Anfang Sorgen, etwas zu verordnen, das nicht „wissenschaftlich anerkannt" ist, weil man sich damit in rechtliche Schwierigkeiten begeben kann. Es war auch tatsächlich in der medizinischen Literatur sehr stark Stimmung dagegen gemacht worden, so dass man als Arzt den Eindruck bekam, dass dieses Mittel deswegen vom Markt geraten war, weil es zu gefährlich ist, es zu verordnen.

Aber ich muss jetzt bestätigen, dass dies überhaupt nicht der Fall ist, und daher muss auch ich davon ausgehen, dass die pharmazeutische Industrie diese Hetzjagd auf das Strophanthin deswegen durchgeführt hat, um ihre eigenen Mittel in den Vordergrund zu spielen und die Gabe dieser Mittel anstelle des Strophanthins zu rechtfertigen. Denn das Strophanthin kann nicht wie die anderen pharmazeutischen Herzmittel als Kapsel oder Tablette verabreicht werden, weil die Substanz „verdaut" wird. Es muss entweder gespritzt oder durch die Mundschleimhaut aufgenommen werden. So wurde das Digitalis und andere Medikamente zu den „wissenschaftlichen" und „erlaubten" Medikamenten bei Herzschwäche gemacht, aber nach meiner Beobachtung ist das alles nicht mit der Wirksamkeit des Strophanthins zu vergleichen. Ich bevorzuge es, das Strophanthin als Tropfen zu verordnen, welche zwei Minuten im

Mund (unter der Zunge) zu behalten sind, weil die Tropfen sehr leicht in der Dosis zu steigern sind, bis ein Patient bemerkt, dass er die für ihn ideale Dosierung erreicht hat. Auch die vielen Warnungen kann ich überhaupt nicht bestätigen.

Bitte gestatten Sie mir noch eine Bemerkung bzw. Warnung: Ich habe Patienten, die wegen Verkalkung der Herz-Arterien zur Operation vorgesehen waren, und die aufgrund der hervorragenden Wirkung des Strophanthins die Operation oder das Einsetzen von Stents[131] abgesagt haben, weil sie keine Beschwerden mehr hatten. – Dies ist nicht berechtigt, weil in diesem Falle das Strophanthin nicht die ursächliche Therapie ist! Es verbessert lediglich die Leistung des Herzmuskels, aber es öffnet natürlich nicht die verschlossenen Arterien. Bei der Verkalkung der Herz-Arterien bekommt der Herzmuskel wegen der Verengungen nicht genügend Blut, und DAS muss repariert werden. Es ist zwar richtig, dass der minderversorgte Herzmuskel nun unter dem Strophanthin besser arbeitet, aber man muss bedenken, dass eine bereits fortgeschrittene Verkalkung jetzt im Hintergrund weiter fortschreitet, so dass die Gefahr eines tödlichen Herzinfarktes weiter besteht bzw. sogar im Hintergrund ansteigt. Ich schreibe daher in diesen Fällen auf das Strophanthin-Rezept die Bemerkung dazu: „bis zur empfohlenen Herz-Operation einzunehmen“. Dies geschieht zwar zu meiner eigenen Sicherheit, aber es ist auch tasächlich so gemeint. Natürlich könnte man gegen die Verkalkung eine Chelat-Therapie dazu machen, aber leider geht es den Patienten plötzlich besser, sodass sie weder dazu noch zu einer Operation zu motivieren sind.

Studien (wissenschaftliche Studien)

Die meisten Menschen – wenn sie keine Ärzte sind – meinen, dass Studien dazu dienen, um herauszufinden, wo eine Krankheit

---

131 Stent: aus dem Englischen: ein Röhrchen wir in die verengte Arterie eingeführt, so dass der Blut-Durchfluss wieder stattfinden kann.

herkommt, was ihre Ursache ist oder wie sie konstruiert ist, damit man sie heilen oder besser Abhilfe schaffen kann.

Auch ich hatte mir das in meiner Einfalt so vorgestellt, bevor ich draufkam, dass dem heute im Allgemeinen nicht so ist. Solche Studien würde man Grundlangenstudien nennen, wohingegen Studien heute in der Medizin meistens dazu dienen, Medikamente auszuprobieren.

Nun gut, so ist es eben. – Und was hat es damit auf sich?

Da sich die meisten Ärzte auf Studien verlassen und ihr Wissen aus deren propagierten Ergebnissen ziehen, und da Studien fast immer die Grundlange für eine Behandlung bilden, die Ihnen (als Patienten) angeboten wird, ist es auch für den Endverbraucher nicht unwichtig, ein wenig darüber zu wissen.

Studien machen die Medizin schrittweise zu einem starren Mechanismus, der er geworden ist, und zu einer Medikamentenmedizin.

Solche Studien, wo einige hundert Menschen mit einer bestimmten Methode behandelt werden, durchlaufen einige Stationen. Als aller erstes sollte man wissen, dass sie sehr viel kosten; damit fallen schon einmal alle zukünftigen Therapie-Verfahren aus, womit man kein Geld verdienen kann; mit denen wird man keine Studien machen. Es muss also eine Situation gegeben sein, wo eine Firma sich sagt: „Ich investiere ein paar Millionen in eine Studie, denn danach kann ich einige Milliarden verdienen". Zum Beispiel gibt es (wie unter „Krampfadern" beschrieben) eine Methode, wo man mit Kochsalzlösung veröden kann. Kochsalzlösung kann nicht patentiert werden, weil es eine natürliche Substanz ist, jeder kann sie herstellen – wer würde da eine Studie finanzieren? Niemand.

So dienen heute diese üblichen Studien zumeist dem Geschäft. Es wird eine Studie gemacht, um etwas auf den Markt zu bringen. Ohne Studie kann nichts mehr auf den Markt kommen, so ist es geregelt!

Gesunder Menschenverstand wäre kein Argument. Dass etwas sehr viel einfacher, besser, billiger oder natürlicher, mit weniger Nebenwirkungen wäre, wobei der Patienten nicht von der Arbeit wegbleiben müssten, ist kein Argument. Gemeint ist als Beispiel wieder die Krampfadern-Verödung mit Kochsalzlösung. – Ich habe nachgefragt. Die Antwort war: Ohne Studie gibt es keine Genehmigung (von der Kasse bezahlt zu werden). Nur etwas mit Studie gehört zur offiziellen Medizin. So hat sich die Industrie ihr Monopol etabliert.

Früher ist man mit einfachen, billigen Mitteln ausgekommen, man hat etwa mit 70-prozentigem Alkohol desinfiziert. Jetzt muss man mit gekauften Isopropylalkohol-Tupfern desinfizieren, denn es wurde eine Studie gemacht. Es werden also natürliche, einfache Verfahren mit patentierbaren, künstlichen Produkten ersetzt.

Der nächste Umstand ist es, dass die meisten Studien Auftragsstudien sind. Daher kommt zumeist das heraus, was herauskommen soll, wenn dies halbwegs möglich ist. Tut es das augenscheinlich nicht, wird die Studie abgebrochen (hat keinen Sinn, sie weiter zu finanzieren).

Verstehen Sie mich bitte nicht falsch, denn oft kommt auch etwas Gescheites und Nützliches heraus, aber sie bergen immer wieder die Gefahr in sich, dass Veränderungen primär aus wirtschaftlichen Gründen vorangetrieben werden.

Studien haben auch ein „Design". Das bedeutet, dass man je nach Ausgangslage unterschiedliche Dinge beurteilen muss; all das muss vorher festgelegt werden, weil nur Dieses und Jenes Sinn macht. Zum Beispiel könnte man bei einem fiebersenkenden Mittel abfragen, in wie vielen Fällen das Fieber gesenkt wurde; das macht Sinn, muss aber vorher festgelegt werden, man nennt es Design.

Es passieren aber seltsame Dinge: Ich hatte einmal eine Patientin, die im Alter von 75 Jahren einen akuten Rheuma-Schub entwickelte, was in diesem Alter sehr selten ist. Offensichtlich ist das Immunsystem aus irgendeinem Grunde bei ihr ausgerastet. Ich versuchte alles Mögliche; eines Tages fragte sie mich, ob etwas dagegen spräche, wenn sie sich eine weitere Impfung machen ließe. Ich wunderte mich, aber sie wollte das, weil ihr Sohn oder Enkel im AKH[132] arbeitete und sie gebeten hatte, bei einer Studie über einen Hepatitis[133]-Impfstoff mitzumachen; sie hatte bereits zwei solcher Impfungen bekommen. Bei genauerer Befragung stellte sich heraus, dass der akute Rheuma-Schub, den ich nicht beherrschen konnte, unmittelbar nach der zweiten Impfung aufgetreten war! Ich bekam einen innerlichen Anfall, rief im AKH an, bekam den zuständigen Arzt ans Telefon und sagte ihm, dass diese Probandin am Tag nach der zweiten Impfung einen akuten Rheuma-Schub bekommen hatte, er solle das zumindest in die Studien-Akten aufnehmen. Er erwiderte, dass das im Design der Studie nicht vorgesehen sei, sondern es würden nur die Leberwerte notiert! – Muss man als Arzt im AKH so dämlich sein, nicht zu wissen, dass eine Impfung an das Immunsystem gerichtet ist und nicht an die Leber, auch wenn es sich um eine Hepatitis-Impfung handelt? Er verweigerte das ganz einfach und entschieden und ging zur Tagesordnung über. Ganz und gar Fachmann. – Natürlich sind alle Impfungen an das Immunsystem gerichtet und haben mit der Leber nichts zu tun! Dennoch war das Design der Studie darauf ausgelegt, nur die Leberwerte abzufragen...! – Sie sehen also, dass das „Design" einer Studie sehr viel ausmacht, was das Endresultat anbelangt. Dort kann man bereits schwindeln, und eigentlich kann man dort am aller besten schwindeln.

Noch ein Beispiel: In den 90iger Jahren hat die Pharmaindustrie den deutschen Behörden vorgeschlagen, sehr strenge Gesetze für Studien zu erlassen; sie hatte dies gut ausgearbeitet, so dass sich die Beamten keine Arbeit machen mussten. Diese waren sehr erfreut, ja, strenge Gesetzte, - JA! - Und so wurde jener Vorschlag zum Gesetz. Die Folge war, dass all die homöopathischen und nicht-

132 Allgemeines Krankenhaus in Wien
133 Leber-Entzündung

chemischen Medikamente überhaupt nicht in dieses vorgeschriebene Design passten, denn das waren alles individuell vom Arzt angepasste Verfahren. Mit denen konnte man keine teuren doppelblinden Studien machen, wo etwa herauskommt: In 75 % der Fälle ist der Schmerz deutlich besser (wie etwa bei einem schmerzstillenden Medikament). Man hätte die Studie völlig anders designen müssen, aber es musste nun das bestehende Gesetz angewendet werden. Auf einmal waren Pflanzen extrem giftig und dürfen nur mehr in einer Verdünnung von 1 : 10000000 verabreicht werden, während Chemikalien als „ungefährlich" betrachtet werden. – Das macht das Design einer Studie aus.

Wenn eine Studie fertig ist, wird sie „überarbeitet". Das dient dazu, dass auch Leute, die komplizierte Studien nicht gut lesen können oder wollen (wie etwa 95 Prozent der Ärzte), für den Normalverbraucher vereinfacht und verständlich dargestellt werden. Dies geschieht durch die Firma, welche die Studie in Auftrag gegeben hat, denn ihr gehört die Studie. Es ist augenscheinlich, dass bei dieser Aktion der Vereinfachung einiges weggelassen und anderes hervorgehoben werden kann und wird. Es gibt ein Buch von Dr. Ralph Moss über Krebstherapien, der ein derartiger Angestellter in der PR-Abteilung war, dem es oblag, Studien umzuformulieren. Es ist sehr interessant, was er darüber erzählt und was er da beauftragt war, zu tun.

Es gibt viele Möglichkeiten, aus Studien etwas toll Klingendes herauszuarbeiten. Beispielsweise wird behauptet, dass ein Medikament mit nicht ungefährlichen Nebenwirkungen das Risiko von Knochenbrüchen bei Osteoporose um 50 Prozent senkt. Aber es wird nicht gesagt, dass Knochenbrüche nur bei zwei Prozent vorkommen. Somit würde die Studie eigentlich nur aussagen, dass bei hundert Frauen mit Osteoporose ohne Medikament *zwei* Frauen einen Knochenbruch erleiden, bei hundert Frauen MIT Medikament nur eine. – So kann man mit Zahlenspiel eine Gefahr beschreiben, die es gar nicht gibt und zugleich eine kolossale Verbesserung vorgaukeln.

Man hat nicht gelogen, aber im Grunde betrügt man. Man betrügt die Frauen und man betrügt die Ärzte, denn sie verschreiben das Medikament, weil sie von einer 50 prozentigen Verbesserung beeindruckt sind, die wahrscheinlich reiner Zufall war. Um neue Medikamente oder Verfahren zuzulassen, müssen ausreichend Studien vorliegen. So werden auch ganz einfache, gut funktionierende Verfahren nie von den Krankenkassen bezahlt werden, weil niemand interessiert ist, eine Studie zu finanzieren. Es zeichnet sich ab, dass solche Verfahren nicht nur als „unwissenschaftlich", sondern auch immer mehr als illegal betrachtet und so zum Aussterben verurteilt werden und dass uns die Zukunft nur mehr gewinnbringende Chemikalien als Behandlungsmethoden bescheren wird.

Es entspricht einer gewissen Beamtenmentalität, sich auf Studien zu verlassen, denn da kann einem nichts passieren. Wenn 20 Prozent der Patienten nach einer Chemotherapie sterben, so ist das deswegen in Ordnung, weil die Studien besagen, dass das die richtige Therapie sei. Wenn ein Arzt etwas anderes macht, ist er schon halb illegal, und wenn ihm nur einer der Patienten stirbt, steht er vor Gericht und wird verurteilt – abgesehen davon, dass er auch verurteilt werden kann, wenn mit *seiner* Therapie überhaupt keiner gestorben ist, einfach nur weil er sich nicht an „die Wissenschaft" gehalten hat.

So setzt sich eine Einheitsmedizin durch.

Das Vertrauen der Ärzte in Studien ist sehr groß. Ärzte gehen meistens davon aus, dass alle Menschen so ehrlich sind wie sie selber. Oft beschuldigt der Patient den Arzt und meint, es käme ihm nur aufs Geld an usw. – Glauben Sie mir, dass ist sehr selten und trifft nicht auf die normalen Ärzte zu, welche eine Behandlung machen. Weil Ärzte selber ehrlich sind, schenken sie Studien oft blindes Vertrauen; „Studie" ist fast schon ein Zauberwort für sie geworden. Ärzte sind nur sehr vertrauensselig – was natürlich bei genauerer Betrachtung selbst nicht ganz in Ordnung ist: Keinen

Verdacht zu hegen, wo man Verdacht hegen sollte, kann natürlich auch schwere Folgen haben. Wie kann es nur dazu kommen, dass fast jeder Arzt fast jedem Patienten einen Cholesterin-Senker verschreibt, ja sogar oft außer sich vor dem Patienten auf und ab hüpft, wenn dieser sich weigert, das Zeug einzunehmen, wenn doch diese Kunde aus einer einzigen und zweifelhaften, von der Pharma-Industrie bezahlten Studie stammt, die eine unlogische Schlussfolgerung nahelegt? So wird es zur Realität, dass schädliche Medikamente unnötig verabreicht werden, so dass die Patienten kranker werden. Es wurde zum medizinischen Hype, aus purer Vertrauensseligkeit...!

Naja, das war eine Lawine von Negativitäten, was ich eigentlich nicht will. Aber ich denke doch, dass man das wissen sollte.

Therapeuten

Als Patient sucht man Ärzte oder Therapeuten irgendeiner Art. Ich möchte einen bestimmten Punkt ansprechen, der mir wichtig erscheint. Ich erlebte es sehr oft, dass Therapeuten und vor allem „alternative" Ärzte sehr eigene Vorstellungen haben, die sich von der tatsächlichen Realität unterscheiden. Es kann sein, dass sie etwas gelesen haben und jetzt bedingungslos daran glauben; speziell auf dem Gebiet des Krebses glauben sie, dass sie mit irgendeiner, von ihnen vergötterten Maßnahme den Krebs heilen können und verlieren den Maßstab, indem sie nicht erkennen können, dass das nie oder fast nie passiert. – Was hat man davon, wenn etwas in 3 Prozent der Fälle ein wenig anspricht. Man wird in 97 Prozent der Fälle Therapie-Versager haben...

Auch auf anderen – weniger schwerwiegenden Gebieten – wird man das oft sehen. Diese Menschen verwechseln die subjektive mit der objektiven Realität. Sie sehen das, was sie sehen wollen und können nicht beobachten, dass es in der objektiven Realität nicht so ist.

So etwas ist natürlich gefährlich und grenzt an Betrug. – Allerdings muss ich eingestehen, dass das blinde und überschwängliche Vertrauen in eine Methode den ahnungslosen Patienten mitreißen kann, so dass dieser allein aus „Placebogründen" ausheilt. Das kann man – sehr selten – auch beim Krebs beobachten, denn dort ist der Patient durchaus befähigt – speziell je ahnungsloser und vertrauensvoller er ist -, seinen Krebs zu beherrschen. Skeptikern, die mehr Vernunft walten lassen, wird das leider nicht gelingen.

Dennoch warne ich vor Therapeuten, die die objektive Realität mit ihrer subjektiven (eingebildeten) verwechseln, denn in den allermeisten Fällen geht es nicht so gut aus, wie beschrieben.

„Übersäuerung"

Viel wird darüber geredet, aber nur wenige kennen sich darin halbwegs aus. Manche meinen sogar, dass Übersäuerung das ist, wenn man Säure aufstößt.

Im Grunde betrifft die Übersäuerung den gesamten Organismus, wobei sich Säuren im Gewebe ablagern und es schädigen können. Vergessen wir nicht, dass das Bindegewebe nur notgedrungen ein Ablagerungsplatz für Schlacken ist, jedoch vornehmlich das heimliche Zentrum des Immunsystems.

In moderneren Arbeiten spricht man nicht von „Übersäuerung" sondern von „chronischer metabolischer[134] Azidose[135]". Wenn Ihnen also ein Mediziner damit kommt, dass es Übersäuerung nicht gibt, dann sagen Sie, dass Sie eine chronische metabolische Azidose haben. Das klingt besser und vielleicht googelt er es dann, nachdem er Sie weggeschickt hat. Spaß beiseite – die chronische metabolische Azidose ist ein Mangel an Gemüse. Ich sage das gleich

---

134 Metabolisch: den Stoffwechsel betreffend
135 Azidose: Übersäuerung

vorweg, damit es nicht zu theoretisch wird. Chemisch-physikalisch gesehen ist sie ein Mangel an Elektronen, welche aus dem Sonnenlicht in den Pflanzen gespeichert werden (sieh auch Skizze im Kapitel Ernährung) und so in unsere Nahrung gelangen sollen. Dieser Mangel entsteht natürlich vornehmlich aus unserer Fehlernährung. Er kann durch längere Zufuhr von grünen Smoothies und natürlich gepressten Säften ausgeglichen werden.

Zur Übersäuerung kommt es auch, indem zu wenig Sauerstoff zugeführt wird, weil man zum Beispiel keinen Sport betreibt. Der Sport muss aber im aeroben[136] Bereich bleiben, also etwa so joggen, dass man stets mit jemandem sprechen könnte, der neben einem herläuft. Man sollte auch stets so trainieren, dass man nicht wirklich einen Muskelkater bekommt, denn dieser spricht dafür, dass man zu lange im „anaeroben" („luftlosen") Bereich gewesen ist, man also eine Zeit lang eigentlich nicht genügend Luft einatmen hat können, um genügend Sauerstoff in die Muskeln zu bekommen. Wenn man keine Bewegung macht, wird man übersäuert, und wenn man zu harten Sport macht, wird man auch übersäuert (zu viel Laktat).

Der Übersäuerung des Gewebes entgegenzuwirken, kann man Infusionen mit NaHCO3 machen oder Speisesoda oral einnehmen, was dieselbe Substanz ist. Das Speisesoda jedoch mindestens eine halbe Stunde vor dem Frühstück, denn sonst neutralisiert es die Magensäure. Allerdings kommt die Base[137] (NaHCO3) dann auch nur ins Blut und noch lange nicht ins Gewebe...

Ich bin daher der Meinung, dass eine Übersäuerung des Gewebes nicht allein durch „Alkalisierung[138]" in Ordnung gebracht werden kann, sondern dass es dazu Mineralien bedarf: Wenn man Säuren

---

136 Aerob: „genügend Luft"; im Gegensatz zu anaeob, etwa übersetzbar mit: „nicht genügend Luft"

137 Base: Das Gegenteil von Säure, chemisch gesehen ist eine Base „alkalisch", was das selbe bedeutet, also wiederum das Gegenteil von sauer.

138 „Alkalisierung" = basisch machen; basisch und alkalisch sind das Gegenteil von sauer.

binden oder wasserlöslich machen möchte, müssen sie zu Salzen werden und dazu benötigt man Mineralien.

Auch die Methode mit dem Apfelessig in der Früh würde helfen[139].

Ich bin nicht sicher, was ich zu dem Testen mit den Harnstreifen sagen soll; man könnte denken, dass das Blut auch basisch ist, wenn der Harn basisch ist. Aber das muss – nach meiner Meinung – nicht stimmen. Wenn die Säuren fest und ruhig im Gewebe liegen, kann das ebenfalls bedeuten, dass der Harn basisch wird, weil nichts Saures ausgeschieden wird.

Und auf der anderen Seite: Wenn der Harn sauer ist, kann das bedeuten, dass der Organismus dabei ist, zu entsäuern. Ein basischer Harn sagt also nichts Sicheres aus, würde ich sagen.

Ulcus cruris: Siehe „Geschwür des Unterschenkels“

Umwelt und Lebensbedingungen

Es ist klar, dass die Lebensbedingungen etwas damit zu tun haben, wie gut oder schlecht man überlebt. Das ist im Tierreich so, und so ist es auch bei uns Menschen.

Unter schlechten Lebensbedingungen wird das Überleben einer Person schlechter, und die Zahl der Krankheiten werden steigen.

Früher verstand man unter schlechten Umweltbedingungen Hitze, Kälte, Trockenheit, Wasser- und Nahrungsmangel, wilde Tiere, feindliche Horden und ähnliche Unwägbarkeiten. Dies hat sich sehr stark verändert. Die Probleme der heutigen Zeit lassen sich sehr leicht dadurch ausmachen, dass man den Menschen zuhört und ihre Sorgen wahrnimmt. Doch bevor wir dazu kommen, noch eine kleine

---

139 Einen Esslöffel Apfelessig auf ein Glas Wasser jeden Morgen.

andere Sache; es gehört nämlich auch zu dem Thema (Lebensbedingungen) dazu, ihre unwirklichen Sorgen abzugrenzen, welche ihnen von den Medien gemacht werden, die aber nicht wirklich bestehen. Denn es spielt eine große Rolle, stets mit schlechten Nachrichten bombardiert zu werden, die man früher gar nicht wahrgenommen hatte und unter welchen man gar nicht gelitten hatte, und es macht auch etwas aus, von den Medien belogen zu werden, was natürlich zu falschen Berechnungen bezüglich seiner Lebensbedingungen führt. Man hatte von Morden und Verbrechen nichts gehört, es sei denn, sie wären in unmittelbarer Nähe geschehen; es hat also gar keinen tieferen Sinn, negative Dinge, die in der Welt geschehen, auf jeden Erdenbürger einzeln niederprasseln zu lassen, der gar nichts damit zu tun hat und woran er nichts ändern kann. Das Resultat ist eine „gefährliche Umwelt" für die Person, die aber gar nicht gefährlich ist, wenn man sich tatsächlich umsehen würde: Die Menschen um einen herum sind eigentlich zu 90 Prozent freundlich und helfen einander! Dieses Aufbauschen und Baden im Negativen (was die Medien tun) bringt Sorgen in die Privatsphäre, die eigentlich dort nichts zu suchen hätten, und es macht schlechte Laune, vermittelt Gefahr, die nicht besteht – UND führt außerdem dazu, dass der Terrorismus von ihnen lebt: Würden die Medien etwa Terroranschläge nicht in ihrer gewohnten Art verherrlichen und sie in ausgeschmückter und dramatisierter Weise verbreiten, wäre den Terroristen die stärkste Waffe genommen; möglicherweise gäbe es ihn gar nicht. Würden 100 Menschen in einem Tunnel in London umgebracht, so würden sich vielleicht einige wundern, dass es Verspätungen gibt, aber es würde sich für Terroristen nicht mehr lohnen, sich selbst zu opfern, wenn niemand davon erführe... So gesehen agieren die Medien ziemlich kriminell.

Wenn auch dieses Aufbauschen von Schlechtem sehr viel negativen Einfluss auf unsere Lebensbedingungen hat, so war es eigentlich gar nicht das, worüber ich in diesem Kapitel sprechen wollte, sondern ich wollte die tatsächlichen Lebensbedingungen von heute beschreiben, so dass man Krankheit besser verstehen und sie vielleicht sogar vermeiden kann. Im obigen Beispiel genügt es, den Fernseher abzudrehen und keine Zeitungen zu lesen; wenn man das 3 Wochen lang tut, wird man sich sofort besser fühlen. – Das ist kein Witz, probieren Sie es aus oder empfehlen Sie es Ihrer Mutter, wenn sie nervös oder aufgebracht ist!

Das geht bei den wahren Lebensbedingungen nicht. Die wahren Umwelt- und Lebensbedingungen der heutigen Zeit werden durch das Geschäftsleben und durch Nachbarschaft geprägt, aber natürlich auch durch die Politik und das Streben einer Elite, uns normale Menschen schrittweise zu versklaven und uns das Geld wegzunehmen.

Es gibt das Sprichwort bzw. Zitat von Friedrich von Schiller: „Es kann der Frömmste nicht in Frieden leben, wenn es dem bösen Nachbarn nicht gefällt". Ein böser Nachbar ist relativ selten, aber es kann natürlich vorkommen, dass man in jemandes Einflussbereich leben muss, der es zu seinem Lebensinhalt gemacht hat, anderen Menschen das Leben schwer zu machen. Speziell kann man nicht leicht entkommen, wenn es sich um ein Familienmitglied handelt, das die anderen unterdrückt und beherrschen will. Man fühlt solche Menschen, denn es geht Kälte von ihnen aus und man fühlt sich schlechter, nachdem man mit ihnen zusammen war. Sie können scheinbar freundlich sein oder auch nicht. Sie beteuern üblicherweise, dass sie nur das Beste für einen wollen. – Jemanden von solcher Art in seiner Umgebung zu haben, führt zu Krankheit, Siechtum, Freudlosigkeit, etc. Menschen, die mit so jemandem eng zusammenleben, werden nicht nur häufig oder chronisch krank sein, sondern sie werden auch sonst in ihrem Leben scheitern und heutzutage zumeist recht bald Psychopharmaka bekommen. Wenn es jemandem möglich ist, so ist es anzuraten, sich stattdessen seine Freiheit zu erkämpfen, und sei es, indem man wirtschaftlich ins Ungewisse gehen muss - denn nicht selten bleiben die Menschen wegen des Geldes in einer solchen todbringenden Abhängigkeit.

Ein Mensch braucht seine Privatsphäre, seinen persönlichen, privaten Einflussbereich, den er selber erschaffen und bestimmen kann, eine angenehme Atmosphäre. Er muss sein Leben nach seinen eigenen Vorstellungen gestalten können, mit anderen Worten: Er benötigt ein gewisses Maß an Freiheit, mit bekannten und akzeptablen Grenzen. Das Leben muss Spaß machen. Wenn es nicht Spaß macht, dann stimmt etwas nicht und ein oder mehrere der in diesem Kapitel angesprochenen Gründe treffen zu. Eine Person muss sich also ihren Lebensbereich notfalls erstreiten oder wegziehen, damit sie in Freude oder zumindest in Frieden leben kann.

Dies war der recht private Bereich. Um Leben zu können, arbeiten die meisten Menschen, und da kommen weitere Faktoren hinzu. Selbstverständlich begegnet man auch im Arbeitsbereich solchen, die andere unterdrücken und peinigen; das muss natürlich ausgeschaltet werden, notfalls muss man seinen Posten wechseln, wenn es einem nicht gelingt, den anderen Leidtragenden klarzumachen, dass es besser ist, die wahre Quelle des Unfriedens zu beseitigen. Leider neigen solche Schwierigkeitenbereiter dazu, sich nach oben zu kämpfen, denn sie selbst halten es deshalb nicht aus, von anderen kontrolliert zu werden, weil sie selbst schlimme Kontrolle ausüben würden. Sie nehmen es als selbstverständlich an, dass jeder Sonstige IHN unterdrücken würde, genauso wie er es mit anderen „selbstverständlich" tut. Er kann gar nicht anders, als in Kategorien von „Beherrschen" und „Beherrschtwerden" zu denken. Eine angenehme, freundliche Kontrolle ist für ihn nicht vorstellbar.

Wenn wir das Gebiet, welches wir betrachten, abermals erweitern, so stoßen wir auf die immer enger werdende finanzielle Überlebensfähigkeit. Ein Selbständiger hat es immer schwerer; er wird sich weniger und weniger Angestellte leisten können, muss mehr und mehr arbeiten, um weniger und weniger verdienen zu können. Er ist von Gegnern umgeben („freie Marktwirtschaft") und kämpft gegen internationale Konzerne, die keine Steuern bezahlen müssen, und gegen immer mehr Bürden, die ihm die Regierung auflädt. Er ist auf die Dauer chancenlos und spürt das. Ein Angestellter wird ebenfalls darunter leiden, weil er in einem Sozialstaat sehr viel kostet und möglicherweise entlassen werden muss. Dasselbe blüht ihm bei internationalen Konzernen, denn diese streben nach Gewinnoptimierung.

Dieses Spiel geht in die Richtung, dass letztlich einige wenige oder quasi nur ein Einzelner alles hat und die anderen zu möglichst billigen Konditionen für ihn arbeiten müssen; dazu dient auch die von der EU geforderte „Privatisierung“, welche dazu führt, dass der Kleinere vom Größeren gefressen wird, bis alles (sozusagen) Einem gehört.

So arbeiten jetzt schon sehr viele für möglichst geringen Lohn für sehr wenige. Das klingt nach Sklaventum, und tatsächlich steuern wir darauf zu.

Ich muss diese unschönen Umstände hier nicht weiter breittreten, denn jeder weiß, wovon ich spreche. Wenn wir bedenken, dass wir heute (ich schreibe das im Jahre 2015) 100.-€ ungefähr so ausgeben, wie wir vor 20 Jahren 100.- Schilling ausgegeben haben, so wird uns erstens klar, dass das Geld viel rascher weniger Wert wird, als man uns weiszumachen versucht, und zweitens ist klar, dass in diesem Zeitraum irgendjemand allein durch die Geldentwertung sein Vermögen vervielfacht haben muss.

Wenn ich Lösungen für die vorherigen Probleme des Menschen nennen konnte, so kann ich für die immer enger werdende finanzielle Spirale keine Lösung anbieten; ich kann nur darauf hinweisen, dass in einem schlechter und aussichtsloser werdenden Milieu Krankheiten und Depression ansteigen werden. Es wartet dann eine Medizin auf uns, die nicht heilt und eine Psychiatrie, welche den Menschen (auf unsere Kosten) rosarote Pillen verschreibt, damit sie die Unterjochung etwas länger erdulden und nicht erkennen, was mit ihnen passiert - mit anderen Worten, um die unausbleibliche Revolte hinauszuzögern. Aber vielleicht hilft es schon, sich der Problematik und der Feinde bewusst zu sein, sodass eine Person in dieser Situation gewarnt ist und ihr vielleicht etwas einfällt, um ihre Lage zu verbessern; findige Menschen werden etwas finden.

Weitere Umweltbedingungen haben wir schon angesprochen, wie die schlechte Ernährung durch die Nahrungsmittelindustrie, das mögliche Verbot von Vitaminen durch die EU, radioaktive Strahlung, die nicht mehr gemessen und über die nicht mehr berichtet wird und einiges weitere davon, was ich schon in anderen Kapiteln angesprochen habe, und derlei Dinge. Leider wird unter den obigen Entwicklungen die Unmoral weiter zunehmen, denn in dem beschriebenen Milieu werden immer weniger Leute ihren Lebensunterhalt durch anständige Arbeit verdienen können. Nur sehr tüchtige und starke Personen werden es schaffen, und auf ihren Schultern wird all die Ungerechtigkeit des übrigen Lebens lasten, bis es auch ihnen zu blöd wird.

Als Lösung kann ich vorerst nur raten, sich dennoch weiterhin an die Gesetze zu halten, sich keiner Firma anzuschließen, die das offene oder versteckte Ziel hat, Schaden zu verursachen oder den Menschen ihre Lebensqualität zu nehmen, und keine Regierung zu unterstützen, die für die Wenigen da sind und den guten, Ehrlichen und Aufrichtigen schadet, oder die sogar anderen Herren dient und das eigene Volk verrät und sich gegen es wendet. Letzteres ist der Weg zum Totalitarismus.

Die Lösung liegt nie in der Errichtung neuer Systeme; Kommunismus, Kapitalismus, Sozialismus und was weiß ich noch für -ismen – sie haben alle den gleichen Effekt: Sie dienen dazu, uns zu enteignen. Die einzige Lösung, die ich für Sie habe, ist die, dass Sie bitte trotz aller Widrigkeiten aktiv und erfolgreich[140] sind und eine freundliche Umgebung um sich herum erschaffen! Es kommt ein bisschen darauf an, wie weit Sie Ihren Bereich ausdehnen können

---

140 „Aktiv und erfolgreich" bedeutet, dass man mit beständig guter Arbeit seine Neider und Kritiker besiegt. Wenn man damit beständig und erfolgreich ist, werden sie kapitulieren und Sie in Ruhe lassen; man darf ihnen keine Aufmerksamkeit schenken und sich nicht von ihnen ablenken lassen!

oder wollen, ob es auf Sie und Ihre Familie beschränkt bleibt oder ob Sie das sogar ein bisschen ausdehnen können. Wenn Sie das tun, schaffen Sie für sich und andere eine gute Umgebung und ein überlebensfreundliches Milieu mit guten Voraussetzungen, gesund zu bleiben. Unterschätzen Sie nicht Ihren Einflussbereich, wenn Sie positiv auf andere einwirken; es kann gut sein, dass Sie damit mehr erreichen, als die chronischen Negativlinge es in umgekehrter Weise bewirken können!

„Verkalkung"

Unter „Verkalkung" wird gern der Umstand angesprochen, dass ältere Menschen Schwierigkeiten mit dem Denken bekommen. Nur deswegen habe ich diesen Begriff an dieser Stelle überhaupt aufgeführt (weil man hier vielleicht nachschlagen würde). Diese Symptome sind von sehr unterschiedlichen Ursachen herrühren, eigentlich eher selten von einer wirklichen Verkalkung der Gefäße. Wenn sich jemand im Älterwerden in Richtung Alzheimer entwickelt, so sollte er sich ketogen ernähren; das ist die bessere Nahrung für das Gehirn als Zucker, welcher aus den Kohlenhydraten entsteht. Viele Erkrankungen des Nervensystems können damit geheilt oder verbessert werden. Siehe dort.

Die richtige Verkalkung finden Sie unter „Arterien-Verkalkung".

Verstopfung

Nicht wenige Menschen leiden darunter, speziell wenn man älter wird und weniger Bewegung macht. Daher gilt als aller erstes, möglichst viel Bewegung zu machen, was den Darm ebenfalls in Bewegung versetzt. Nicht selten liegt einer Verstopfung zu wenig körperliche Bewegung zugrunde; wenn man läuft oder joggt, dann bewegt sich auch der Darm, und er wird auch durch das stärkere Atmen in seiner Tätigkeit angekurbelt. Das fällt bei älteren oder gar bettlägerigen Patienten leider fast völlig weg. Daher gehen wir – je nach Schweregrad – weiter im Text:

Oft genügt das Hausmittel, in der Früh ein Glas warmes Wasser zu trinken. Nicht selten versäumt man auch den Zeitpunkt, wann der Organismus bereit wäre, den Darm zu entleeren, einfach weil man es nicht wahrnimmt oder es zu eilig hat. Dann wird der Stuhl hart und man bekommt Schwierigkeiten, ihn abzusetzen. Man sollte sich die Zeit nehmen und auf der Toilette sitzen.

Natürlich kann man Verstopfung bekommen, wenn man sich nicht gut ernährt. Mehlprodukte können sie etwa verursachen. Auch schlingen ohne gut zu kauen und einzuspeicheln kann dazu führen.

Abhilfen gibt es viele. Flohsamenschalen, zusammen mit viel Wasser macht viel Volumen, so dass der Darm animiert wird, den Stuhl weiter zu transportieren. Auch gibt es zahlreiche Kräuter, die Abhilfe schaffen können; man kauft sich einfach einen Abführtee und lässt ihn nur so weit ziehen oder trinkt nur so viel davon, dass man guten Stuhl bekommt. Leider nützt sich jedes Mittel ab, so dass man wechseln muss.

Ein mildes Abführmittel ist das Agiolax, welches auch Flohsamen enthält. Bitte auch davon nur so viel einnehmen, dass es funktioniert. Auch Sauerkrautsaft funktioniert gut, nützt sich aber ebenfalls ab. Auch Lactulose hilft, ist aber entsetzlich süß.

Manchmal muss man den Darm einfach einmal ordentlich entleeren, dann kann man Bittersalz oder Glaubersalz anwenden[141] oder (einmal) ein stärkeres Abführmittel aus der Apotheke. Auch eine Reinigung des Dickdarmes durch Colon-Hydro-Therapie kann helfen; gesund ist es allemal!

In letzter Zeit habe ich das Holisan Colosan Powder kennengelernt, welches den Darm wunderbar und ohne Reizung reinigt. Es ist dem

---

141 Ein bis zwei Teelöffel in lauwarmem Wasser aufgelöst, vor dem Frühstück trinken.

Bittersalz und den üblichen Abführmitteln deutlich überlegen. Auch die Kapseln sind brauchbar, zumal man die Poweder-Produkte aus den USA hier in Europa nicht bekommt, die Kapseln einstweilen sehr wohl. Man muss selber die Dosierung finden.

Auf jeden Fall ist Verstopfung nicht nur unangenehm sondern auch krankheitsfördernd, so dass man herausfinden muss, was man falsch macht bzw. eine milde Behandlung beginnen sollte.

Viren

Viren gibt es wie „Sand am Meer". Aber nur einige Arten sind wegen Ansteckung und Krankheit relevant.

Viren sind kleine Organismen, die einen „Wirt" benötigen, das heißt, dass sie davon leben, sich in einen höheren Organismus einzuschleusen, um sich dort zu vermehren. Dabei entstehen Schäden in den Zellen des höheren Organismus, die er meistens reparieren kann.

Eigentlich ist ein menschlicher Organismus gut mit der Fähigkeit ausgestattet, mit einem Virus fertig zu werden. Es gibt nur sehr wenige Viren, die sehr gefährlich und tödlich für uns Menschen sind, zum Beispiel Tollwut oder Kinderlähmung. Dies sind Viren, die sich nicht verändern (mutieren), wie es die meisten Viren tun (Grippe), weswegen es sinnvoll war, einen Impfstoff herzustellen, der immer wirkt (weil sich das Virus nicht verändert).

Die meisten „gängigen" Viren verändern sich aber, so dass eine Impfung geringen Wert hat. Eine Grippewelle wird zum Beispiel von einem Virus verursacht; er durchseucht die Bevölkerung, wodurch es dieses Virus schwer hat, eine neuerliche Welle zu erzeugen. Nur wenn er deutlich mutiert (verändert), kann er eine neue Welle erzeugen. Das geschieht alle paar Jahre in schwererer Form. Wenn ein gewisser Prozentsatz durch Ansteckung immun geworden ist, ist solch eine Epidemie beendet.

Man schützt sich davor am besten mittels gesteigerter Gesundheit. Damit meine ich, dass man all das befolgen sollte, was ich in meinen bisherigen Ausführungen gesagt habe, nämlich keinen Zucker konsumieren, Vitamine nehmen, und wenn man sich müde fühlt, eine Basisregeneration zu machen oder Sport zu betreiben, um das Immunsystem zu stärken. Wichtig ist es auch, den Darm zu sanieren oder gesund zu erhalten. Es ist erwiesen, dass eine Grippewelle oder eine Welle mit ähnlichen Viren fast nur für vorgeschädigte Menschen gefährlich ist.

Wie ich ausgeführt habe, sind sehr viele Menschen halbgesund und halbkrank, was offiziell gar nicht als Krankheit gilt. Dennoch sind sie dadurch weit weg von Gesundheit, wenn sie sich schlecht ernähren und diese modernen süßen Getränke trinken. Das Schlimmste ist der Zucker, er unterminiert die Gesundheit am meisten.

Auch muss man sagen, dass indigene Völker sehr unter Viren gelitten haben, als die weiße Bevölkerung sie überfallen hat, wie es in Amerika mit den Indianern passiert ist, in Neuseeland mit den Maori und in Australien mit den Aborigines, sowie sonst überall auf der Welt. Es hat sie unvorbereitet getroffen, weil sie keine Immunität hatten.

Ein weiterer Umstand ist zu erwähnen, nämlich dass viele Krankheiten, deren Ursache man nicht kennt, durch Viren ausgelöst sein können. Die heutige Medizin meint, dass es wissenschaftlich sei, nur dann ursächlich zu behandeln, wenn eine Ursache erwiesen ist. Solange das nicht so ist, behandelt man nur die Symptome. Das halte ich nicht für sinnvoll, denn man kann einen Organismus stärken, was zugleich eine Therapie gegen ein Virus wäre, indem man nämlich eine vorsichtige Basisregeneration macht (vielleicht sicherheitshalber eher anfangs ohne Ozon, weil sich bereits ein Auto-Immun-Mechanismus eingeschaltet haben kann), Infusionen mit Vitamin C gibt (eigentlich durch all die Jahrzehnte das einzige wirksame Agens gegen Viren, das wir hatten), oder gar H2O2 in verdünnter Form einnimmt oder derlei „obsolete[142]" Dinge tut, die ich als Arzt gar nicht mehr sagen darf (MMS, Chlordioxyd). – Ich weiß nur aus Beobachtungen, dass es bei Krankheiten hilft, wo man Viren vermuten kann – was dann auch für einen solchen Auslöser spricht! Auch kann man Infusionen mit H2O2 machen, was schon in „The Lancet" als extrem erfolgreiche Therapie gegen Viren, im Rahmen der Spanischen Grippe, veröffentlicht wurde. Das von Andreas Kalcker empfohlene Chlordioxyd ist oral einzunehmen und daher möglicher weise eine gute Option!

Vitamine Mineralien, Spurenelemente und Nahrungsergänzung

Hier noch einmal ein paar Worte zu den „Nahrungsergänzungen".

Sie werden wahrscheinlich in Zukunft (so wie wiederholt in den letzten Jahrzehnten) immer wieder hören und lesen, dass wissenschaftliche Studien beweisen, wie ungesund, unnötig, krebsfördernd oder sonst irgendwie schädlich Vitamine und Nahrungsmittelzusätze seien.

Zuerst ist natürlich klar, dass Medien etwas verbreiten, was jemand anderer will, dass es verbreitet wird; das haben wir schon besprochen. Außerdem tun sie sich extrem schwer, etwas Positives zu schreiben, weswegen Sie in Medien vorwiegend Negatives, Alarmierendes, Hetzerisches oder Entzweiendes hören werden. Außerdem haben Medien Bosse, so dass man nicht mehr von freier Presse sprechen kann, schon gar nicht, dass sie eine kontrollierende Macht gegenüber der Politik darstellt, was sie früher einmal war oder sein hätte sollen. Die Medien befinden sich mehrheitlich in einigen wenigen internationalen Händen.

Abgesehen davon werden Studien von jemandem finanziert, und davon hängt sehr viel ab, was herauskommt bzw. was davon veröffentlicht wird. Aber deswegen habe ich dieses Kapitel nicht

---

142 obsolet: veraltet, den geltenden Normen nicht mehr entsprechend.

eingefügt, sondern weil hier ein Denkfehler vorliegt. Ich habe diesen bereits im Abschnitt B erwähnt, aber dort wollte ich nicht zu sehr von dem Thema des Nutzens abweichen, so dass ich diesen Schwerpunkt an anderer Stelle ausführen muss, nämlich hier: Vitamine dürfen in einem wissenschaftlichen Rahmen nicht so untersucht werden, wie Medikamente untersucht werden. Man hat sich so daran gewöhnt, auf eine bestimmte Art zu untersuchen, dass man das automatisch auf Vitamine angewandt hat. Ein wesentlicher Punkt ist der, dass die unterschiedlichen Vitamine einander benötigen. Man kann nicht EIN Vitamin testen. Man hat zum Beispiel das Vitamin E untersucht. Man hat irgendwelche Tiere mangelernährt und nur Vitamin E gegeben. Man hat ihnen anderseits irgendwas gegeben, aber völlig Vitamin-E-frei. Der Punkt ist der, dass man keine Aufmerksamkeit auf das „andere“ gelegt hat; Vitamin E gehört – wie jedes andere Vitamin oder Fett oder Protein, etc. - zur Ernährung, und wenn man eines weglässt, funktioniert die Ernährung nicht klaglos; und wenn man EINES überdosiert und nicht mit den anderen Substanzen nachzieht, funktioniert es ebenso wenig. Als Beweis oder Hinweis mag eine Untersuchung herhalten, nach welcher Vitamin E irgendeine Krebsanfälligkeit erhöhen soll, aber sobald man Selen dazu gibt, hebt sich das negative Ergebnis auf und kehrt sich in ein leicht positiv um.

Die Nichtbeachtung des Zusammenhangs zwischen allen Ernährungsbestandteilen, den Vitaminen, Mineralien, Proteinen und Fetten ist nur einer der Gründe, warum man auf diesem Gebiet nicht vorwärts kommt und warum es zu widersprüchlichen Untersuchungsergebnissen kommt.

Ein anderer Punkt ist der, dass Vitamine zur Nahrung gehören und sie dem Prinzip der Nahrung (und nicht dem Prinzip chemischer Medikamente) unterliegen. Das Prinzip der Nahrung ist des Prinzip des Überflusses. Man muss etwas mehr essen als man unbedingt mindestens benötigt; und man muss um einiges mehr trinken, als man unbedingt mindestens braucht. Ähnlich wie beim Geld: Man muss etwas mehr haben, als was man unbedingt braucht...

Medikamente unterliegen völlig anderen Prinzipien und müssen daher wissenschaftlich anders untersucht werden, sonst bekommt man nur abenteuerliche Ergebnisse.

Nach meiner Erfahrung helfen die Vitamine als Nahrungsergänzung bei allen möglichen Zuständen, welche auf schlechte Ernährung oder Giftbelastung zurückzuführen sind, damit man rasche Verbesserungen erlebt. Inwieweit Vitamine in höherer Dosierung auf lange Sicht etwas bringen oder schaden, kann ich nicht sagen. Ich meine jedoch, dass ein ausgewogenes Verhältnis notwendig ist - in welcher Dosis auch immer. Da die heutige Nahrung an Vitaminen verarmt ist, ist es die logische Konsequenz, wenigstens Nahrungsergänzung zuzuführen, um den Mangel auszugleichen. Vitamine sind die Werkzeuge des Organismus, ohne die er nicht arbeiten und gesund bleiben kann.

Vitamin-C Infusionen

Siehe etwas weiter hinten im Buch, im Anhang, unter Therapiemethoden und Erfahrungsberichten.

Wasser

Ich bin nicht sicher, wie gut oder schlecht, oder wie wertvoll oder unnötig es ist, das Wasser auf bestimmte Arten mit Maschinen aufzuarbeiten. Dies will ich hier nicht bewerten oder kommentieren. Theoretisch klingt einiges sehr gut, in der Praxis bin ich nicht sicher...

Ich will jedoch betonen, dass das Wasser ein sehr grundlegendes Element für unseren Organismus ist. Aus dem idealen Kohlenhydrat-Stoffwechsel entsteht Wasser, das ideale Lösungsmittel für Gifte aller Art, sofern diese wasserlöslich sind. Weiters ist Wasser das Element, in welchem sich innerhalb und außerhalb der Zelle alles abspielt, jeder Stoffwechsel, jede Umbauarbeit – einfach alles schwimmt im Wasser. Je älter jemand wird, umso weniger Wasser befindet sich im Körper, also umso verdichteter, umso weniger „saftig“ wird der Organismus. Wasser enthält Elektronen und Protonen (Gegenspieler), so dass es auch als Puffer dient, ein gesundes Gleichgewicht im Organismus aufrecht zu erhalten. Wasser dient als Ausgleich zwischen sauer und basisch. Aus diesen und allen möglichen Gründen ist es daher wichtig, genug sauberes, möglichst unbehandeltes Wasser zu haben und zu trinken. Bei nicht wenigen Leiden hilft es, deutlich mehr Wasser zu trinken!

Wissenschaft, Definition:

Hier ist die Definition von „Wissenschaft“ aus Wahrig, Deutsches Wörterbuch: *„Geordnetes, folgerichtig aufgebautes, zusammenhängendes Gebiet von Erkenntnissen“*.

Wissenschaft oder Kunst?

In der Ausübung irgendeines Berufes hat man Werkzeuge, mit welchen man ein Ergebnis erzielen kann. Je besser jemand mit seinen Werkzeugen umgehen kann, umso bessere Ergebnisse wir er erzielen können.

Wenn etwas wirklich deppensicher ist, nämlich so, dass es für den Anwender sehr einfach ist, immer das gewünschte Resultat zu erzielen, dann kann man von einer „Wissenschaft“ sprechen, die man einfach nur kennen muss, um die gewünschten Ergebnisse zu erzielen. Dann ist es keine Kunst. – Aber wenn es an Werkzeugen mangelt oder wenn es eine große Kunst bedeutet, mit seinen – vielleicht etwas zu wenigen Werkzeugen - ein gutes Resultat zu erreichen, dann ist es nicht „Wissenschaft“ sondern KUNST!

Die Heilkunde ist vornehmlich eine Kunst. Wenn die Macher der heutigen Medizin versuchen, aus der Medizin (der chronischen

Erkrankungen) eine „Wissenschaft" zu machen, nämlich dass man es so und so machen müsse und alles andere sei „unwissenschaftlich" oder Quacksalberei oder wenn es als illegal erklärt wird, so muss man dies mit Gewalt tun, weil es nicht wahr ist. Dies geschieht heute. Die Heilkunde ist eine Kunst und es kommt in überwiegendem Maße darauf an, dass der Anwender sich Gedanken macht und Mittel und Wege findet, seinen Patienten zu helfen. Durch „schulmedizinische" Routine ist auf dem chronischen Sektor keine Heilungsmöglichkeit vorhanden.

Die heute von uns Ärzten geforderte „Wissenschaftlichkeit" ist erfunden, erstunken und erlogen und dient nur der Krankheitserhaltung, der Pharma-Industrie und dem Geschäft. Auf diesem Gebiet ist und bleibt die ärztliche Tätigkeit eine Kunst. Dies gilt – wie des Öfteren gesagt – für chronische Krankheiten, wenn man sie heilen möchte.

Wissenschaft contra Genialität

Im Anschluss an das vorherige Kapitel gehen wir jetzt einen Schritt weiter. Lassen wir einmal die Definitionen von Wissenschaft (wie zuvor und in Kapitel A2, „Heilkunde") weg, und betrachten wir die Menschen; dann treffen wir unsere Schlussfolgerungen.

Ärzte, die sich auf Wissenschaft berufen, sind meist sehr intelligent, extrem korrekt, arbeiten linientreu, um die bestmöglichen Resultate in genau jenem Rahmen zu erreichen, der wissenschaftlich vorgegeben ist. Kreativität im Sinne von Abschweifen kommt für sie nicht in Frage, sondern sie unterstützen mit aller Kraft und großer Exaktheit die Übereinstimmung, in welcher sie sich befinden, in welcher man sich auch sicher fühlt – so wie es sich gehört. Ihre Kreativität investieren sie in das Unterstützen des Vorhandenen. Das darf man auf keinen Fall geringschätzig betrachten, sondern man weiß dadurch, was man von diesen Personen erwarten kann: Das Vorhandene in großer Exaktheit durchzuführen. Wenn das für einen Patienten die richtige Therapie ist, dann ist das der richtige Mann, zum Beispiel ein Onkologe, der weiß, was er tut, um das Leben zu verlängern!

Wenn man sich auf der anderen Seite eine Person ansieht, auf welche etwas andere Eigenschaften zutreffen, so erkennen wir die Eigenschaften eines Künstlers oder eines Erfinders: Ein Erfinder muss ein Freigeist sein; er muss kreativ sein und über die bekannten Grenzen hinausgehen, muss Dinge erdenken und sehen können, die sonst keiner sieht; er muss sich auf seinem Fachgebiet auch hervorragend auskennen, jedoch gepaart mit Visionen und Kreativität. Und er kann in so hohem Ausmaß mit einem gegenwärtigen Ist-Zustand nicht-übereinstimmen, dass er sich Dinge ausdenken kann, die nicht existieren und mit welchen niemand sonst übereinstimmt.

Das bringt uns zu der Vermutung, dass diese beiden Typen nicht miteinander kompatibel sind. - Und in der Tat ist das so.

Der Ablauf ist folgender: Ein Erfinder erfindet etwas. – Die Wissenschaft ist immer zuerst dagegen, schmäht es, bringt Argumente hervor, dass es so nicht sein kann, etc. – Der eine oder andere Wissenschaftler beginnt nachzuweisen, dass der Erfinder vielleicht doch ein wenig Recht hat. Es stirbt eine Generation aus (oder so ähnlich), und die Beweislage kann nicht mehr übersehen werden.

Nun wird das Neue langsam zur wissenschaftlichen Realität, braucht aber noch eine Weile um allgemein einzusickern. Mehr Beweise kommen hervor und alles wird nun fester und fester, bis es ziemlich zementiert ist und zur neuen „Wissenschaftlichkeit“ wird. Wenn nun dies richtig fest und zementiert ist, erfindet jemand etwas, das über diese wissenschaftliche Realität hinausgeht und mit großen Teilen der bisherigen Sicht nicht übereinstimmt. Dies wird nun wiederum sehr heftig bekämpft, es wird dagegen argumentiert oder von der (neuen) „Wissenschaft“ einfach als unwissenschaftlich missachtet; bald werden die ersten Beweise vorgelegt, dass es doch stimmen könnte; usw. Schließlich vergeht einige Zeit, bis dies zur neuen wissenschaftlichen Realität wird.

Dieser geschichtlich erwiesene und natürliche stetige Kreislauf kann nur von einem Umstand unterbrochen bzw. zerstört werden, wie wir heute sehen, nämlich wenn sehr starke wirtschaftliche Interessen mit irgendeiner dieser wissenschaftlich zementierten Dogmen verknüpft sind und die Welt autoritären Charakter bekommt, Zensur miteingeschlossen. – Dann kann der Erfinder erfinden, was er will – er wird durch die Medien oder finanziell zerstört, die Erfindung wird aufgekauft oder der Erfinder kommt zu Tode und die Materialien verschwinden. Es kann auch sein, dass die Erfindung oder Entdeckung zwar vorhanden bleibt, von den Medien beschimpft, diffamiert und die Wahrheit so lange hinausgezögert wird, bis das nicht mehr geht. Aber zumeist verschwinden die guten Erfindungen.

Wenn wir anhand dieses Kreislaufes schauen, wo wir heute stehen, so müssen wir erkennen, dass die heutige medizinische „Wissenschaft" sich derzeit in der Phase der Zementierung befindet, wobei leider so starke wirtschaftliche Interessen im Spiel sind, dass andere Erfindungen den Menschen nicht mehr zugutekommen können oder dürfen, wenn dies so weitergeht.

So ist Wissenschaft zum großen Teil nicht mehr frei, sondern sie dient jemandem. Und wir müssen vor allem erkennen, dass Wissenschaft das Gegenteil von Erfindergeist, Kreativität, Individualität, Genialität und von Fortschritt ist. – Dieser Blickpunkt ist vielleicht neu.

Wenn also ein Wissenschaftler heute den Ausdruck „Fortschritt" oder „neue Methode" in den Mund nimmt, so meint er einen kleinen Schritt innerhalb der Übereinstimmung, meist sogar tiefer in den Zement hinein. Wenn es das Gebiet der Medizin betrifft, so handelt es sich dabei in der Regel um ein neues Medikament oder eine Verbesserung des Verfahrens der Chemotherapie, was dreieinhalb Wochen längere Überlebenszeit bedeutet.

Dies ist ein kleiner Beitrag zur Orientierung, wo wir uns befinden. Für Sie als Patienten gilt natürlich, dass Sie zu einem „wissenschaftlich orientierten Arzt" gehen müssen, wenn seine Therapie normalerweise erfolgreich ist und zur Heilung führt. Sollte das nicht der Fall sein, müssen Sie sich einen Arzt suchen, der die geistige Freiheit und Kreativität besitzt, sich eine Lösungsmöglichkeit auszudenken.

Wissenschaftliche Meinung

„Wissenschaftliche Meinung" ist eine sehr gebräuchliche Phrase in der Medizin; auch in juristischen Gesetzen über medizinische Dinge wird diese Phrase benützt. Aber man sollte beachten, dass sie eigentlich einen Widerspruch in sich darstellt: In Wahrheit gibt es nur entweder Meinung oder es ist Wissenschaft. Für Meinung gibt es in einer wirklichen Wissenschaft keinen Platz.

Die Medizin ist jedoch weitgehend eine Meinungswissenschaft. Sie sollte nicht Wissenschaft genannt werden, sondern „Wissensgebiet". Sie ist sicherlich ein Wissensgebiet, aber sie ist kein logisch aufgebautes Gebiet von Erkenntnissen, das folgerichtig zur Lösung von Problemen führt, wie weiter oben definiert, jedenfalls was chronische Krankheiten anbelangt.

„Wissenschaftliche Meinung" drückt sofort aus, dass es eine Meinung ist, und dafür gäbe es in einer exakten Wissenschaft keinen Platz.

Die Medizin ist auch voll von Autoritäten. Das bedeutet, dass man so zu denken hat, wie die Autorität es vorsagt. Bitte hinterfragen Sie, ob die Autorität Heilung hervorbringen kann oder nur Schaum schlägt. Wenn sie als Autorität hervorgehoben wird oder sie das vor allem selber tut, dann ist davon auszugehen, dass dies zum Schaumschlagen dient und dass sie sehr dürftige Ergebnisse vorweisen kann.

Zuckerkrankheit (Diabetes mellitus)

Die Zuckerkrankheit ist eine Erkrankung, wobei das Insulin entweder fehlt oder nicht zur Wirkung kommen kann. Das Insulin ist dafür zuständig, dass die Nährstoffe, welche durch Essen aufgenommen und schließlich ins Blut gelangen, von dort IN die Zelle HINEIN befördert werden.

Der Ausdruck „Diabetes Mellitus" bedeutet frei übersetzt: Süßes Durchrinnen. Das wiederum geht darauf zurück, dass der Harn *süß* wird, weil Zucker *durchrinnt* (anstatt in die Zelle hineinzugelangen).

Es gibt zwei Formen des Diabetes mellitus, den Typ1 und den Typ2. Der Typ1 tritt schon in jungen Jahren auf. Er wird meist dadurch ausgelöst, dass es Antikörper aus dem Immunsystem gibt, die irrtümlich diejenigen Zellen attackieren, welche in der Bauchspeicheldrüse das Insulin produzieren. Daher fehlt es einfach und muss durch Injektionen ersetzt werden. Den Typ2 (die erworbene Zuckerkrankheit) hat man meist durch unpassende Ernährung (welche heute üblich ist) oder zu viel Essen und zu wenig Bewegung selbst ausgelöst, und daher kann man nun auch selbst etwas tun, nicht selten etwas Entscheidendes.

Beim Typ 1 wird man einfach Insulin injizieren müssen, da hilft keine Korrektur der Ernährung; man tut allerdings gut daran, diese auch zu optimieren (wie wir beim Typ2 kurz besprechen werden), damit die Folgeerscheinungen der Zuckerkrankheit (z.B. Adern-Verkalkung) möglichst hintangehalten werden und möglichst spät auftreten.

Beim Typ2 ist es die erste Maßnahme, die Ernährung zu korrigieren. Natürlich gibt es individuelle Unterschiede, daher gebe ich hier natürlich nur Richtlinien wider. Dabei ist es ohnehin einfach, denn es wird die Nahrung optimiert, eigentlich das, was jeder machen sollte, nicht nur dann, wenn bereits Diabetes aufgetreten ist.

Die Richtlinien sind:

Kohlenhydrate einschränken oder weglassen.

Grundsätzlich muss man in den meisten Elementen der Ernährung das Gegenteil davon tun, was man bisher falsch gemacht hat. Dies beginnt mit dem Lernen, was gesund ist und was nicht. Der erste Schritt ist immer das Verstehen der Sachlage. Bücher sind hier durchaus eine gute Option.

Wie eine ideale Ernährung aussieht, muss einmal im Verstand der betroffenen Person etabliert werden, denn es wurde zu weit davon abgewichen, sonst wäre es nicht zur Krankheit gekommen. Es ist eine Zivilisationskrankheit, kommt also bei Naturvölkern nicht vor. Der nächste Umstand, auf den ich aufmerksam machen möchte und welcher als Therapiemaßnahme aufzugreifen ist, ist der, dass der Diabetiker zumeist zugleich *zwei gemeinsame Fehler* begangen hat: Er hat erstens zu viel, zweitens leere Kohlenhydrate gegessen. „Zu viel" bedeutet mehr eingenommen als notwendig war; ein Sportler braucht mehr als jemand, der kaum Bewegung macht. Der Sportler wird wesentlich seltener an Diabetes erkranken. Und „leere Kohlenhydrate" bedeutet alles, was in der Fabrik bearbeitet und von den wesentlichsten Nährstoffen (Vitaminen) befreit wurde, speziell also Zucker und Mehlprodukte.

Als Handhabe würde ich erst einmal in Bezug auf diese beiden Punkte das Gegenteil tun, also z.B. eine Weile fasten (Gegenteil von zu viel essen) und Vitamine ohne Kalorien zuführen, also Smoothies trinken, die vorwiegend aus intensivem Gemüse und kaum aus Obst (zu viel Zucker) bestehen[143]. Man kann auch die „milchsauer vergorenen Säfte" benützen, die der Krebs-Therapeut BREUSS vorgeschlagen hat. Dies war eine sehr intelligente Lösung.

Hat man das einmal lange genug getan ein – zwei Wochen – dann sollte einmal der Blutzucker gemessen werden. Die meisten Diabetiker können Blutzucker messen und sind sogar darin einge-

143 Man darf ein wenig Obst dazu tun, weil Smoothies aus grünen Blättern (sehr zu empfehlen) und sonst nur Gemüse einfach nicht gut genug schmeckt; deshalb... (Fortsetzung von Seite 381) ...gibt man zum Beispiel zu Karottensäften ein wenig Apfel dazu (und Öl, damit das Beta-Carotin gut aufgenommen wird).

schult, mit der Menge an Insulin oder an Medikamenten selbst zu jonglieren, je nach Bedarf und körperlicher Anstrengung. Auf dieser Basis – der bereits vorhandenen Selbstbestimmung – kann er dann ja weitermachen. Wenn der Blutzucker noch immer erhöht ist, ist die Sache schon ziemlich fortgeschritten und ein kundiger Arzt sollte sich einiges dazu einfallen lassen. Als Richtlinie gilt dann auf jeden Fall: Kohlenhydrate sehr stark einschränken; viel Gemüse, am besten roh; nur weniger süßes Obst, genügend aber nicht zu viel Eiweiß (Proteine), mit Fett nicht unglaublich sparen, aber mit Kohlenhydraten schon! Kalorien-reduziert ernähren und unbedingt Sport betreiben. Man sollte also in Richtung ketogener Diät gehen, siehe dort.

Bitte lesen Sie in einschlägigen Büchern[144] nach, wie die Ernährung ausschauen sollte. Alle Kohlenhydrate werden zu Glucose (Blutzucker) abgebaut, und Insulin wäre notwendig, um es in die Zellen einzubauen anstatt dass es im Blut verbleibt. Wenn man die Energiegewinnung jedoch vom Kohlen-hydrat-Zucker-Stoffwechsel in den Fett-Stoffwechsel umschaltet, wo Ketone anstelle von Zucker zur Energiegewinnung dienen, hat man die beste Lösung gewählt „Paleo-Diät", „ketogene Diät". Einer meiner Freunde hat das eigenständig so gemacht, als er 400 Blutzucker hatte. Er fastete eine Weile und wechselte zu einer fast Kohlenhydrat-losen Ernährung. Er hat seine Zuckerkrankheit selber geheilt! Eine Patientin, die in desolatem Zustand war, übergewichtig, hoher Blutzucker, viele Medikamente, etc. hat sich auf meinen Rat hin entschlossen, ein paar Monate eine solche Diät zu machen. Sie hat dann ihrer Diabetes-Ärztin eröffnet, dass sie nicht mehr Insulin spritzt und keine Medikamente mehr nimmt. Die Ärztin hat verständnislos geschaut. Aber da diese Patientin im selben Spital Krankenschwester war, bekam sie keine Vorwürfe. Die Ärztin hat nur Daumen hoch gehalten und ist weg gegangen. Es war mit ihrem (krankheitserhaltenden) Beruf wohl nicht vereinbar, sich damit zu beschäftigen.

---

144 z.B.: „Paleo-Diät" oder „ketogene Diät" oder „Stopp Diabetes" von Katja Richert!

Grundsätzlich geht es bei der Ernährungskorrektur beim Typ2 Diabetes darum, dass die Bauchspeicheldrüse nicht mit weiteren Kohlenhydraten und Überernährung überfordert wird, um ständig Insulin zu produzieren und darum, dass das mitunter ohnehin genügend vorhandene Insulin endlich seine korrekte Wirkung entfalten kann. Letzteres kann man durch Fasten, wenig essen und Sport erreichen.

Ich unterstütze nicht die heute geförderten (EU-konformen) Richtlinien, dass man als erstes Medikamente braucht, sondern ich favorisiere die Methode, dass man zunächst versucht, sich wieder selbst gesund zu machen, soweit es möglich ist. Wie am Anfang des Buches gesagt, hat man das natürlich selbst verursacht, und man hat es daher selbst in der Hand, den Krankheitsverlauf umzudrehen. Nur wenn das absolut nicht gelingt, muss man andere Maßnahmen ergreifen, wobei natürlich das Logischste und Gesündeste wäre, Insulin zu spritzen oder ein absolutes Minimum an Medikamenten zu schlucken. Die Antidiabetika zum Einnehmen haben wahrscheinlich diverse Nebenwirkungen, die oft selbst das Gesundwerden blockieren, sodass man zuerst alles unternehmen sollte, die idealen Voraussetzungen im Körper wiederherzustellen. Das geschieht durch Ernährungskorrektur wie oben beschrieben, plus reichlich Sport. Der Sport dient nicht nur dazu, die überflüssigen Energien (Blutzucker) zu verbrauchen, sondern auch dazu, die Insulin-resistenz zu durchbrechen, also den Umstand dass das Insulin zwar ohnehin vorhanden ist, aber es nicht zur Entfaltung kommen kann, die Nährstoffe ordnungsgemäß in die Zelle zu befördern.

Zu bemerken ist noch, dass jahrelange Zuckerkrankheit die Verkalkung der Blutgefäße vorantreibt und allerlei andere Nebenerscheinungen gesundheitlicher Art hervorruft.

Eigenständige und initiative Personen werden ihren Lebensstil drastisch ändern und es ähnlich machen, wie es mein Freund oder die Krankenschwester gemacht hat, wie oben geschildert!

Schlusskommentar

In diesem dritten Abschnitt des Buches habe ich verschiedene Dinge aufgegriffen, die mir teils sehr wichtig, teils nur eine Erwähnung wert waren, meist weil man sie sonst nicht erfahren kann. Aber ich habe auch Stichworte oder Krankheiten weggelassen, über die ich nicht viel zu sagen habe. Man möge mir das bitte verzeihen, aber dieses Buch ist kein Lexikon sondern eine Niederschrift über Dinge, über die ich mich auskenne oder wo ich etwas weitergeben möchte, das ich als wichtig für Patienten oder für Therapeuten der Zukunft erachte.

Speziell möchte ich ärztliche Kollegen um Verzeihung bitten, denn mir ist klar, dass vieles, das man gelernt hat, nicht mit dem übereinstimmt, was ich hier aufgeschrieben habe. Bitte bedenken Sie, dass ich im Prinzip nur chronische Krankheiten gemeint habe, und dass meine Ausführungen als Zielsetzung eine echte Heilung oder eine zumindest maßgebliche Verbesserung des Gesundheitszustandes zum Ziel haben. Ich will chemische Medikamente nicht verteufeln, aber sie haben auf dem Gebiet der chronischen Krankheiten nichts verloren, wenn man Heilung anstrebt.

Insgesamt hat sich in meiner Karriere als Arzt ein Bogen von Komplexität zu Einfachheit gespannt. Angefangen hat es damit, dass ich viel zu viele einzelne Krankheiten kennen lernen musste, die „keine Ursachen" hatten und die nebeneinander existierten, ohne dass uns Studenten eine Gemeinsamkeit beigebracht wurde. Später durfte ich mit der Entwicklung der Basisregeneration entdecken, dass man viele unterschiedliche Krankheiten oder Zustände verbessern konnte, was so etwas wie ein gemeinsamer Nenner zwischen unterschiedlichen Krankheiten wurde. Diese Entwicklung fand ihren Endpunkt in dem, was ich im Kapitel „Medikamente, Behandlung und Heilmittel" beschrieben habe - die bloßgelegte, blanke Einfachheit und Wahrheit. - Möge es Ihnen gelingen, sich ebenfalls von unnötiger Komplexität zu befreien und zu einer wirkungsvollen und logisch nachvollziehbaren Einfachheit durchzudringen, auf welchem Gebiet oder in welchem Beruf Sie sich auch immer befinden!

Ich danke Ihnen für Ihre Aufmerksamkeit und hoffe sehr, dass es Ihnen durch die Lektüre dieses Buches gelingt, Ihre Gesundheit bzw. die Ihrer Schützlinge zu verbessern oder gar die Gesundheit zur Gänze wiederherzustellen, oder dass Sie zumindest etwas lernen konnten und dass Sie Spaß daran hatten, neue Blickpunkte kennen zu lernen!

Ich wünsche Ihnen alles Gute und viel Erfolg!

Dr. Thomas Kroiss

Anhang

Einige Therapiemethoden – Erfahrungen damit

Im Laufe des Buches werden einige Therapiemethoden genannt; hier sollen diese genauer beschrieben werden, nämlich in Bezug darauf, wie sie durchgeführt werden und darauf, was sie erreichen können. Ich beschränke mich auf die, welche sonst weniger bekannt sind und von denen ich nicht erwarten kann, dass das Wesen der Behandlung irgendwo gut beschrieben oder leicht zu finden ist. – Außerdem ist es sicherlich von Interesse, welche Erfolge damit erreichbar sind.

Bioresonanz-Therapie

Ich habe diese Therapieform zwar nie selber angewandt, aber ich kann sagen, was man damit erreichen kann und in welchen Fällen ich empfehlen kann, dass sie angewandt werden. Ich hatte das Glück und die Ehre, den Erfinder zu kennen (Dr. Franz Morell), denn ich war sein Schüler.

Diese Methode ist auf der Theorie aufgebaut, dass homöopathische Mittel ihre Wirkung nicht wegen ihres chemischen Inhaltes sondern aufgrund ihrer Schwingungen ausüben. Also hat Dr. Morell seinen Schwiegersohn, Herrn Rasche, gebeten, ihm ein Gerät zu bauen, mit welchem man die harmonischen Schwingungen des Organismus verstärkt und die disharmonischen aufhebt. Er tat dies, und es hieß damals „Mora-Gerät". In der Weiterentwicklung bekam dann das Gerät auch noch einen Testteil, mit welchem man homöopathische Mittel und Nosoden[145] austesten konnte, woraus man ein paar

145 Während homöopathische Mittel „der Krankheit ähnlich" sind (so lautet die exakte Übersetzung), handelt es sich bei Nosoden um Stoffe, die „der Krankheit gleich" sind. Also würde man homöopathisch bearbeitete (verdünnte) Präparate von Herpes-Virus gegen die Krankheit des Herpes-Virus verabreichen oder spritzen

Detail-Diagnosen erstellen kann. Das Nachfolgegerät wurde dann von jemand anderem hergestellt und unter „Bioresonanz" in Umlauf gebracht. Ich möchte hier aber gleich einflechten, dass die „Diagnosen" aus dem Testteil als subjektiv zu betrachten sind, also vom Blickpunkt und der Meinung des Anwenders geprägt und sie daher nicht mit objektiven oder gar schulmedizinischen Diagnosen vergleichbar sind.

Von der Erfahrung her muss ich sagen, dass diese Geräte (es gibt mehrere auf dieser Basis) bei Allergien sehr gute Resultate bringen. Die meisten Behandler bringen viel zu viel ihre eigenen Meinungen in die Behandlungen hinein, machen eine einfache, wirkungsvolle Therapie kompliziert, so dass nicht selten seltsame Reaktionen auftreten.

Grundsätzlich eine gute Sache, speziell gegen Allergien. Da ich das selbst nie angewandt habe, entfallen hier die Erfolgsberichte.

Chelat-Therapie

Diese Therapieform habe ich über mehrere Jahrzehnte angewandt. Ich kenne mich also gut aus und kann viel mehr von Erfahrungen berichten als die meisten anderen Ärzte. Ich wende sie jetzt noch in der Pension an[146], speziell weil ich Patienten habe, denen es so sehr geholfen hat, dass sie immer wiederkommen; also kann ich nicht aufhören...

„Chelat" kommt aus dem Französischen und bedeutet „umgreifen". Metalle werden im Organismus nämlich durch eine spezielle Bindung „umgriffen", wie zum Beispiel das Eisen durch das Hämoglobin (roten Blutfarbstoff, einen Eiweiß-Körper) umgriffen und so festgehalten wird. Genauso wird durch die Chelat-Therapie ein Schwermetall umgriffen und ausgeschieden. Da das nicht schnell

146 Geschrieben im Jahre 2017, als ich in „Halbpension" war und nur mehr zweimal pro Woche ordiniert habe.

geht, muss man an einer langsam tropfenden Infusion hängen, viel trinken und des Öfteren auf die Toilette gehen.

Ich mache diese Behandlung hauptsächlich bei Verkalkung; warum sie da so gut funktioniert, ist nicht wirklich geklärt. Man kann damit Schwermetalle ausleiten, was eher selten meine Zielrichtung war. Bei der Adern-Verkalkung war ich damit sehr erfolgreich, habe Patienten vor der Herzoperation oder der Amputation der Beine bewahrt, habe schwer Verkalkten eine hohe Lebensqualität, Rückfallfreiheit und erhebliche Lebensverlängerung gegeben. Diese Behandlung ist sehr wirksam, wenn auch nur durch längerdauernde Anwendung. Man sollte sie unbedingt bei Arterien-Verkalkung anwenden, zusammen mit Ernährungskorrektur, Vitaminen und dem Ausschalten von grundlegenden Fehlern, bei Verkalkung zumeist das Rauchen[147].

Man kann auch ins Treffen führen, dass nach einem Schlaganfall oder nach einer „passageren Durchblutungsstörung" (einem ersten Anzeichen eines Schlaganfalls) oder wenn Verkalkung im Gehirn oder in der Carotis (Schlagader, die zum Gehirn führt) festgestellt wurde, man unbedingt Chelattherapie zur Vorbeugung eines Schlaganfalls machen sollte. Denn wegen eines Schlaganfalls gelähmt herumliegen, mag sicher keiner. Und so eine Behandlung und Rehabilitationsversuche kosten den Staat extrem viel Geld.

Schulmediziner sagen, dass für die Wirksamkeit keine Beweise vorliegen. Selbstverständlich werden keine Studien gemacht, weil es sich um Mittel handelt, die man nicht patentieren kann; und Ärzte und Bürokraten glauben nur Studien, selbst wenn sie gefälscht sind. Ärztliche Erfahrungen haben keinen Wert mehr...

Man kann und sollte sie auch bei Bleivergiftung und bei Belastung von Schwermetallen anwenden, um diese auszuscheiden. Dafür gibt es auch andere Chelatkörper, wie DMPS oder DMSA, welche mehr

147 Bitte im Kapitel „Arteriosklerose" nachlesen.

für die Ausscheidung von Quecksilber geeignet sind und die auch oral verabreicht werden können.

Man muss nach einer Chelat-Infusion die Mineralien ersetzen, denn diese werden natürlich ebenfalls ein wenig durch die Chelat-Körper ausgeschieden. Man sollte die Behandlungen zeitlich auch ein wenig auseinander ziehen, also nicht an zwei aufeinander folgenden Tagen geben. Besser Montag und Donnerstag. Diese Infusionen enthalten EDTA (Ethylen-Diamin-Tetra-Acetat) und Vitamin C als hauptsächliche Ingredienzien, dazu von jedem Therapeuten ein wenig anders, auch von Patient zu Patient ein bisschen unterschiedlich mit Magnesium (beim einen mehr, beim anderen weniger), Vitamin B-Komplex und ein paar möglichen anderen Substanzen, je nach Therapie-Zweck.

Erfolgsberichte:
Fall 1) Ein 83-jähriger Diabetiker kommt mit einer Schaufensterkrankheit von einer Gehstrecke von 100 Metern zu mir. Nach 100 Metern musste er ruhen, bis er weitergehen konnte. Man wollte ihm zunächst das eine Bein amputieren, weil die Zehen bereits blauschwarz waren; das andere Bein war auch schlecht durchblutet, aber nur gerötet, also nicht so weit fortgeschritten. Nach 10 Chelat-Infusionen waren die zuvor schwarzen Zehen hellrot geworden, die ehemals hellroten Abschnitte hautfarben. Nach 25 Infusionen war alles in Originalfarbe und er konnte ohne stehenbleiben spazieren gehen.

Fall 2) Eine Patientin war wegen Herz-Kranz-Gefäß-Verkalkung zur Operation angemeldet (Bypass-Operation), aber da diese erst in 3 Monaten stattfinden hat sollen, wollte die Dame eine Chelat-Therapie versuchen. Ich habe ihr 25 Behandlungen gemacht. Sie hat dann die Operation abgesagt, weil sie keinerlei Beschwerden mehr hatte. Ich habe dann nach etwa 10 Jahren bei ihr angerufen und wollte wissen, wie es weiter gegangen ist. Ich war etwas erstaunt und ein ganz klein wenig beleidigt, weil sie sich gar nicht an mich erinnerte. Ich stellte sicher, dass es die selbe Dame war; nach einer

Weile erinnerte sie sich, dass sie damals tatsächlich öfters nach Wien gefahren war. Sie war nie operiert worden, sie hatte nie wieder Beschwerden gehabt. (Sie hat allerdings meine Ernährungsrichtlinien weiter befolgt.)

Fall 3) Ein Patient hatte – ebenfalls wegen Arterien-Verkalkung - in etwa halbjahres-Abständen kleine Schlaganfälle in den Augen gehabt. Nach der Chelat-Therapie hat das völlig aufgehört. Er ist dann noch einmal im Jahr zur Auffrischung gekommen, hat dann damit aufgehört aber die Ernährungsrichtlinien streng weiter befolgt, so dass diese Schlaganfälle nie wieder aufgetreten sind. Auch sein Blutdruck hatte sich normalisiert.

Eigenblut-Injektionen:

1) Die „kleine Eigenblut-Behandlung mit Ozon“:

Dies ist mehr oder weniger eine Erfindung von mir, weil mir die normale, große „Ozonbehandlung“ zu aufwendig war. Auch habe ich bemerkt, dass einige Patienten - wahrscheinlich wegen Medikamenten, die sie im Blut hatten - die Ozonisierung des Blutes nicht einwandfrei tolerierten. Dies wollte ich vermeiden, auch wollte ich es einfacher haben, schneller abwickeln und vielleicht auch mit einer besseren Wirksamkeit, was die Abwehrsteigerung betraf.

Dieses Verfahren ist Teil der Basisregeneration, die dazu dient, den Organismus „auf Vordermann“ zu bekommen. Ich führe sie hier auf, weil ich sie in diesem Buch oft angeführt habe und Kollegen der Zukunft ans Herz legen möchte. Die anschließenden Erfolge sind immer nur Erfolge der Basisregeneration, weil ich immer Vitamine dazu gegeben habe und immer eine kleine Ernährungs-Korrektur verlangt habe.

Man braucht ein Ozongerät: Zuerst bereite ich eine 50ml-Glasspritze oder Kunststoff-Spritze vor, die mit Ozon-Sauerstoff-gemisch gefüllt wird. (Ich nehme ca. 10 yg/ml.) Diese verschließt man mit demjenigen Ende einer „Weibchen - Weibchen-Perfusions-Zuleitung (z.B.: Clinico, Bad Hersfeld, Art.Nr.: 21402000), wo der gelbe Verschluss dran gewesen ist. Diese gelbe Kappe liegt aber griffbereit daneben. Das Ende, wo die gelbe Kappe war, steckt jetzt in der Spritze, die mit Ozon gefüllt ist, das andere Ende ist frei (und wartet auf die andere Spritze, in welcher das Blut dabei sein wird). Ich drücke noch etwas Ozon in die Leitung, damit ich keine Luft, sondern nur das Ozon-Sauerstoff-Gemisch in der Leitung habe. Das ist die eine Vorbereitung. Die zweite besteht aus einer 20 ml-Spritze, in die ich zumeist einige homöopathische Mischpräparate, etwa Coenzyme comp. von Heel (oder Ubichinon), zusammen mit Traumeel (je nachdem, was ich therapiere) aufziehe und die Luft hinaus lasse, sowie eine i.v.-Nadel dran stecke. Jetzt folgt das Verfahren:

In diese Spritze mit den homöopathischen Mitteln ziehe ich jetzt etwa 5 ml Eigenblut des Patienten, also bis etwa zur 8 ml-Marke. Jetzt muss man schnell sein, damit das Blut nicht gerinnt: Man steckt diese Spritze in das freie Ende der Zuleitung, sodass die beiden Spritzen jetzt miteinander verbunden sind. Jetzt drückt man an der Spritze mit dem Ozon gefühlvoll an, zur gleichen Zeit zieht man an dem Stempel der anderen Spritze (mit dem Blut), sodass das Ozon-Gemisch in die Spritze mit dem Blut hinein perlt. Sobald diese fast voll ist, klemmt man die Zuleitung ab, sodass das Blut nicht in die Glasspritze fließen und verunreinigen kann, entfernt die Glasspritze von der Zuleitung und verschließt die Glasspritze. Indem man die Leitung weiter abgeklemmt hält, schüttelt man jetzt die 20ml-Spritze kräftig, sodass viel kleinblasiger Schaum entsteht.

Man läßt jetzt die Abklemmung mit den Fingern frei und drückt das überschüssige Gas und die großen Blasen über einer Abfall-Gelegenheit hinaus (Abfall). Die kleinsten Blasen (Schaum) bleiben drin, sodass ein bisschen Schaum in der Spritze verbleibt[148].

---

148 Es gab zuletzt eine Zeit, in der diese Weibchen-Weibchen Zuleitungen nicht erhältlich waren. Ich habe dann notgedrungen eine Männchen-Weibchen-Leitung

Jetzt setzt man anstelle der Zuleitung eine i.m.-Nadel an die Spritze und gibt das in den Muskel. Nicht i.v.!

Die ganze Handhabe muss relativ rasch durchgeführt werden, weil sonst das Blut gerinnt. In der Regel 2 x pro Woche.

Diese Injektion ist Teil der Basisregeneration. Man verabreicht nur das angereicherte Blut mit dem kleinblasigen Schaum und den paar homöopathischen Mitteln, was bei der Verabreichung überhaupt nicht weh tut.

Bei Schilddrüsen-Überfunktion oder bei Verdacht darauf bitte nicht anwenden. Bei Auto-Immunkrankheiten würde ich eher nur wenige machen; ich habe keine negativen Wirkungen gesehen, weil ich es bei diesen Erkrankungen immer schon sehr zurückhaltend angewandt habe, eigentlich nur vom Prinzip her, denn wenn man das Immunsystem ankurbelt, würde man theoretisch auch den unerwünscht arbeitenden Teil des Immunsystems ankurbeln. Daher war ich in diesen Fällen immer schon vorsichtig und zurückhaltend, was die „kleine Eigenblut mit Ozon" anbelangt. Bei Allergien kann es sein, die Allergie auch anzukurbeln, aber auch das Gegenteil kann stattfinden, nämlich eine Besserung; ist nicht vorauszusagen. Mit Vorsicht.

Wenn durch diese Injektionen starke Müdigkeit auftritt, dann befindet sich im Organismus ein allergischer oder auto-immuner Prozess; in diesem Fall nicht mehr weitermachen, sondern die kleine Eigenblut ohne Ozon anwenden. Nach einer Weile kann man es wieder probieren, indem man etwa nur ein Drittel der Injektion verabreicht.

Wenn man das so macht, gehen die Beschwerden rasch vorbei und wandeln sich in verbesserten Allgemeinzustand um. Ich gebe immer Vitamine dazu, weil diese Injektionen Reparatur-Mechanismen

---

genommen und am einen Ende einen 3-Wege.Hahn gegeben, wodurch ich wieder zwei „Weibchen"-Enden bekommen habe.

ankurbelt und daher Vitamine vermehrt zur Verfügung stehen sollten!

Erfolgsberichte:

Fall 1: Eine etwa 35-jährige Frau hatte Schmerzen am ganzen Körper; Gelenke und Muskeln waren betroffen, auch war sie dauernd müde. Ich machte nur eine Basisregeneration, weil ich einen Virusinfekt vermutet habe. Bei rheumatischen Beschwerden bin ich mit den ozonisierten Eigenblut-Injektionen immer vorsichtig, weil man damit das Immunsystem ankurbelt und dann womöglich natürlich auch den irregelaufenen Anteil ankurbeln würde, wenn der Fehler im Immunsystem sitzt (siehe Auto-Immun-Erkrankungen). Nachdem die zwei ersten leichteren Injektionen (zur Vorsicht nur die Hälfte gespritzt) gut gegangen waren und ohne negative Reaktionen abgelaufen waren, gab ich ihr noch etwa 8 weitere. Die Schmerzen waren dann gänzlich verschwunden, ihr Allgemeinzustand war ausgezeichnet und stabil. - Etwa 1 Jahr später kam sie mit ihrem Sohn wegen einem leichten Impfschaden zu mir, wobei sie mir sehr dankbar erzählte, dass ihr Gesundheitszustand seither ausgezeichnet war, sie zuvor 10 Jahre lang schrecklich gelitten hatte und sie überglücklich war, dass diese furchtbare Zeit vorbei ist. Sie war zuvor von Arzt zu Art gewandert und niemand hatte ihr helfen können...

Bemerkung:

Dieser Fall war sicherlich einer von denen, wo das Immunsystem im Sinne einer Auto-Aggressions-Erkrankung beteiligt war. Ich habe mit diesen „kleinen Eigenblut-Injektionen mit Ozon“ des Öfteren diese Barriere durchbrechen können und sehr deutliche Verbesserungen oder gar Ausheilungen erzielen können. Trotzdem habe ich im Verlauf dieses Buches stets sicherheitshalber zur Vorsicht gemahnt, vielleicht sogar zu sehr. Jedenfalls sollte man bei solchen Zweifelsfällen stets mit einer vorsichtigen Spritze beginnen, indem man alles wie beschrieben macht, aber nur etwa ein Drittel der injizierbaren Menge verabreicht und darauf achtet, wie die Reaktion ist.

Ist sie mäßig und hält eine negative Reaktion (Müdigkeit) nur einen Tag an, kann man es noch einmal versuchen und schauen, ob es von Mal zu Mal leichter wird. Wenn ja, kann man mit Gewinn weitermachen und die Barriere zur Gesundheit durchbrechen und den Fall erfolgreich abschließen.

Fall 2: Selbst Darmbeschwerden kann man mit der Basisregeneration erfolgreich behandeln, wenngleich dies die Ausnahme ist: Ein Patient hatte schon mehrere Jahre an Schmerzen im Bauch gelitten, war zu den „besten Professoren gegangen", nichts konnte ihm helfen. Nach der Basisregeneration war alles in Ordnung. Seine Frau besuchte mich 15 Jahre später wegen einer Krampfadern-Verödung, wobei sie mir erzählte, dass die Beschwerden nie wieder aufgetreten waren. Den Leinsamen hatte er immer wieder weiter genommen.

Fall 3: Eine ältere Frau litt unter chronischer Bronchitis. Sie flammte immer wieder auf, wobei stets ein wenig übelriechender Eiter herauskam. Sie litt auch mit dem Allgemeinzustand darunter, hatte zahllose Antibiotika-Kuren hinter sich. - Ein typisches Beispiel dafür, dass Entzündungen bei älteren Menschen deswegen nicht ausheilen, weil das Immunsystem schwach ist. Ohne Immunsystem heilt natürlich nichts aus. – Also machte ich ihr eine Basisregeneration und gab ihre eine Kurzwellen-Behandlung auf die Bronchien bzw. etwas seitlich an die Lunge, wo sie die Beschwerden am meisten spürte. Als sie keine Beschwerden mehr hatte, blieb sie aus, kam nach etwa einem halben Jahr wieder, weil es offenbar nicht ganz ausgeheilt war. Sie machte nur eine kurze Auffrischung, bis es wieder halbwegs gut war; nach dem 4. Mal war die Sache jedoch ausgeheilt: Von der Lunge her war sie ab diesem Zeitpunkt beschwerdefrei.

Ich könnte zahllose ähnliche Beispiele anführen. Speziell bei banaler Müdigkeit, herabgesetztem Allgemeinbefinden, Schlaflosigkeit und allen möglichen unterschiedlichen unspezifischen Symptomen. Das

Geheimnis liegt darin, dass man die Gesundheit effektiv fördert, anstatt eine Krankheit oder Symptome zu behandeln.

2) Die kleine Eigenblut (ohne Ozon):

Dieses Verfahren ist ganz ähnlich, nur einfacher. Es kann auch ähnliche Therapieerfolge erzielen, wenn auch wesentlich milder oder unansehnlicher als die Injektion mit Ozon. Man wird auch deutlich mehr Injektionen machen müssen, weil sie schwächer sind. Wenn man Nebenwirkungen mit der Eigenblut plus Ozon vermutet oder wenn man kein Ozongerät besitzt, kann man sich mit dieser Methode behelfen. Sie kurbelt jede Art von Heilung an, ist aber in ihrer Effektivität deutlich schwächer.

Man nimmt eine 10 ml Spritze zur Hand, füllt diese mit homöopathischen Mitteln, die zum Fall passen. Bei Krebs oder unspezifischen Fällen zum Beispiel Coenzyme comp. und Echinacea comp. von Heel; oder Ubichinon comp. mit Galium Heel, u.ä. Das macht etwa 4,2 ml aus. Dazu füllt man nun Patientenblut bis etwa zur 6-ml-Marke. Man lässt die Nadel an der Spritze, zieht Luft dazu auf, setzt den Schutz der Nadel wieder auf und schüttelt das Ganze so, dass Schaum entsteht. Jetzt gibt man die Nadel weg, die großen Blasen des Schaumes entfernt man, setzt eine neue i.m.-Nadel an, und der Rest (ohne die großen Luftblasen) wird inklusive etwas kleinblasigem Schaum i.m. injiziert. Am günstigsten zweimal pro Woche. Immer geeignet, speziell wenn Bedenken bestehen, dass das Ozon besser nicht verwendet werden soll, was nicht so oft vorkommt. Wenn kein Ozon-Gerät vorhanden ist, kann man die Basisregeneration mit dieser Methode machen; man benötigt mehr Injektionen und die Verbesserung ist langsamer und wenige deutlich.

3) Eigenblut-Injektionen mit Aqua bidestillata.

Dies ist eine Eigenblut-Behandlung für sehr empfindliche, rheumatische und allergische Patienten. Es wird in älteren Büchern beschrieben, ich persönlich habe nicht so großartige Erfolge gesehen, wahrscheinlich deswegen, weil ich raschere Resultate sehen möchte und daher etwas ungeduldig bin. Bei der Basisregeneration hatte ich angemerkt, dass man diese speziell dann nicht wie angegeben durchführen sollte, wenn das Immunsystem Probleme macht, indem es körpereigenes Material angreift (Auto-Immun-Erkrankungen) oder wenn Allergien da sind, oder einfach wenn man aus der Erfahrung heraus den Verdacht hat, dass es Nebenerscheinungen geben würde, wie eben bei sehr empfindlichen Personen. Die zuvor beschriebene einfache Eigenblut-Injektion kann in solchen Fällen sicherlich gefahrlos angewandt werden, um den Allgemeinzustand zu heben. Aber wenn man speziell die Allergie oder das irregeleitete Immunsystem behandeln möchte, so ist diese Methode milde wirksam:

Eine 5 ml-Spritze wird mit Aqua Bidest bis knapp an die 1-ml Marke gefüllt. Dies wird mit genau 1 ml Blut an die 2-ml Marke angefüllt. Dies wird nun eineinhalb Minuten geschwenkt oder leicht geschüttelt. Nach eineinhalb bis zwei Minuten wird es i.m. injiziert. Es soll ein wenig weh tun, aber nicht sehr. Wenn es nicht weh tut, hat man ein ganz klein wenig zu viel Blut und zu wenig aqua bidest verwendet und korrigiert das beim nächsten Mal. Wenn es zu sehr weh tut, muss man ein ganz klein wenig mehr Blut nehmen, bis zu 1,2 ml Blut zum Aqua bidest aufziehen. 2 – 3 x pro Woche.

Geeignet bei Allergien, Rheuma und Auto-Immun-Erkrankungen. Langsame, aber nicht durchschlagende Besserung; jedoch Verbesserung des Allgemeinzustandes.

IPT – Insulin Potenzierte Therapie

Diese Behandlungsart habe ich etwa 13 Jahre lang an Krebspatienten angewandt, bis ich in „Halbpension“ gegangen bin. Ich muss gestehen, dass es für mich sehr nervenaufreibend war, die volle Verantwortung für Krebspatienten zu übernehmen, so dass ich nach insgesamt 25 Jahren damit aufgehört habe, - nicht zuletzt aber auch, weil mir die Ärztekammer gewaltsam zu verstehen gegeben hat, dass ich einen Patienten unbedingt der „richtigen“ Therapie zuzuführen habe. Sie ist der Meinung, dass alles nicht Schulmedizinische einfach die falsche Therapie sei. Ein bisschen engstirnig und unkritisch sich selbst gegenüber, aber diese Institution ist quasi Kläger und Richter zugleich und gibt und nimmt die Lizenz zu praktizieren.

Die Kammer war aber nicht Manns genug, dieses mündliche Urteil ***„Sie müssen alles in Ihrer Macht Stehende tun, einen Patienten der richtigen Therapie zuzuführen. – Der Umstand, dass Sie diese Patientin angenommen haben, beweist, dass Sie nicht alles in Ihrer Macht Stehende getan haben...“*** auch in das schriftliche Urteil zu schreiben, wahrscheinlich weil das rechtlich nicht haltbar gewesen wäre. Eine echt österreichische Vorgangs-weise, um einen Wehrlosen zu verhauen, wie ich finde.

Wie auch immer: Ich konnte vielen Leuten helfen, die keine Chemotherapie machen wollten oder die erkannt haben, dass die IPT eine intelligente Lösung und für ihre Situation und Absichten die bessere Option als eine der „schulmedizinischen“ Möglichkeiten war. Ich habe auch Frauen vom Brustkrebs nachhaltig befreit, ohne jede andere Behandlung, nur mit dieser „falschen“.

Aber nun zur Sache: Die IPT wird auch MSCT genannt (Metabolic Supported Chemo Therapy, also „metabolisch[149] unterstützte Chemotherapie“). Die Onkologen wehren sich immer noch, diesen

---

149 Metabolisch: den Stoffwechsel betreffend

eklatanten metabolischen Vorteil auszunützen, der die Nebenwirkungen drastisch herabsetzen und die Effektivität deutlich erhöhen würde.

Der metabolische Umstand besteht darin, dass man durch mehrstündiges Fasten und daraufhin die Gabe von Insulin die Barriere der Krebszelle aufhebt, sich gegen die chemotherapeutischen Substanzen zu wehren, so dass man weit weniger davon benötigt. Man leitet auf diese Weise auch das Chemotherapie-Gift vornehmlich in die Krebszelle hinein, weil diese sie nun begierig frisst. Die Krebszelle hat nämlich deutlich mehr Insulin-Rezeptoren ausgebildet als die gesunde Zelle; sie tut dies, damit sie vorrangig fressen kann. Bei der IPT verwenden wir diese Eigenschaft der Krebszelle, sich beim Fressen so sehr vorzudrängen, gegen sie: Wir übertölpeln sie mit ihrem eigenen Trick: Im Augenblick ihres größten Hungers (der durch Fasten und das Insulin ausgelöst wird) verabreichen wir etwa 10 bis 15 Prozent der üblichen Dosis an Chemotherapie. In dieser Phase ist die Zelle offen, empfindlich und hungrig, und sie setzt dem Gift jetzt keinen Widerstand entgegen, so dass diese niedrige Dosis ausreicht.

Da man eine so geringe Dosis geben kann, gibt es keine oder fast keine Nebenwirkungen, und das hat gleich noch eine extrem wichtige Konsequenz: Man kann im Rhythmus der Krebszelle weiterbehandeln, nämlich üblicherweise im Abstand von einer Woche: Die Krebszelle ist wesentlich primitiver als die gesunde Zelle, so dass sie sich deutlich schneller erholt. Bei der normalen, hohen Dosis an Chemotherapie muss man 3 bis 4 Wochen warten, damit sich *der Organismus* von der Behandlung erholt, und das gibt der Krebszelle Zeit, sich zu regenerieren. In der üblichen Verfahrensweise macht man dann zumeist sechs hoch dosierte Chemotherapien, was sehr belastend für den Organismus ist. Nicht selten bringen die ersten 3 Behandlungen einen Krebsrückgang, während die zweiten drei Behandlungen das nicht mehr so deutlich zuwege bringen, dann jedoch die Nebenwirkungen überwiegen. Diese schweren Nebenwirkungen sind der Grund, warum die normale, hoch dosierte Chemotherapie bei Patienten so unbeliebt und so umstritten ist.

Die IPT wäre auch eine so intelligente Lösung für die Probleme der Onkologen, dass es schon sehr verwunderlich ist, dass sie sie nicht kennen und dass sie sie – wenn sie davon gehört haben – einfach ablehnen. Der Grund ist offensichtlich, nämlich weil sie warten, bis man ihnen in den einschlägigen wissenschaftlichen Arbeiten vorschreibt, dass das jetzt die richtige Therapie sei (Studien). Dann ist es „wissenschaftlich anerkannt" und man bekommt keinen Gegenwind mehr. Bis dies jedoch bezüglich IPT geschieht (nämlich nie), ist es natürlich die falsche Therapie. Eine solche Studie wird natürlich nie passieren, weil es in den der Medizin übergeordneten Instanzen kein Interesse gibt, weniger Chemotherapie zu verkaufen. Nur diese könnte solch eine Studie bezahlen. Außerdem ist diese Behandlungsart deutlich arbeitsintensiver, so dass man Patienten nicht einfach nur zu hunderten von Krankenschwestern an Infusionen hängen kann.

Im Ablauf des Verfahrens ist es das Prinzip, zuerst einen halben Tag zu fasten, dann Insulin zu spritzen, so dass großer Hunger entsteht. Man nützt so die Stoffwechsel-Eigenheiten der Krebszelle gegen sie aus. Nach den chemotherapeutischen Substanzen bekommt der Patient Glucose (Zucker), welche die restliche Chemotherapie in die Zelle mit hineinschleust und den künstlichen Zustand beendet.

Die IPT kann man auch zu anderen Zwecken einsetzen, nicht nur bei Krebs. Immer wenn man ein Medikament IN die Zelle hinein bekommen möchte, ist es notwendig, zuvor Insulin zu verabreichen. So wurde in den Neunzehndreißigerjahren unter anderem tertiäre Syphilis und Poliomyelitis geheilt, in dieser Zeit undenkbare Erfolge.

Das hat leider ein Mexikanischer Militärarzt erfunden und kein amerikanischer Onkologe, daher hat es keinen Wert.

Übrigens gibt es noch einen Vorteil: Wenn man die IPT korrekt anwendet, kann man sehr viele Anwendungen von chemotherapeutischen Mitteln machen, bis erst zögerlich und spät eine Chemotherapie-Resistenz auftritt. Bei der hochdosierten (normalen) Anwendung ohne Insulin werden die Zellen nicht selten bereits nach drei Anwendungen resistent gegen diese Substanzen. In unserer Erfahrung kann man mit Erfolg deutlich öfter ein und dasselbe Mittel anwenden, es kommt natürlich darauf an welches.

Im Augenblick, da ich das schreibe, gibt es nur einen Onkologen auf der Welt, der dieses Verfahren anwendet. Er ist über 80 Jahre alt und sehr erfahren. Er hat in seinem Land alle jungen Onkologen ausgebildet, weswegen er es sich leisten kann, etwas anderes als das Übliche zu machen, ohne dass er von ihnen attackiert wird. Er sagt, dass er früher nie diese Erfolge gesehen hat, die er jetzt beobachten kann. Es handelt sich um Professor Bulent Berkarda in Istanbul.

Wir werden sehen, wie sich das weiter entwickelt. Ich durfte als gründender Präsident der Europäischen Akademie für Insulin Potenzierte Therapie dazu beitragen, dass diese Therapieform der Nachwelt erhalten bleibt, weil ich der Meinung bin, dass sie mittlerweile nicht mehr vollständig zu unterdrücken ist. Es wäre für die Patientenschaft lediglich von sehr, sehr großem Vorteil und eine große Erleichterung für sie, wenn diese Behandlungsform schon jetzt an mehreren Orten oder gar allgemein durchgeführt würde. Die Krebs-Patienten würden deutlich länger leben, deutlich weniger leiden und nicht wenige würden bei geschickter Anwendung geheilt werden.

Erfolgsberichte: Ich habe mich auf die Behandlung des Brustkrebses spezialisiert, daher viele Frauen mit IPT behandelt. Die Erfolgsberichte darüber habe ich in meinem Buch „Brustkrebs-Heilungschancen und Alternativen“ angeführt.

Breuss-Kur (Fasten)

Nach dem eingehenden Studium der wissenschaftlichen Arbeit von SYFRIED und SHELTON[150] über die Entstehung von Krebs musste ich meine Meinung über Breuss[151] und seine Krebs-Kur revidieren. Ich hatte schon sehr früh in meiner Karriere gesehen, dass mit dieser Kur Krebs ausgemerzt werden kann; später habe ich jedoch beobachten müssen, dass der Krebs zwar deutlich zurückgegangen ist, nach Beendigung der Kur jedoch wieder gewachsen ist, und das hat dann meistens das Ende für den jeweiligen Patienten bedeutet (weil die Patienten diese Kur als letzte Möglichkeit gemacht haben). Weil das also in diesen Fällen keine Heilung gebracht hatte, habe ich das nicht mehr empfohlen. Aber jetzt muss ich meinen Hut vor diesem Mann ziehen, und ich frage mich, wie er nur zu diesem Wissen und zu dieser Sicherheit gekommen ist! Das zeigt mir, dass man durch sehr viel Detailarbeit und durch große Anstrengung und viel Intelligenz zu wissen gelangen kann (Seyfried), dass es jedoch auch einen anderen Weg gibt, zu Wissen zu gelangen, quasi indem man eine Sache betrachtet und einfach weiß!

Breuss verlangt ein sechswöchiges Fasten, wobei nur Tee und milchsauer vergorene Säfte getrunken werden dürfen. Wieso soll das so gut sein? Seyfried weist mit sehr vielen Verweisen auf wissenschaftliche Arbeiten nach, dass Krebs eine Erkrankung der Energiegewinnung ist. Erst wenn die Energiegewinnung geschädigt ist, folgen all die anderen Erscheinungen wie auch die Veränderung der Gene und Zellkerne. Als Folge daraus ergibt sich für den Autor das, was wir heute als ketogene Ernährung kennen, jedoch mit der Betonung darauf, dass es eine Kalorien-reduzierte ketogene Diät sein muss. Er verweist darauf, dass es eigentlich nur eine Ernährung von unter 500 Kcal pro Tag sein muss, um den Krebs wirklich in Schwierigkeiten zu bringen. An einer anderen Stelle verweist

---

150 Seyfried and Shelton, Nutrition & Metabolism, 2010, http:/www.nutritionandmetabolism.com/content/7/1/7

151 Rudolf Breuss (1899 - 1990), Elektrotechniker und Naturheiler aus Bludenz

Seyfried aber auch darauf, dass Vitamine nicht fehlen dürfen, weil eine kalorienarme FEHL-Ernährung auch wiederum krebsfördernd sein kann. Das handhabt Breuss in genialer Weise mit den milchsauer vergorenen Säften, denn diese enthalten keinen Zucker mehr (er ist ja jetzt zu Milchsäure vergoren!), aber sie enthalten die notwendigen Vitamine und Wirkstoffe, um das Fasten nicht eine Fehlernährung sein zu lassen!

Somit muss ich sagen, dass die Breuss-Kur eine absolut runde Sache, eine geniale Krebsbehandlung darstellt, die nur einen einzigen Schwachpunkt hat: Sie muss nach 6 Wochen beendet werden, weil der Patient das Fasten nicht länger aushält. Sie fällt genau in die Schlussfolgerungen von Seyfried hinein, wie ein Schlüssel, der schon lange sein einzig passendes Schloss gesucht hatte. So hatte Seyfried eigentlich nicht nur für Warburg und seine Theorien nachträglich die Beweise geliefert, wie es seine Absicht gewesen war, sondern auch für Rudolf Breuss und seine Anti-Krebs-Kur.

Ich möchte hier allen Menschen eine Anregung geben, nachdem ich diese Zusammenhänge gut verstehe: Man muss sicherlich zuerst fasten, um den Krebs in ernährungsmäßige Schwierigkeiten zu bringen; dieser Startschuss ist nach meiner Meinung notwendig. Wenn die Krebsmasse über ein gewisses Maß hinausgeht, werden sechs Wochen nicht ausreichen, um den ganzen Krebs weg zu machen. Daher muss man die Sache auf schlaue Weise verlängern.

Dies tut man so, dass das Fasten nach einiger Zeit mit ganz klein wenig Ernährung ersetzt, welche aber überhaupt keine Kohlenhydrate enthalten darf. Im Grunde darf die Ernährung nur aus Fett und Vitaminen bestehen, wenn es der Fasten-Wirkung der Breuss-Kur nahe kommen soll. Man führt sozusagen dasjenige Fett zu, welches bei der Breuss-Kur dem Stoffwechsel durch das Fasten aus dem eigenen Körper (Fettreserven) zugeführt wird. Man ersetzt die eigenen Fettreserven durch (relativ wenig) zugeführtes Fett (etwa Kokosfett).

Die milchsauer vergorenen Säfte haben heutzutage auch eine kleine Schwäche, denn das Gemüse der heutigen Zeit ist deutlich weniger wert als es zu Lebzeiten von Breuss der Fall gewesen ist. Es ist zu beobachten, dass heutiges Gemüse nicht einmal mehr ordentlich vergärt. Man müsste daher in gewissem Maße auch die Vitamine zuführen, jedoch natürlich nicht in den Mengen, wie ich sie in diesem Buch (zum normalen Essen dazu) empfehle. Wenn es in Zukunft tatsächlich die milchsauer vergorenen Säfte gibt, so sollen die natürlich unbedingt weiter verwendet werden[152]. Durch diese leichte Veränderung des Breuss-Fastens kann die vorgeschriebene Kur deutlich länger durchgeführt werden. So hat auch der Organismus mehr Zeit, in Ordnung zu kommen, leidet nicht so schwer und so lange durch Fasten, und der Krebs kann zumindest lange gut kontrolliert werden, wenn es schon nicht gelingt, ihn komplett auszumerzen.

Diese Anregung ist natürlich an den Therapeuten gerichtet, und man wird bei jedem Patienten gut beobachten müssen, wie er mit dem Fasten zurecht kommt und wann er auf leichte Zufuhr von der entsprechenden Nahrung übergehen sollte. Nach meiner Meinung ist das von Patient zu Patient unterschiedlich, denn die Bandbreite führt von Patienten, die nicht einmal bereit sind, die Ernährung zu ändern, bis zu solchen, die sogar mehr als sechs Wochen fasten würden.

An die Adresse der Patienten gerichtet empfehle ich natürlich, so eine Kur in Zusammenarbeit mit einem sehr kundigen Therapeuten durchzuführen.

Erfolgsberichte:

Meine erste Brustkrebs-Krebspatientin, die ich als junger Arzt beobachten konnte, hat sich mit der Breuss-Kus selbst geheilt. Ihren Fall habe ich ausführlich in meinem Krebsbuch („Heilungschancen

152 Es ist zu betonen, dass es unter dem Namen „Breuss-Saft“ Säfte gibt, die Kohlenhydrate enthalten, wo diese NICHT milchsauer vergoren sind. Es sollten milchsauer vergorene Gemüsesäfte sein!

bei Krebs") beschrieben. Nicht immer gelingt eine völlige Ausheilung wie bei ihr; als Beispiel dafür nehme ich einen Patienten mit fortgeschrittenem Prostata-Krebs: Er hat von der Breuss-Kur gehört und wollte sie machen. Er hat tatsächlich 42 Tage vorschriftsmäßig gefastet. Die Beschwerden (Knochenschmerzen) waren weg, der PSA war deutlich gesunken. Nach Beendigung der Breuss-Kur begann der Krebs langsam wieder zu wachsen. Der Patient war sehr zufrieden mit dem Resultat, starb aber einige Monate später, nachdem der Krebs wieder weiter gewachsen war.

Bemerkung: Um länger als nur die sechs Wochen an der Ausheilung eines Krebses arbeiten zu können, kann man in die oben beschriebene Abwandlung der Kur übergehen.

Desoxycholsäure

Ein sehr interessantes Mittel, in einem Buch vom Tschechischen Chemiker Bohuslav Vlček beschrieben. Desoxycholsäure (DCA) ist eine Substanz, welche u.a. von Darmbakterien erzeugt wird und die auf natürliche Art fiebersenkend wirkt. Genauer gesagt ist es nicht fiebersenkend, sondern DCA benötigt die chemische Veränderung des Blutes, welche durch das Fieber erzeugt wird, um wirksam werden und so eine Heilwirkung entfalten zu können. Seine heilende Wirkung in diesem fiebrigen Blut-Milieu bewirkt einen sehr raschen Abfall des Fiebers, weil die Heilung bereits innerhalb von Stunden stattgefunden hat. Ich habe das des Öfteren beobachten können. - Dabei geht nicht nur das Fieber weg sondern auch die Krankheit; meistens ist es eine Virusinfektion. Alle ein bis zwei Stunden 100 mg bei Erwachsenen, bei Kindern einfach entsprechend weniger. Da es in diesem Buch nur zur Behandlung von fiebrigen Erkrankungen, inklusive Wirkmechanismus, beschrieben wurde, habe ich es auch nur dazu verwendet und nicht bei anderen Erkrankungen (Krebs), wie es manchmal vorgeschlagen wird[153].

---

153 Vielleicht wird Desoxycholsäure irrtümlich bei Krebs empfohlen, weil es die-

Erfolgsberichte:
Kinder von 5 bis 10 Jahren mit Fieber. 50 Milligramm alle zwei Stunden; Kinder sind am nächsten Tag völlig gesund.

Auch bei Erwachsenen funktionierte das in ähnlicher Weise, wie es im Buch beschrieben steht.

Ein Erwachsener mit Non Hodgkin Lymphom, der strikte jede Behandlung ablehnt, leidet unter Fieber und schlechtem Allgemeinzustand. Ich lehne die Behandlung aus rechtlichen Gründen ab, empfehle ihm aber DCA wegen des Fiebers. Er erholt sich sehr rasch und augenscheinlich, das Fieber geht rasch weg, kommt aber wegen der weiterhin vorhandenen Krankheit immer wieder. Immer wieder hilft das DCA gegen das Fieber und für den Allgemeinzustand.

Krampfadern-Verödung mit Kochsalz-Lösung

Dies ist eine geniale Methode, welche zugleich Nebenwirkungen extrem minimiert und Krampfadern effektiv, schnell und kostengünstig entfernt.

Das Verfahren läuft folgendermaßen ab: Zunächst benötigt man eine sterile gesättigte Kochsalz-Lösung. Dann betrachtet man die Krampfader, verfolgt ihren Verlauf und entscheidet, von wo bis wo man sie veröden möchte. Dann berechnet man, wieviel von der Kochsalzlösung man dafür braucht, meist zwischen 2 und 10 Milliliter. Man findet dann möglichst weit unten (distal) eine gute Stelle, um die Nadel eines Butterfly einzustechen. Man sticht so ein, dass man nicht durch eine mögliche Windung der Krampfader hindurch sticht, denn die Lösung sollte auf keinen Fall ins umliegende Gewebe gelangen. Das würde Schmerzen verursachen,

---

selben Anfangsbuchstaben (DCA) wie Di-Chlor-Acetat hat, welches bei Krebs oft eine hervorragende Wirkung entfaltet. Letzteres hilft Krebszellen in ihrem glykolytischen Stoffwechsel zu behindern, zusammen mit kalorien-reduzierter ketogener Diät.

die weder der Arzt noch der Patient haben möchte. Man hat bereits die geschätzte Menge an gesättigter Kochsalz-Lösung[154] in einer Spritze vorbereitet, sowie ebenso eine 5 Milliliter-Spritze mit *physiologischer* Kochsalz-Lösung. Wenn alles bereit ist, desinfiziert man die Einstichstelle, legt am stehenden Patienten die Nadel des Butterfly so weit hinein, dass sie sicher drin liegt, was meist nur etwa 2 Millimeter weit ist. Dann klebt man die Nadel und auch den Schlauch vorsichtig fest, sodass nichts verrutschen kann, lässt Blut in den Schlauch des Butterfly fließen und sperrt diesen wieder ab. Jetzt legt sich der Patient nieder und lagert das Bein hoch, so dass das Blut aus der Krampfader abfließt. Im liegenden Zustand spritzt man jetzt die Probelösung (physiologische Kochsalz-Lösung) langsam in die nun leere Krampfader ein und beobachtet, ob alles anstandslos in die Vene abfließt oder ob etwas daneben geht. Sollte etwas daneben gehen, erkennt man das daran, dass eine Beule entsteht und der Patient ein leichtes Brennen spürt. In diesem Fall empfehle ich abzubrechen und den Patienten an einem anderen Tag wieder kommen zu lassen. Wenn man den Stempel der Spritze zurückzieht (aspiriert), kommt üblicherweise etwas Blut zurück. Wenn man sicher ist, dass alles in Ordnung ist und nichts daneben geht, wechselt man die Spritze und injiziert jetzt die gesättigte Kochsalz-Lösung zuerst vorsichtig (darf nicht brennen), und wenn es nicht weh tut beschleunigt man den Fluss, je nachdem ob es sich um eine kleine oder große Krampfader handelt (bei einer großen spritzt man rascher). Man injiziert so viel, wie die Krampfader benötigt, was zwischen einem und 10 Milliliter sind. Wenn das getan ist (etwa 2 bis 5 Sekunden), aspiriert man ein klein wenig, so dass etwas Blut zu sehen ist und zieht die Nadel heraus. Den Tupfer klebt man fest, der erst nach 3 Stunden entfernt werden soll. Der Patient verspürt jetzt ein Ziehen oder einen Krampf, was ungefähr eine Minute andauern kann. Dann ist alles vorbei, der Patient bleibt noch einige Minuten liegen, damit nicht sofort wieder Blut durchfließt, nach Ablauf dieser

---

[154] Man muss sich von einem Apotheker eine gesättigte Kochsalz-Lösung zubereiten lassen.

etwa 10 Minuten steht er jedoch auf und bewegt sich. Er wird keine Schmerzen verspüren. Nach 2 – 3 Tagen wird die Krampfader hart und entzündet sich leicht. Der Patient kann dann kühlen oder notfalls auch entzündungshemmendes Gel aufragen. Er sollte Hitze vermeiden (daher auch keine Bandagen oder Stütz-strümpfe tragen), kann aber jede Bewegung machen oder Sport betreiben.

Das mit der Probelösung ist meine persönliche Versicherung, dass ich mit der Nadel sicher in der Krampfader liege. Andere Anwender lösen das nicht oder anders. Ich persönlich halte mich an die Richtlinie von Dr. M.O.Bruker, nur jeweils eine KA zu behandeln, speziell keinesfalls zwei am selben Bein, denn es könnte zu viel Entzündung auftreten, was unangenehm werden kann. Man lässt die Entzündung gänzlich abklingen und behandelt die nächste KA (am selben Bein) erst nach etwa sechs Wochen; die akute Entzündung dauert etwa ein bis zwei Wochen, was nur bei großen Krampfadern recht schmerzhaft ist, vor allem bei übergewichtigen Patienten oder bei solchen mit Lymphstau.

Erfolgsberichte: Es ist immer das Gleiche: Die Patienten wundern sich, dass es nach drei Minuten vorbei ist und dass überhaupt nichts schmerzt. Viele haben schon andere Behandlungen gemacht (andere Art von Verödung oder gar Operation) und wundern sich daher umso mehr. Danach läuft alles wie beschrieben ab und die Krampfader verschwindet innerhalb Tagen bis Wochen, insgesamt alle Spuren spätestens nach acht Monaten.

Massagen

Ich bin zwar kein Masseur, nicht einmal ein Experte für irgendwelche Massage, aber ich kenne ein, zwei Umstände, die ich für wesentlich erachte, um sie hier in den Vordergrund zu heben.

Wie bereits im Kapitel über Gelenke erwähnt[155], dienen diese als

155 Siehe dort: Kapitel „Gelenkserkrankungen/Arthrosen“

Schock-Absorber, damit eine Gewalteinwirkung nicht in der gleichen Intensität bis ins Zentrum (Kopf) weitergeleitet wird, welche irgendwo weiter außen am Körper einwirkt. Gelenke bilden also – abgesehen von ihrer Funktion als Gelenk - eine Art Unterbruchstellen in der Übertragung von mechanischen Schocks.

Das ist zwar gut, aber was passiert mit der Energie, welche absorbiert wird? Sie kann nicht entweichen, wird gespeichert, womöglich angesammelt und bewirkt eine herabgesetzte Heilfähigkeit bis hin zu Gefühllosigkeit in den betroffenen Arealen. Damit die Energie entweichen kann, kann man Massagen machen, oder auch die Körpergebiete selber streicheln und mit ihnen in ähnlicher Weise in wohltuenden Kontakt treten. Das kann bei chronischen Zuständen lange dauern, sollte täglich gemacht werden, bei jeder Art von Erkrankung. Tiere lecken sich die Wunden, nicht nur um zu desinfizieren, sondern um mit den verletzten Körperteilen zu kommunizieren, sie „gern zu haben" und sie wieder in ihren Affinitäts-Bereich einzuschließen.

Genau das selbe sollte bei jeder Art von Massage geschehen. Aber das geschieht nur, wenn die Person mit ihrer Aufmerksamkeit mit dabei ist. Sie soll die Hände des Masseurs verfolgen und fühlen. Auf diese Weise werden gespeicherte Energien freigesetzt. Man spürt dies an Wohlbefinden, indem es gut tut und befreiend wirkt.

Dies kann jedoch nur stattfinden, wenn es gut tut. Wenn der Masseur zu hart massiert, so dass es schmerzt, beginnt die Person, sich noch weiter davor zurückzuziehen, während das Gegenteil stattfinden soll. Das Problem besteht ja genau darin, dass die Person sich von Schmerz und somit aus dem Körperteil zurückzieht, welcher verletzt wurde. Dass man die Person dazu bringt, mit dem Körperteil wieder zu kommunizieren, ist genau das Gegenteil davon, was die Person unbewusst und unbemerkt immer macht, wenn etwas unangenehm oder schmerzhaft ist: Sie wendet sich davon ab, sie „trennt" sich gewissermaßen von diesem Körperteil, sie zieht sich davor zurück. Bei der Massage soll sie diese Kommunikation wieder aufnehmen, den Körperteil wieder mögen und ihn in ihren Bereich zurücknehmen.

Nur wenn es eine Massagetechnik ist, bei welcher ein kurzer schmerzhafter Druck verwendet wird, um einen vorhandenen Schmerz zu befreien (Marnitz), ist es OK, kurzzeitig Schmerz auszulösen, bis er nachläßt. Es muss jedoch die Befreiung zu spüren sein. Eine zu harte, unangenehme Massage wird diese Befreiung nicht nur verhindern, sondern weiter dazu beitragen, dass sich die Person vom Körperteil zurückzieht, egal was der Masseur sagt oder ob die angewandte Technik angeblich verlangt, schmerzhaft zu sein; wenn sie schmerzhaft ist, muss der Schmerz bald nachlassen und eine Befreiung zu spüren sein. - Man muss unbedingt beachten, dass die Empfindlichkeit jeder Person sehr unterschiedlich ist, dass der einen Person dieselbe Kraftaufwendung des Masseurs zu hart ist, wenn sie einer anderen Person zu gering ist. Dies sollte zwischen Patient und Masseur gut abgesprochen werden, damit die angesprochene Befreiung stattfinden kann.

Injektionen, wie macht man sie?

Obwohl dieses Buch eher von Patienten gelesen werden wird, möchte ich hier gerne deponieren, wie man Injektionen verabreicht, so dass sie besser gelingen und nicht schmerzen. Ich schreibe es auf, weil ich immer wieder höre, wie unangenehm oder schmerzhaft es ist, sich im Krankenhaus oder von anderen Ärzten stechen zu lassen, und dass Venen angeblich schwer zu finden seien.

Intravenös: Zunächst staut man etwa in der Mitte des Oberarmes. Wenn man das tut, werden die Venen am Unterarm gestaut und treten hervor. Das weiß jeder. Auch ist es bekannt, dass man den Unterarm in heißes Wasser legen kann, damit die Venen weiter heraustreten und besser sichtbar werden. Man legt dann den Unterarm so auf eine Unterlage, dass er in der Ellenbeuge durchgestreckt liegt, wenn man dort stechen möchte; das ist wichtig, denn wenn sich die Haut beim Stechen runzelt, tut es sehr weh und auch die Vene lässt sich nicht so leicht auffädeln, wenn sie nicht gespannt ist. Also GANZ durchstrecken! Auch diese normalen Schienen sind nicht gut, weil der Arm etwas mehr als 180 Grad gestreckt werden kann.

Bevor man die Nadel in eine Vene einführt, muss man sie gut sehen oder tasten. Nach meiner Meinung ist das Tasten wichtiger, denn auch sind nicht alle Venen zu sehen, so dass man sie ertasten muss. Man sollte so lange tasten, bis man sie gut „sieht“, auch wenn man sie nicht wirklich sehen kann: Man muss sich gut im Klaren sein, wie sie verläuft, so dass man dann mit guter Sicherheit weiß, was man tun wird und es dann mit Entschlossenheit tun kann. Stechen Sie nie „auf Verdacht“ oder unter dem Motto „wird schon gut gehen“! Sie sollten die Situation so lange genau betrachten, bis sie Ihnen klar ist, wie und wo die Vene läuft. Notfalls vorher heiß baden.

Ich empfehle für Newcomer, sich mit Nadeln gut anzufreunden: Je besser man sein Arbeitsgerät kennt, umso geschickter wird man damit. Ich habe früher mit Nadeln verschiedener Größe Tischtücher oder Papier aufgefädelt, während andere in den Pausen im Spital geraucht haben.

Bevor man sticht, wird desinfiziert. Bitte das aufgetragene Desinfektionsmittel unbedingt trocknen lassen, bevor man sticht. Wenn man es nämlich beim Stechen in den Stichkanal mitnimmt, spürt der Patient ein unnötiges Brennen.

Beim Einführen der Nadel gibt es einen Trick, den man sich unbedingt angewöhnen sollte, denn er garantiert einen viel besseren Erfolg und fast völlige Schmerzfreiheit für den Patienten: Man zieht mit der anderen Hand (also nicht mit der, in welcher man die Nadel hält) die Haut über der Vene nach unten, meist mit dem Daumen, sodass die Haut und die Vene gestreckt werden. Dadurch, dass die Haut gespannt wird, wird der Patient den Einstich kaum spüren. Und weil die Vene gestreckt wird, trifft man auch leichter hinein, denn wenn sie nicht gestreckt ist, kann sie wegrollen oder man schiebt sie vor sich her, was zu Blutungen führen kann, oder dass man durch die Vene durchsticht. Also unbedingt spannen!

Dann legt man die Nadel schön in die Vene hinein, indem man die Nadel etwas anhebt, weil der Schliff der Nadel dazu neigt, dass man unten durch die Vene durchstechen kann. Der Schliff der Nadel muss immer nach oben zeigen, die Spitze nach unten.

Nachher, wenn man die Nadel herauszieht, sollte man die zwei Dinge nicht tun, die in jedem Krankenhaus empfohlen werden: Man sollte nicht abbiegen und man sollte nicht „fest drücken". Der Patient sollte den Arm eher ausgestreckt halten bzw. nur leicht abgewinkelt und keineswegs stark drücken, denn wenn man ganz abbiegt, verschiebt sich die Vene und man drückt an der falschen Stelle, was leichter zu Nachblutungen führt. Und wenn man zu fest drückt, quetscht man die Vene zusammen, so dass sie nicht heilen kann. Das Blut in der Vene steht nur unter sehr wenig Druck, sodass nur ein wenig mehr Druck durch den darauf gehaltenen Finger genügt, um eine Blutung zu verhindern. Der Patient soll dann etwa 3 Minuten leicht drücken, wobei man sicherstellen sollte, dass er den Tupfer am richtigen Ort hält. Er muss auch die ganze Zeit halten und nicht nachschauen. Üblicherweise sind Patienten ungeduldig, schauen oft nach, ob es noch blutet, und sagen dann rasch, dass es schon in Ordnung sei. Wenn man sich dadurch irritieren lässt und dies glaubt, wird man Patienten haben, die zum nächsten Termin kommen und Ihnen entweder vorwurfsvoll oder triumphierend einen blauen Fleck präsentieren. Dass er selbst dran schuld ist, wird er nicht akzeptieren. - Eine gut gemacht Blutabnahme oder Injektion zeichnet sich dadurch aus, dass sie kaum schmerzt und keine Spur zurückbleibt, speziell kein blauer Fleck. Patienten haben zu Ärzten, die sehr gut stechen, wesentlich größeres Vertrauen!

Intramuskuläre Injektionen: Hier kann ich Ihnen die exakte Stelle nicht beschreiben, die müssen Sie erlernen. Worauf ich Sie hier aber insbesondere hinweisen möchte, was auch falsch gelehrt wird, ist das Folgende: Eine Nadel ist zum Hineingleiten konstruiert. Wenn man das macht, was vielfach gelehrt wird, nämlich sie mit Schwung hineinzuhauen, dann wird man das Gewebe zerreißen, was zum Bluten und zum Schmerz führt. Man versucht damit wahrscheinlich, den Patienten zu überraschen, so dass es „weniger schmerzt". Aber ich rate, es anders zu machen: Wie bei der intravenösen Injektion sollte man die Haut mit zwei Fingern stark auseinander spannen, indem man mit der anderen Hand Daumen und Zeigefinger auseinanderführt, so dass die Haut stark gespannt wird. Dann führt man die Nadel rasch durch die Haut; das spürt der Patient dann gar nicht. (Natürlich hat man zuvor desinfiziert, was man trocknen lässt).

Als nächstes führt man die Nadel relativ langsam weiter in den Muskel hinein. Dabei ist es wichtig, den Patienten entspannt, aufrecht und normal dastehen zu lassen, denn je mehr sich der Patient verwindet, um „entspannt" dazustehen, umso eher wird der Muskel angespannt sein – wodurch es schmerzhaft wird. Bei mir sagen die Patienten fast immer, dass sie überhaupt nichts gespürt haben, speziell bei den Eigenblut-Spritzen. Es sollte nach der Injektion auch kein Blutstropfen nachkommen, was natürlich nicht immer sein wird, weil sich dort viele kleinere Äderchen befinden. Aber wenn man kein Äderchen getroffen hat, kommt deswegen kein Blut, weil man die Nadel *gleiten* lassen und kein Gewebe zerrissen hat.

Sollte die Injektion beim Hineindrücken der Injektionsflüssigkeit weh tun, dann sollte man a) sicherstellen, dass die Muskeln entspannt sind und der Patient nicht etwa das Bein anhebt und b) die Nadel ein kleines Stück herausziehen und sich eine andere Stelle im Muskel suchen, ohne erneut zu stechen. Wenn die Injektionsflüssigkeit selbst sowieso schmerzt, kann man das natürlich nicht ändern, aber meine Eigenblut-Injektionen können nicht schmerzen!

Auch wenn es nur wenige Leute lesen und benützen werden, so gehört es zu meinem Vermächtnis, anderen mitzuteilen, wie man schmerzlose Injektionen durchführt.

Vitamin-C Infusionen

Vitamin C kann nur bis zu einer Dosis von 5 bis 7 Gramm oral aufgenommen werden, bei mehr Vitamin C bekommt man Durchfall. Wenn man höher dosieren möchte, muss man also Infusionen machen. Damit habe ich sehr gute Erfahrungen (zu den Grundmaßnahmen dazu) mit Vitamin-C Infusionen bei Bluterkrankungen gemacht. Es war besser als alle „schulmedizinischen" Maßnahmen bei „idio-pathischer Thrombozytopenie" (wo die Thrombozyten immer weniger werden und man sehr leicht blutet) und bei „Myelodysplastischem Syndrom" (einer Vorstufe von Leukämie). Und zuzuwarten, bis die Krankheiten ausbrechen und schwerer werden, um sie mit Chemotherapie zu behandeln, erscheint mir nicht sinnvoll.

Es macht also Sinn, das in jeder unklaren Situation zu probieren. Ich habe zwischen 7,5 und 30 Gramm pro Infusion verabreicht. Es genügt zweimal pro Woche, wenn man die Grundmaßnahmen nicht verabsäumt, welche den Boden für eine Verbesserung des Gesundheitszustandes legen. Ich habe auch immer Eigenblut-Injektionen dazu gegeben, oft vorsichtshalber ohne Ozon, wenn man nicht genau weiß, was man eigentlich behandelt. Diese guten Resultate haben in mir den Verdacht bestätigt, dass viel mehr Krankheiten auf versteckte Infektionen mit Viren oder Bakterien zurückzuführen sind, als man glaubt!

Infusionen mit H2O2, Wasserstoff-Peroxyd

Diese Anwendung wird wahrscheinlich in Zukunft rechtlich fragwürdig werden. Die Dinge sind oft in Wahrheit anders als die

Meinungsmache sie hinzimmert. Alles wird steril und offiziell genehmigt und von der Pharma stammen müssen, damit man als Arzt nicht in Schwierigkeiten gerät. Aber wenn man Patienten helfen möchte, dann muss man bei der wirklichen Wahrheit bleiben. Die Wahrheit bei der Bekämpfung von Viren ist es, dass kein Virus H2O2 überleben kann.

Und die Wahrheit ist es auch, dass man H2O2 gefahrlos infundieren kann, egal, was Leute behaupten, die es nie gemacht haben. Man kann es vorsichtiger angehen. Ich selbst habe 2 Wochen lang jeden Tag eine Infusion mit 4 Milliliter 3prozentiger H2O2-Lösung aus der Apotheke bekommen. Aufgelöst in 250 Milliliter NaCl. Infusionsdauer eineinhalb Stunden, also langsam.

Bei einer Patientin habe ich einmal einen ganzen Milliliter 40prozentiger Lösung verabreicht, ebenfalls langsam, ohne Probleme. Mein Freund in Südafrika hat mehrere Patienten mit heftiger Covid 19-Erkrankung an drei aufeinanderfolgen Tagen 1 Milliliter 35 prozentiger H2O2-Lösung in 500 Milliliter Glucose schlagartig vollständig ausgeheilt.

Ob es bei bakteriellen Infektionen ebenso funktioniert, kann ich nicht sagen, aber man kann es ja problemlos versuchen.

Man braucht keine Sorge wegen Sterilität haben, denn H2O2 ist für sich steril und sterilisiert alles. Es wird behauptet, dass man H2O2 „food grade" verwenden müsse, aber der deutschsprachige Fachmann Dr. Gartz hat mir versichert, dass jedes H2O2 nur Phosphorsäure zur Stabilisierung enthalten muss, weil es ja sonst zerfällt. Phosphorsäure ist in Nahrungsmitteln genehmigt. Die Behauptung, dass in „food grade" keine sonstigen Substanzen enthält, kann daher nicht stimmen.

Einfacher - und von Patienten selbst durchführbar - ist natürlich eine Behandlung mit Chlodioxyd. Im Buch von Andreas Kalcker „Gesundheit verboten" wird man alles finden, was man dazu wissen muss.

Rechtliches

Leider musste ich mich im Laufe meiner Karriere viel mit rechtlichen Aspekten herumschlagen. Wenn es auch sehr nervenaufreibend für mich war, so ist es für Sie wenigstens von gewissem Vorteil, denn ich kann Ihnen ein paar Ratschläge geben, die aus meinen Erfahrungen resultieren. Dieses Kapitel ist natürlich hauptsächlich an den Arzt gerichtet, aber wenn ein Patient eine Einverständniserklärung unterschreiben muss, so soll er ebenfalls verstehen, warum es so sein muss.

Reverse und Einverständniserklärungen

Im Folgenden erläutere ich, wie ein Therapeut in demjenigen Extremfall vorgehen muss, wenn er eine (Krebs)-Therapie an einem Patienten vornimmt, die ANSTELLE einer „schulmedizinischen" Behandlung stattfinden soll, denn das ist der problematischste Fall.

Ich nehme an, dass es in der Zukunft noch viel schwerer sein wird, alternative Methoden zur Anwendung zu bringen. So wie es für mich derzeit aussieht, ist es der springende Punkt, dass ein Richter nicht selbst entscheidet sondern sich nach einem Sachverständigen richtet. Der Spruch des Richters wird dann eine Entscheidung beinhalten, wenn es nicht ein zivilrechtliches Verfahren ist, wo auch ein Vergleich möglich ist. Um Ärzten aber ans Leder zu gehen, wird es immer ein Strafverfahren geben und da gibt es kein relatives Urteil, sondern immer nur schwarz oder weiß; in einem Zivilverfahren geht es ums Geld.

Da der Sachverständige naturgemäß ein Arzt ist, ist es reine Ansichtssache, wird aber nicht auf eine Ansichtssache hinauslaufen, weil eine Entscheidung gefällt werden muss. Das bedeutet, dass die Behandlung entweder richtig oder falsch war.

Das klingt für einen Normalverbraucher ziemlich bescheuert, aber so ist es. Es wird auch nicht beurteilt, ob eine Behandlungsart gut oder schlecht ist, diese Frage wird sehr wahrscheinlich nie vor einem

Gericht landen. Was vor einem Gericht landen wird, ist der Arzt, nämlich ob er richtig oder falsch gehandelt hat. Der Richter macht eine Übersetzung: Er übersetzt das, was der Sachverständige sagt, in einen Richtspruch, nämlich ganz einfach „richtig oder falsch", „schuldig oder nicht schuldig", verstanden? - Und nachdem das wahr wird, was der Sachverständige sagt, wird der arme „alternative" Arzt immer die falsche Therapie gemacht haben.

Wie wehren Sie sich als Therapeut gegen so etwas? Hier habe ich die Lösung für Sie: Sie müssen dem Patienten sagen, dass Sie mit ihm die falsche Behandlung machen werden, und das muss schriftlich festgehalten werden.

Dich denke, das muss ich genauer erklären: Die Basis einer ärztlichen Behandlung ist der Auftrag des Patienten. Der Patient ist der einzige, der keine Körperverletzung an seinem eigenen Körper begehen kann. Da er sich aber nicht selber behandeln kann, beauftragt er jemand anderen, an seiner Stelle und in seinem Auftrag zu agieren; es muss aber genau das getan werden, was er wollte. Der Auftrag ist das rechtliche Kernstück einer Behandlung. Wenn der Arzt etwas macht, das der Patient nicht möchte, ist es schwere Körperverletzung. Damit es keine schwere Körperverletzung ist, muss es der ausdrückliche Auftrag des Patienten gewesen sein.

Ich denke, das ist soweit klar. Es fehlt jedoch noch ein Bestandteil. Wie kann ein Patient beurteilen, ob eine Behandlung für ihn die richtige oder die falsche ist? Dies betrifft die Aufklärung. Aufklärung ist der Schlüssel für alles. Denn wenn ein Patient einen Auftrag erteilt, sich aber nicht auskennt, ist der Auftrag nichts wert, sondern man hat ihn getäuscht. Wenn der Patient aber vollständig aufgeklärt ist und sich für diese und jene Behandlung entscheidet, so ist das prinzipiell genau das, was einen Arzt unangreifbar hält. Die Aufklärung muss jedoch sehr gut dokumentiert sein und beinhalten, was es für andere Möglichkeiten gibt und vor allem, was die beste Behandlung für den Patienten in seiner Situation ist.

Daher rate ich zu folgendem Vorgehen:

a) Schicken Sie den Patienten zum Schulmediziner. Da es sich meist ohnehin um Krebs handelt, wenn so etwas vor Gericht landet, wird es der Onkologe sein, wo Sie den Patienten hinschicken müssen. Der wird dem Patienten sagen, was das korrekte offizielle Vorgehen sein soll. – Wenn Sie sichergehen wollen, schicken Sie ihn zu einem zweiten Onkologen zur Aufklärung. Für Sie (als Therapeut) ist es besser, der Onkologe klärt den Patienten auf. Ihnen wird niemand glauben, dass Sie den Patienten korrekt aufgeklärt haben, aber wenn Sie nachweisen können, dass Sie den Patienten erst behandelt haben, nachdem er von zwei Onkologen aufgeklärt worden war, ist es schon SEHR schwer, Ihnen etwas in die Schuhe zu schieben, und das wird man mit aller Kraft und Hinterlist versuchen.

b) Dann setzen Sie ein Schreiben auf, wo drinnen steht, dass der Patient bei zwei Onkologen (Namen, Datum, Krankenanstalt) war, dass er dort aufgeklärt wurde, dass Sie ihm noch einmal klar gemacht haben, dass er bei Ihnen nicht die wissenschaftlich richtige Behandlung bekommen wird, dass eine andere Behandlung die richtige Behandlung wäre (Sie können es auch „die wissenschaftlich anerkannte richtige Therapie“ nennen) und das lassen Sie ihn unterschreiben.

c) Aber Sie lassen ihn nicht unterschreiben, dass er damit einverstanden ist! Nein, das genügt nicht. „Einverständniserklärung“ ist tatsächlich der falsche Ausdruck und beruht auf einem Unverständnis der Juristen, worum es grundsätzlich in Wahrheit geht. Was ist der korrekte Wortlaut? Der korrekte Wortlaut muss sein, dass der Patient Sie damit beauftragt. Er ist nicht der, der damit nur einverstanden ist, verstehen Sie? Nein, er ist der Auftraggeber. – Sie müssen quasi ein Papier präsentieren, wo genau das drin steht, was man Ihnen vorwirft. Es muss zu lesen sein, dass der Patient Sie beauftragt hat, die falsche Therapie an ihm auszuüben, nachdem er vollständig aufgeklärt wurde, und es verstanden hat, dass es nicht die vorgesehene Therapie für ihn ist. Ich habe es immer in der Ichform des Patienten geschrieben (als hätte er es diktiert), was er dann so lange liest, bis er voll damit übereinstimmen kann und es bereitwillig unterschreibt, weil es stimmt.

Ich hoffe, Sie verstehen, warum das so sein muss. Man wird Ihnen sagen: 1) Sie haben den Patienten nicht gut aufgeklärt (so dass er getäuscht wurde), und 2) Sie haben die falsche Therapie an ihm durchgeführt (schwere Körperverletzung)!

Wie wehrt man sich gegen so einen Vorwurf? Sie präsentieren ein Papier, wo drinnen steht, dass Sie genau das gemacht haben, und zwar im Auftrag des Patienten und dies in dessen vollem Bewusstsein. Dann hat einzig und allein der Patient genau diejenige „schwere Körperverletzung" begangen, die man Ihnen vorwirft - aber er ist der einzige, der das darf!

Wenn Sie das so nicht machen, läuft es auf Rechtsstreit, Deutungen und Diskussionen hinaus, was Sie wahrscheinlich verlieren würden. Wenn Sie in Ihrem Leben etwas Besseres als Rechtsstreitigkeiten vorhaben, machen Sie es so, wie ich es beschrieben habe.

Wenn der Patient das nicht unterschreiben möchte, dann behandeln Sie ihn bitte nicht.

Wenn Sie als Patient damit nicht einverstanden sind, dann machen Sie es bitte nicht. Denn dann stimmt etwas nicht, und Sie sollten nur Dinge tun, die für Sie richtig sind.

Das alles ist natürlich in dieser vollendeten Form nicht notwendig, wenn Sie nur Zusatztherapien und nicht die Hauptbehandlung ANSTELLE der schulmedizinischen Behandlung vornehmen. Aber trotzdem Achtung: Sollte der Patient nicht zur „schulmedizinischen"

Behandlung gehen, oder sollte er diese abbrechen, dann kann es im Nachhinein so aussehen, als hätten Sie ihn ausschließlich behandelt, was Sie gar nicht so beabsichtigt haben. Also alles vermerken und zum Beispiel unterschreiben lassen, dass es nur eine Zusatztherapie ist, und dass es dem Patienten so vollkommen bewusst ist.

Axiome, Grundsätze und Regeln
(chronische Krankheiten)

Ein Organismus kann von sich aus nicht anders als gesund zu sein. Man muss daher aktiv etwas tun oder unterlassen, sodass er krank wird.

#

Es mag Erbfaktoren geben; dennoch muss der Mensch die Gesundheit selber untergraben, damit diese wirksam werden und damit Krankheit auftritt.

#

Es gibt bei chronischen Erkrankungen nicht die 2 Zustände „gesund" und „krank", sondern es befindet sich ein längerer Weg zwischen Gesundheit und Krankheit, wo der Gesundheitszustand meist längere Zeit bergab geht, bevor Krankheits-Erscheinungen auftreten.

#

Der Umstand, dass keine Krankheitserscheinungen erkennbar sind, bedeutet daher nicht, dass Gesundheit da ist.

#

Die chronischen Krankheiten sind eigentlich nur Symptome des zuvor bereits abgeglittenen Gesundheitszustandes. Mit anderen Worten: Wenn der Gesundheitszustand sich zu weit von „gesund" in Richtung „krank" bewegt hat, treten die Krankheiten auf. Daraus folgt: Wenn man den zugrundeliegenden Gesundheitszustand in Richtung „gesund" verbessert, treten auch

die Krankheiten in den Hintergrund oder heilen aus.

#

Die Definition von „Naturheilkunde" aus dem Kleinen Brockhaus lautet:

„Lehre der Krankheitsbehandlung, die auf die Steigerung der dem Menschen innewohnenden Naturheilkräfte (Selbstheilungskräfte) hinzielt. Diese müssen unterstützt, krankheitsfördernde Faktoren ausgeschaltet werden."

Daraus ergibt sich:

1) *Es gibt Selbstheilungskräfte.*
2) *Eine Krankheit besteht aus zwei Faktoren: Aus Heilkräften und krankheitsfördernden Faktoren.*
3) *Beide Kräfte wirken einander entgegengesetzt.*
4) *Die Selbstheilungskräfte müssen unterstützt werden.*
5) *Krankheitsfördernde Faktoren müssen ausgeschaltet werden.*
6) *Auch wenn der krankmachende Faktor nicht bekannt ist, kann man eines tun: Die Selbstheilungskräfte unterstützen.*

#

Nur die Selbstheilungskräfte machen den Organismus gesund. Somit ist es die erste Aufgabe des Arztes, die Selbstheilungskräfte zu verstehen, zu unterstützen und zu verbessern, bevor er irgend etwas anderes macht.

#

Den Selbstheilungskräften muss es gestattet sein, die Krankheit zu beenden. Wenn man das Immunsystem daran behindert, die Krankheit zu beenden (etwa fiebersenkende oder entzündungshemmende Medikamente), so wurde die Krankheit oft nicht wirklich besiegt. Dies hat ein etwas behindertes

Immunsystem zur Folge, sowie eine kleine Portion an chronischer Krankheit, die nun im Körper übrigbleibt.

#

a) Die verschiedensten Ursachen können „ein und dieselbe" Krankheit bewirken.
Daraus folgt:
Daher müssen bei jeder Person (mit der „gleichen" Krankheit) unterschiedliche Maßnahmen angewandt werden, will man Heilung erzielen.

b) Ein und dieselbe Ursache kann ganz unterschiedliche Krankheiten bewirken.
Daraus folgt:
Daher ist die Idee falsch, eine bestimmte Krankheit mit einer bestimmten Therapie behandeln zu können. Man sollte aufhören, auf diesem Irrweg zu bleiben.

Es sind oft auch mehrere Ursachen an einer Krankheit beteiligt.

#

Eine Krankheit beginnt immer einige Zeit früher als ihre Erscheinungen auftreten. Wenn man nach Ursachen forscht, muss man daher immer in der Zeit davor forschen.

#

Oft folgt die jetzige Erkrankung einer früheren, indem man die frühere nicht ausheilt, sondern nur unterdrückt.
Daraus folgt:
Oft kann man eine Erkrankung dadurch ausheilen, indem man - ungeachtet der jetzigen Krankheit - die „frühere" Erkrankung behandelt und folgerichtig zur Ausheilung bringt.

Für Notizen:

FSC
www.fsc.org
MIX
Papier | Fördert
gute Waldnutzung
FSC® C083411

Druck:
CPI Druckdienstleistungen GmbH
im Auftrag der
Zeitfracht GmbH
Ein Unternehmen der Zeitfracht - Gruppe
Ferdinand-Jühlke-Str. 7
99095 Erfurt